DSM-IV
Diagnostics différentiels

CHEZ LE MÊME ÉDITEUR

CIM-10/ICD-10. CLASSIFICATION INTERNATIONALE DES MALADIES, 10e révision, chapitre V (F). Troubles mentaux et troubles du comportement. Descriptions cliniques et directives pour le diagnostic. Organisation mondiale de la santé. Traduction de l'anglais par C.B. PULL. 1994, 248 pages.

DSM-IV. MANUEL DIAGNOSTIQUE ET STATISTIQUE DES TROUBLES MENTAUX, coordinateur général de la traduction française J.D. GUELFI. 1996, 4e édition, 1008 pages.

MINI DSM-IV. CRITÈRES DIAGNOSTIQUES, coordinateur général de la traduction française J.D. GUELFI. 1996, 384 pages.

DSM-IV. SOINS PRIMAIRES. Traduction de l'anglais par M.C. CROCQ et S. BOUCHEZ-ARBABZADEH. 1998, 266 pages.

DSM-IV. CAS CLINIQUES. Traduction de l'anglais par M.C. CROCQ. 1997, 348 pages.

PRÉCIS DE PSYCHIATRIE DE L'ADULTE, sous la direction de P. DENIKER, T. LEMPERIÈRE, J. GUYOTAT. *Série Précis Médicaux*. 1990, 648 pages.

PSYCHOPATHOLOGIE DU NOURRISSON ET DU JEUNE ENFANT, par P. MAZET, S. STOLÉRU. *Collection Abrégés de Médecine*. 1993, 2e édition revue complétée, 2e tirage, 320 pages, 2 figures.

ENFANCE ET PSYCHOPATHOLOGIE, par D. MARCELLI, A. BRACONNIER. *Collection Abrégés de Médecine*. 1995, 4e édition, 576 pages.

ADOLESCENCE ET PSYCHOPATHOLOGIE, par D. MARCELLI. 1999, 584 pages.

PSYCHIATRIE DE L'ADULTE, par T. LEMPERIÈRE, A. FELINE, avec la collaboration de A. GUTMANN, J. ADES, C. PILATE. *Collection Abrégés de Médecine*. 1992, 12e tirage, 448 pages, 2 figures, 7 tableaux.

PSYCHOPATHOLOGIE DU SUJET ÂGÉ, par G. FERREY, G. LE GOUÈS. *Collection Abrégés de Médecine*. 1997, 4e édition révisée et augmentée, 256 pages.

PSYCHOPATHOLOGIE DE L'ADULTE, par Q. DEBRAY, F. AZAIS, B. GRANGER. *Collection Abrégés de Médecine*. 1998, 400 pages.

DSM-IV
Diagnostics différentiels

Michael B. First, M.D.
Allen Frances, M.D.
Harold Alan Pincus, M.D.

Traduit de l'anglais par
Emmanuelle Corruble
Saena Bouchez-Arbabzadeh
Julien-Daniel Guelfi

MASSON

Paris Milan Barcelone

First published in the United States by
American Psychiatric Press, Inc., Washington D.C. and London, England

Première publication aux
États-Unis par *l'American
Psychiatric Press*, Inc., Washington D.C. et Londres, Angleterre

ISBN : 2-225-83321-4

MASSON S.A. – 120, bd Saint-Germain, 75280 Paris Cedex 06

Avant-propos

Le problème du diagnostic différentiel est rencontré quotidiennement par tous les cliniciens. Rares sont en effet les patients qui vous disent lors d'une première consultation : « J'ai un épisode dépressif majeur... prescrivez-moi un antidépresseur » (bien que certains le fassent). Plus souvent, les patients nous font état de symptômes, qui sont à l'origine d'une souffrance ou d'un dysfonctionnement significatifs. Devant ce ou ces symptômes, notre tâche initiale est d'évoquer l'ensemble des diagnostics DSM-IV possibles. Dans un second temps, à partir de ces possibilités initiales, nous recherchons des données complémentaires (à partir de l'histoire personnelle, de l'histoire familiale, de l'examen psychiatrique et des examens complémentaires) qui permettront d'opter pour le diagnostic le plus probable, qui lui-même orientera le choix thérapeutique initial. Toutefois, les autres possibilités diagnostiques ne doivent pas être écartées trop rapidement, la confirmation du diagnostic envisagé initialement nécessitant un temps suffisant pour que l'évolution du trouble puisse être prise en compte.

Ce manuel devrait pouvoir vous aider à améliorer votre démarche d'élaboration du diagnostic différentiel, en abordant ce problème de plusieurs points de vue différents. Dans le premier chapitre « Diagnostics différentiels étape par étape », nous abordons la démarche générale du diagnostic différentiel. Dans le deuxième chapitre « Diagnostic différentiel par arbres de décision », nous abordons le diagnostic différentiel selon les symptômes dont le patient peut faire état. Chacun des 27 arbres de décision indique quels diagnostics DSM-IV doivent être évoqués devant chacun des symptômes considérés et souligne les étapes du raisonnement qui conduisent à choisir entre les différents diagnostics possibles. Dans le troisième chapitre « Diagnostic différentiel par tableaux », nous abordons le problème du diagnostic différentiel d'un point de vue qui se situe plus en aval dans le processus diagnostique : comment s'assurer, lorsqu'un diagnostic est évoqué, qu'on n'a pas omis d'alternative diagnostique pertinente. Ce chapitre comporte 62 tableaux, correspondant aux principales catégories du DSM-IV. Le quatrième chapitre « Index des symptômes du DSM-IV » propose pour chaque symptôme une liste exhaustive des pathologies qui doivent être envisagées. Enfin, ce manuel rappelle la classification du DSM-IV, afin de faciliter le codage et de fournir un résumé de l'ensemble des diagnostics possibles dans la procédure du diagnostic différentiel.

L'information contenue dans les arbres de décision, les tableaux et l'index des symptômes est la même mais, selon la situation, l'utilisation de l'une de ces formes peut être plus adaptée qu'une autre. Les arbres de décision explicitent en particulier les règles algorithmiques générales qui déterminent la classification d'un symptôme donné. À l'opposé, l'index des symptômes ne fournit pas de règles d'association mais propose le niveau de spécificité le plus élevé en balayant un éventail large de symptômes ayant motivé une consultation. Les tableaux ont quant à eux pour avantage de confronter chacun des troubles avec ses voisins les plus proches. Chaque lecteur utilisera ce livre avec une méthode et un objectif différents. Certains lecteurs seront intéressés par une approche générale du diagnostic psychiatrique et liront ce livre dans son intégralité. D'autres lecteurs utiliseront ce livre comme une référence permettant d'étayer leur réflexion à propos d'un cas clinique particulier.

La démarche du diagnostic psychiatrique est à la fois difficile et intéressante, parce qu'un individu ne peut se résumer à l'information contenue dans des arbres de décision, des tableaux ou des listes de symptômes. Ainsi, on doit bien se garder d'utiliser le DSM-IV ou ce manuel sans réflexion ou comme un livre de recettes. Les approches ébauchées dans ce manuel ont pour but de développer le jugement clinique et la sagesse que confère l'expérience, et surtout pas de les remplacer. À l'inverse, les cliniciens qui ne connaîtraient pas les principes du diagnostic différentiel du DSM-IV pourraient prendre des habitudes diagnostiques et thérapeutiques inadaptées compte tenu des connaissances actuelles. Il est donc important de connaître et d'utiliser le DSM-IV, sans pour autant en être esclave.

Tables des matières

Avant-propos V

1 **Diagnostics différentiels étape par étape** 1

2 **Diagnostic différentiel par les arbres** 15

Arbres reposant sur les symptômes

Anxiété 17
Attaques de panique 21
Automutilation 25
Catatonie 29
Comportement agressif 32
Comportement évitant 35
Discours désorganisé ou inhabituel 38
Distractibilité 42
Douleurs 45
Dysfonction sexuelle 47
Hallucinations 51
Humeur dépressive 55
Humeur élevée ou irritable 61
Hypersomnie 65
Idées délirantes 68
Idées ou tentative de suicide 73
Impulsivité 77

Insomnie 82
Mauvais résultats scolaires 85
Modifications de l'appétit ou comportement alimentaire inhabituel 88
Plaintes somatiques ou anxiété irrationnelle concernant l'apparence physique 93
Problèmes de comportement chez l'enfant et l'adolescent 97
Ralentissement psychomoteur 100
Arbres reposant sur une étiologie possible
Troubles mentaux dus à une affection médicale générale 107
Troubles mentaux dus au stress 111
Troubles mentaux induits par une substance 113

3 Diagnostic différentiel reposant sur des tableaux 117
Troubles habituellement diagnostiqués pendant la première enfance, la deuxième enfance ou l'adolescence
Retard mental 119
Trouble des apprentissages 120
Trouble de la communication 121
Trouble autistique 122
Déficit de l'attention/hyperactivité 124
Trouble des conduites 125
Trouble oppositionnel avec provocation 126
Tics 127
Anxiété de séparation 128
Delirium, Démence, Trouble amnésique
Delirium 130
Démence 132
Trouble amnésique 134
Troubles mentaux dus à une affection médicale générale
Trouble catatonique dû à une affection médicale générale 136
Modification de la personnalité due à une affection médicale générale 137
Schizophrénie et autres troubles psychotiques
Schizophrénie 138
Trouble schizo-affectif 140
Trouble délirant 141
Trouble psychotique bref 143
Troubles de l'humeur
Trouble dépressif majeur 144

Trouble dysthymique 146
Trouble bipolaire I 148
Trouble bipolaire II 150
Trouble cyclothymique. 152
Troubles anxieux
Trouble panique avec Agoraphobie 153
Agoraphobie sans Trouble panique 154
Phobie spécifique 156
Phobie sociale. 157
Trouble obsessionnel-compulsif. 158
États de stress post-traumatique 160
État de stress aigu 161
Trouble anxieux généralisé 163
Troubles somatoformes
Trouble Somatisation 165
Trouble somatoforme indifférencié 167
Trouble de conversion 168
Trouble douloureux 169
Hypochondrie 170
Trouble : peur d'une dysmorphie corporelle 171
Troubles dissociatifs
Amnésie dissociative 172
Trouble dissociatif de l'identité 174
Troubles sexuels et troubles de l'identité sexuelle
Dysfonction sexuelle primaire 175
Paraphilie 177
Trouble de l'identité sexuelle. 178
Troubles des conduites alimentaires
Anorexie mentale 179
Boulimie nerveuse 181
Troubles du sommeil
Insomnie primaire. 182
Hypersomnie primaire 184
Troubles du contrôle des impulsions
Trouble explosif intermittent 186
Kleptomanie 188
Pyromanie. 189
Jeu pathologique. 190
Trichotillomanie 191
Troubles de l'adaptation
Trouble de l'adaptation 192
Troubles de la personnalité
Trouble de la personnalité paranoïaque 193

Trouble de la personnalité schizoïde 194
Trouble de la personnalité schizotypique. 195
Trouble de la personnalité antisociale 197
Trouble de la personnalité borderline. 198
Trouble de la personnalité histrionique 199
Trouble de la personnalité narcissique. 200
Trouble de la personnalité évitante 201
Trouble de la personnalité dépendante. 202
Trouble de la personnalité obsessionnelle compulsive . 203

4 Index des symptômes du DSM-IV 205
Appendice : La classification du DSM-IV 223

Index
Arbres de décision 237
Tableaux de diagnostic différentiel. 238

Chapitre 1

Diagnostics différentiels étape par étape

La démarche d'élaboration du diagnostic différentiel peut être décrite en six étapes : 1) écarter la simulation et le trouble factice, 2) écarter une étiologie toxique, 3) écarter une étiologie médicale, 4) déterminer le(s) trouble(s) primaire(s), 5) différencier les troubles de l'adaptation et les troubles non spécifiés ailleurs et 6) établir la limite avec l'absence de trouble psychiatrique. Ce chapitre fournit une base utile pour comprendre et utiliser les arbres de décision présentés dans le chapitre suivant.

Étape 1 : le symptôme existe-t-il vraiment ?

Cette question constitue notre première étape car elle est souvent négligée dans la pratique clinique. Notre méthode de travail repose en grande partie sur la confiance mutuelle et active entre le clinicien et le patient, afin d'établir la nature et la cause des symptômes. Cependant, dans certains cas, les choses ne se passent pas de cette façon. Certains patients peuvent abuser le clinicien en feignant ou en produisant intentionnellement des symptômes. D'autres peuvent présenter des symptômes par l'intermédiaire de mécanismes inconscients. Il y a dans le DSM-IV deux troubles qui décrivent les symptômes produits intentionnellement ou feints : la Simulation et le Trouble factice, et un trouble caractérisé par la production de symptômes relevant de mécanismes inconscients, le Trouble de conversion. La Simulation et le Trouble factice diffèrent par l'existence, dans la Simulation, d'un objectif qui semble clair. Quand le comportement est motivé par un bénéfice aisément reconnaissable (obtenir des compensations financières, éviter les obligations militaires, éviter des poursuites judiciaires, obtenir des drogues), il s'agit de Simulation. Quand la motivation du comportement est de jouer le rôle de malade, sans bénéfice clairement identifiable, le diagnostic de Trouble factice est plus probable. La production de symptômes relevant de mécanismes inconscients peut survenir chez des individus suggestibles. Il s'agit d'un moyen de résoudre des conflits qui témoigne à la fois de leur inaptitude à fonctionner et de leur quête d'aide. Tandis qu'historiquement la plupart de ces patients se présentaient avec des tableaux d'allure neurologique (c'est-à-dire un Trouble de conversion), de tels individus ont maintenant des présentations psychiatriques (comme en atteste l'apparente augmentation de l'incidence du Trouble dissociatif de l'identité).

Nous ne défendons certainement pas l'idée que tous les patients doivent être considérés comme des témoins hostiles et tous les cliniciens comme des procureurs suspicieux. Toutefois, les cliniciens doivent être particulièrement vigilants 1) dans les situations où la simulation est fréquente (urgences, médecine légale, prisons, patients hospitalisés), 2) quand le patient présente une configuration de symptômes psychiatriques plus proche d'une perception individuelle de la maladie mentale que d'une entité clinique connue, 3) quand la nature des symptômes change radicalement d'une évaluation clinique à l'autre, 4) quand le patient a une présentation empruntée à un autre patient, qui joue le rôle de modèle (par exemple un autre patient de l'unité), et 5) quand le patient est manipulateur ou suggestible. Enfin, il est utile pour les cliniciens d'être attentifs à leurs propres tendances au scepticisme ou à la crédulité.

Étape 2 : éliminer une étiologie toxique (substances donnant lieu à abus, médicaments, toxiques)

La première question qui se pose est de savoir si les symptômes sont dus à une substance qui exerce un effet direct sur le système nerveux central (SNC). N'importe quel tableau psychiatrique peut être potentiellement dû à une étiologie toxique. Ne pas évoquer cette étiologie toxique constitue l'erreur diagnostique la plus fréquente en pratique clinique. Cela est d'autant plus fâcheux qu'un diagnostic correct a des répercussions thérapeutiques immédiates. Par exemple, si l'on établit que l'humeur dépressive est due à un sevrage en alcool, il n'y a pas lieu d'entreprendre immédiatement un traitement antidépresseur. L'étiologie toxique d'un tableau psychopathologique est souvent difficile à établir car, bien que la consommation de toxiques soit relativement ubiquitaire et qu'elle soit à l'origine de symptômes très variés, le fait que la consommation de toxiques et les troubles psychopathologiques coexistent n'implique pas nécessairement une relation de cause à effet entre les deux troubles.

Évidemment, vous devez d'abord déterminer si l'individu a consommé des toxiques. Cela impose d'établir une anamnèse et de pratiquer un examen physique rigoureux, à la recherche de signes d'intoxication ou de sevrage. Comme les patients consommant des toxiques sont connus pour sous-estimer leur consommation, il est prudent de solliciter l'avis de la famille et de faire des recherches de toxiques. On se souviendra que les patients qui sont exposés à des toxiques autres que les substances toxicomanogènes peuvent présenter des symptômes psychiatriques. Les troubles induits par les médicaments sont de plus en plus fréquents, et rarement diagnostiqués, notamment chez les sujets polymédiqués, tels les sujets âgés. Même si elle est moins fréquente, l'étiologie toxique doit être évoquée, en particulier chez les sujets qui, du fait de leurs activités, peuvent éventuellement être en contact avec des toxiques.

Quand la consommation de toxiques a été établie, l'étape suivante consiste à déterminer s'il existe une relation étiologique entre cette consommation et la symptomatologie psychiatrique. Cela nécessite de distinguer les trois types possibles de liens entre ces deux entités : 1) les symptômes psychiatriques résultent des effets directs de la substance sur le système nerveux central, 2) la consommation de toxiques est une conséquence (ou une caractéristique associée) du trouble psychiatrique primaire (par exemple « automédication »), et 3) les symptômes psychiatriques et la consommation de toxiques sont indépendants. Nous aborderons d'abord le premier cas, qui correspond dans le DSM-IV aux Troubles induits par une substance (par exemple Trouble psychotique induit par la cocaïne, Trouble de l'humeur induit par la réserpine).

Lorsqu'on diagnostique un trouble induit par une substance, trois points doivent être pris en compte pour déterminer s'il existe une relation causale entre la consommation de toxiques et la symptomatologie psychiatrique. D'abord, vous devez déterminer s'il existe une relation temporelle claire entre la consommation de toxiques et la symptomatologie psychiatrique. Puis vous devez évaluer la probabilité selon laquelle l'utilisation des toxiques considérés peut expliquer ces symptômes psychiatriques. Enfin, vous devez vous demander s'il existe des explications alternatives plus pertinentes (c'est-à-dire une étiologie non toxique), pour rendre compte de ce tableau clinique.

La séquence temporelle entre la consommation de substances et l'installation de la psychopathologie est probablement le meilleur argument (sans toutefois être infaillible) pour évaluer leur relation étiologique. Dans le meilleur des cas, ce critère est précis. Si le début de la psychopathologie précède clairement le début de la consommation de substances, alors il est probable qu'un trouble psychiatrique non toxique soit primaire et que la consommation de substances soit secondaire (par exemple comme une forme d'automédication) ou que les deux troubles soient indépendants. À l'inverse, si le début de la consommation de substances précède clairement l'apparition de la psychopathologie, cela plaide en faveur d'un trouble induit par une substance. En pratique malheureusement, cet argument d'apparence simple, peut être difficile à établir car le début des troubles peut être plus ou moins simultané ou la chronologie difficile à reconstituer rétrospectivement. Dans de telles situations, vous devrez vous fier davantage à ce qui se passe lorsque le patient ne consomme plus de substances. Les symptômes psychiatriques qui surviennent dans le contexte d'une intoxication, d'un sevrage ou de l'utilisation de médicaments sont la conséquence des effets de la substance sur les systèmes de neurotransmetteurs. Quand ces effets disparaissent (suite à une période d'abstinence), les symptômes devraient disparaître spontanément. La persistance d'une symptomatologie psychiatrique pendant une période de temps significative à l'issue des périodes d'intoxication ou de sevrage suggère que la symptomatologie est primaire et non due à une substance. Les exceptions à cette règle sont les Démences persistantes et les Troubles mnésiques persistants induits par des substances. Dans ces cas, par définition, les symptômes cognitifs sont dus à des lésions permanentes du SNC et non à des effets aigus de la consommation de substances, qui par conséquent persistent au-delà de la période habituelle d'intoxication ou de sevrage.

Les critères du DSM-IV pour les tableaux induits par des substances suggèrent que les symptômes psychiatriques sont secondaires à la consommation de substances s'ils disparaissent dans le mois qui suit l'arrêt de l'intoxication aiguë, le sevrage ou l'utilisation du médicament. Dans les discussions qui ont précédé l'élaboration du DSM-IV, le choix de cette durée d'un mois a été controversé et cette indication doit être utilisée à la lumière du jugement clinique. Les cliniciens qui travaillent dans des unités accueillant des toxicomanes sont les plus concernés par le risque de diagnostiquer à tort comme un trouble mental primaire (c'est-à-dire non dû à une substance), un authentique tableau induit par une substance. C'est pour cette raison qu'est proposé un délai d'abstinence de 6 à 8 semaines avant d'envisager la possibilité d'un trouble mental primaire. À l'opposé, les cliniciens qui travaillent essentiellement en milieu psychiatrique considèrent que, étant donné l'usage important de toxiques parmi les patients psychiatriques, un si long délai est inadapté et pourrait avoir pour conséquence un diagnostic par excès de troubles induits par des substances. De plus, il faut bien reconnaître que le délai choisi est censé s'appliquer à un large éventail de substances ayant des propriétés et des conséquences psychopathologiques différentes. Il faut retenir que ce délai doit être utilisé avec discernement, en prenant en compte l'importance, la durée et la nature de la consommation de substances comme cela est précisé ci-dessous. Il a été suggéré de spécifier des délais différents pour chaque classe de substance. Cette proposition intéressante a cependant été rejetée, car il n'y avait pas suffisamment d'arguments pour proposer des délais distincts à chaque classe de substance, ce qui aurait de plus rendu le système excessivement complexe. Entre ces deux positions, il semble qu'un délai de 4 semaines soit dans le DSM-IV une indication utile pour déterminer combien de temps l'on doit attendre après l'utilisation d'une substance, avant de porter le diagnostic de trouble mental primaire. Néanmoins, un bon jugement clinique est nécessaire pour appliquer cette règle.

Parfois, il est tout simplement impossible de déterminer s'il y a eu une période où les symptômes psychiatriques étaient présents en dehors de périodes de consommation de substances. Cette situation est fréquente, en particulier avec les patients qui ont des difficultés à reconstituer la nature et la chronologie précises de leurs troubles. De plus, la consommation de substances et les symptômes psychiatriques peuvent débuter au cours de la même période (souvent au cours de l'adolescence), les deux pouvant être relativement chroniques et continus. Dans ces situations, il peut être nécessaire d'examiner le patient au cours d'une période d'abstinence. Si les symptômes psychiatriques persistent au cours de la période d'abstinence, le trouble psychiatrique peut être considéré comme primaire. Si les symptômes disparaissent au cours de la période d'abstinence, la consommation de substances est probablement primaire. Il faut avoir présent à l'esprit qu'un tel jugement ne peut être porté qu'après une période suffisante pour affirmer que les symptômes psychiatriques ne sont pas une conséquence du sevrage de substances. C'est lors d'une hospitalisation qu'on est le mieux à même de répondre à cette question, puisque l'accès aux substances y est contrôlé et que la symptomatologie psychiatrique du patient peut être évaluée avec précision. Bien entendu, il est souvent impossible dans le contexte d'hospitalisations courtes d'observer un patient d'une façon rigoureuse pendant quatre semaines. Ces appréciations reposent donc sur des observations moins contrôlées et il faut rester prudent quant à la pertinence des diagnostics.

Quand vous déterminez la probabilité selon laquelle la consommation de substances peut expliquer les symptômes, vous devez évaluer si la nature, la quantité et la durée de la consommation de substances sont en rapport avec les symptômes psychiatriques observés. Seules certaines substances sont connues pour être à l'origine de symptômes psychiatriques particuliers. De plus, la quantité de substance absorbée et la durée de l'intoxication doivent se situer au-delà d'un certain seuil pour pouvoir être considérés comme la cause de la symptomatologie psychiatrique. Par exemple, une humeur dépressive sévère et persistante après la prise isolée d'une petite quantité de cocaïne ne devrait pas être attribuée à l'utilisation de cocaïne, même si l'humeur dépressive est parfois associée au sevrage cocaïnique.

Vous devez aussi tenir compte d'autres facteurs qui suggèrent que le tableau n'est pas dû aux effets d'une substance. Ils comprennent des antécédents d'épisodes similaires non liés à la consommation de substances, une histoire familiale avérée du trouble psychiatrique primaire considéré, un examen physique et des résultats de laboratoire suggérant l'existence d'une affection médicale générale potentiellement responsable de la pathologie. Pour expliquer le tableau psychiatrique, la prise en compte de facteurs autres que la consommation de substances requiert une appréciation clinique fine (et souvent le fait de savoir observer et attendre) pour estimer les probabilités relatives de ces situations. Par exemple, un individu peut avoir un fort risque familial de développer un Trouble anxieux et pourtant présenter une Attaque de panique induite par la cocaïne, qui n'augure pas nécessairement du développement d'un Trouble panique primaire.

Dans certains cas, la consommation de substances peut être la conséquence ou une caractéristique associée (plutôt qu'une cause) de la symptomatologie psychiatrique. D'une manière non exceptionnelle, le comportement de consommation de substances peut être considéré comme une forme d'automédication de la pathologie psychiatrique. Par exemple, un individu présentant un Trouble anxieux primaire peut consommer de l'alcool de manière abusive pour ses effets sédatifs et anxiolytiques. Une des implications intéressantes de la consommation de substances dans le cadre d'une automédication est que les individus présentant un trouble psychiatrique particulier ont souvent préférentiellement recours à certaines classes de substances. Par exemple, les patients présentant une Schizophrénie avec symptômes négatifs préfèrent souvent les stimulants, alors que les patients présentant un Trouble anxieux préfèrent souvent les produits sédatifs. Ce qui signe un trouble psychiatrique primaire associé à une consommation de substances secondaire est que le trouble psychiatrique primaire apparaît avant la consommation de substances et/ou existe en l'absence de consommation de substances. Le plus souvent, la période de coexistence de la symptomatologie psychiatrique et de la consommation de substances est immédiatement précédée par une période où le patient présentait une symptomatologie psychiatrique mais ne consommait pas de substances. Par exemple, un patient présentant une consommation d'alcool et une symptomatologie dépressive importantes depuis 5 mois pourrait avoir vu sa consommation d'alcool débuter au cours de l'épisode dépressif, peut-être comme une façon d'autotraiter son insomnie. La validité de ce point de vue dépend évidemment de la pertinence avec laquelle le patient décrit rétrospectivement ses troubles. Comme cette information est parfois insuffisante ou sujette à caution, il peut être utile de solliciter des avis autres que celui du patient (par exemple celui de membres de la famille) ou de rechercher dans les documents cliniques antérieurs, l'existence de symptômes psychiatriques en l'absence de consommation de substances.

Enfin, le trouble psychiatrique et la consommation de substances peuvent être initialement sans rapport et indépendants l'un de l'autre. Les prévalences élevées de l'association de troubles psychiatriques et de Troubles induits par des substances signifient que, pour certains patients, et seulement du fait du hasard, ces deux pathologies peuvent être indépendantes. Cependant, même s'ils sont initialement indépendants, les deux troubles peuvent se renforcer mutuellement et compliquer la prise en charge thérapeutique. L'hypothèse d'une indépendance entre les deux troubles est retenue par exclusion. Lorsque vous rencontrez un patient présentant l'association d'une symptomatologie psychiatrique et d'une consommation de toxiques, vous devez d'abord poser l'hypothèse que l'un cause l'autre. L'absence de relation causale est plus probable s'il existe des périodes où les symptômes psychiatriques sont présents en l'absence de consommation de substances et si la consommation de substances n'est pas temporellement liée à la symptomatologie psychiatrique.

Lorsque vous avez établi qu'un tableau est dû aux effets directs d'une substance, vous devez déterminer quelle catégorie du DSM-IV parmi les troubles liés à une substance est la plus à même de décrire ce tableau. Le DSM-IV comporte plusieurs troubles spécifiques induits par des substances, tant dans le registre des intoxications que dans celui des sevrages. Consultez les « arbres de décision pour les troubles mentaux dus à l'utilisation de substances » dans le chapitre 2 (page 15) pour connaître les étapes qui président à l'élaboration de ces catégories diagnostiques.

Étape 3 : éliminer un trouble dû à une affection médicale générale

Après avoir éliminé une étiologie due à une substance, l'étape suivante est de déterminer si les symptômes psychiatriques sont dus à une affection médicale générale. Il s'agit d'une distinction des plus importantes et difficiles dans le processus du diagnostic psychiatrique. Elle est importante parce que beaucoup de patients présentant une affection médicale générale ont des symptômes psychiatriques qui compliquent l'affection médicale et parce que beaucoup de patients qui présentent des symptômes psychiatriques ont une affection médicale générale sous-jacente. De plus, les conséquences thérapeutiques de cette étape du diagnostic différentiel sont importantes. Le diagnostic et le traitement adaptés de la pathologie médicale sous-jacente sont en effet essentiels pour éviter les complications médicales et améliorer les symptômes psychiatriques.

Le diagnostic différentiel peut être difficile du fait des raisons suivantes : 1) Les symptômes de certaines pathologies psychiatriques et de certaines pathologies médicales peuvent être similaires (par exemple des symptômes tels une perte de poids et une fatigue sont attribuables aussi bien à un Trouble dépressif ou anxieux qu'à une affection médicale générale), 2) parfois les symptômes dont se plaint le malade atteint d'une affection médicale générale sont des symptômes psychiatriques (par exemple dépression précédant les autres symptômes dans les néoplasies pancréatiques ou cérébrales), 3) les liens entre affection médicale générale et symptômes psychiatriques peuvent être compliqués (par exemple dépression ou anxiété comme réaction psychologique à une affection médicale générale ou affection médicale générale comme cause de la dépression et de l'anxiété via ses effets physiologiques directs sur le SNC), et 4) les patients sont souvent pris en charge dans des structures rompues à l'identification et au traitement des troubles mentaux, mais dans lesquelles les soignants ont une vigilance et une familiarité moindres vis-à-vis du diagnostic des affections médicales générales.

En pratique, n'importe quel tableau psychiatrique peut être dû aux effets physiologiques directs d'une affection médicale générale, ce qui correspond dans le DSM-IV à un des troubles mentaux dus à une affection médicale générale (par exemple trouble de l'humeur dû à une hypothyroïdie). Il est aisé de suspecter le rôle étiologique possible d'une affection médicale générale si le patient est vu dans une consultation d'hôpital général ou de généraliste. Les difficultés diagnostiques peuvent survenir dans les cadres thérapeutiques où les affections médicales générales sont plus rares. Il n'est pas envisageable (ni économiquement adapté) de prescrire tous les examens de dépistage à tous les patients. On devrait donc orienter l'anamnèse, l'examen clinique et les examens paracliniques en fonction des affections médicales générales qui sont le plus souvent rencontrées et qui ont le plus de chances de pouvoir expliquer le tableau clinique psychiatrique (par exemple bilan biologique thyroïdien pour la dépression, imagerie cérébrale pour les symptômes psychotiques de début tardif).

Une fois le diagnostic de l'affection médicale générale établi, l'étape suivante est de déterminer s'il existe une relation étiologique éventuelle avec les symptômes psychiatriques. Les cinq types possibles de relations sont 1) l'affection médicale générale cause les symptômes psychiatriques par des effets physiologiques directs sur le cerveau, 2) l'affection médicale générale cause les symptômes psychiatriques par un mécanisme psychologique (par exemple symptômes dépressifs en réaction à la révélation d'un cancer – diagnostiqués Épisode dépressif majeur ou Trouble de l'adaptation), 3) les traitements administrés pour l'affection médicale générale sont à l'origine de symptômes psychiatriques (voir étape 2 de ce chapitre), 4) les symptômes psychiatriques sont à l'origine de l'affection médicale générale ou l'aggravent (par exemple cas dans lequel la mention « des facteurs psychologiques affectant l'état médical » peut être utilisée), et 5) les symptômes psychiatriques et l'affection médicale générale sont une coïncidence (par ex. hypertension artérielle et Schizophrénie). Dans la réalité clinique cependant, plusieurs de ces types de relations peuvent coexister avec une étiologie multifactorielle (par exemple un patient traité par anti-hypertenseurs qui fait un accident vasculaire cérébral peut présenter un Épisode dépressif dû à l'association des effets directs de l'accident vasculaire sur le cerveau, de la réaction psychologique liée à la paralysie séquellaire de l'accident vasculaire et des effets des traitements anti-hypertenseurs sur l'humeur).

Il y a plusieurs arguments qui suggèrent que la psychopathologie est due aux effets physiologiques directs d'une affection médicale générale. Cependant, aucun de ces arguments n'est pathognomonique, ce qui rend le sens clinique indispensable dans la démarche diagnostique.

Le premier argument implique la nature de la relation temporelle : les symptômes psychiatriques débutent-ils après le début de l'affection médicale générale, ont-ils une intensité qui varie avec la sévérité de celle-ci et disparaissent-ils quand elle régresse ? Quand tous ces liens sont établis, il y a de bonnes raisons de penser que l'affection médicale générale est responsable des symptômes psychiatriques, bien que cela ne permette pas d'établir que la relation soit physiologique (la covariation temporelle pourrait aussi être due à une réaction psychologique à l'affection médicale générale).

Cependant, la relation temporelle n'est pas toujours un bon indice de l'étiologie sous-jacente. Par exemple, les symptômes psychiatriques peuvent constituer la première manifestation de l'affection médicale générale et peuvent précéder de plusieurs mois voire plusieurs années toute autre manifestation. Inversement, les symptômes psychiatriques peuvent constituer une manifestation relativement tardive, survenant des mois ou des années après que le diagnostic de l'affection médicale générale ait été posé (par exemple dépression dans la maladie de Parkinson).

La deuxième série d'arguments qui doit faire évoquer une affection médicale générale dans le diagnostic différentiel d'un tableau psychiatrique concerne l'atypicité du tableau symptomatique, l'âge de début ou l'évolution. Par exemple, plaident en faveur d'un problème médical les troubles mnésiques sévères, la perte de poids importante dans une dépression d'intensité moyenne ou la désorientation sévère associée à des symptômes psychotiques. De même, un premier épisode maniaque chez un sujet âgé doit faire évoquer une affection médicale générale. Cependant, une atypicité ne suffit pas à poser le diagnostic d'une affection médicale causale car l'hétérogénéité des troubles primaires conduit souvent à des tableaux « atypiques ». Néanmoins, pour cette étape du diagnostic différentiel, l'élément fondamental est de ne pas omettre d'évoquer la possibilité d'une affection médicale générale sous-jacente. Établir la nature causale du lien requiert une évaluation attentive, un suivi longitudinal et des tests thérapeutiques.

Enfin, si vous avez établi que l'affection médicale générale est à l'origine des symptômes psychiatriques, vous devez établir lequel des troubles mentaux du DSM-IV dus à une affection médicale générale décrit au mieux le tableau. Le DSM-IV comporte plusieurs troubles de ce type, chacun de ces troubles se différenciant par les symptômes principaux. Consultez les *arbres de décision pour les troubles mentaux dus à des affections médicales générales* dans le chapitre 2 (voir p. 15) pour une présentation des différentes étapes de cette démarche.

Étape 4 : déterminer le(s) trouble(s) primaire(s) spécifique(s)

Quand les étiologies toxiques et médicales ont été éliminées, vous devez ensuite déterminer le trouble mental primaire du DSM-IV qui rend le mieux compte du tableau symptomatique. Le DSM-IV est découpé selon les tableaux symptomatiques les plus courants (par exemple humeur, anxiété, troubles dissociatifs), précisément pour faciliter le diagnostic différentiel.

Les arbres de décision du chapitre 2 présentent les éléments décisionnels nécessaires pour choisir, parmi les troubles mentaux primaires, celui qui rend le mieux compte des symptômes. Quand vous avez individualisé le trouble qui semble le plus probable, vous pouvez éventuellement recourir à la liste des diagnostics différentiels des tableaux du chapitre 3 pour vous assurer que vous avez envisagé et éliminé les autres alternatives du diagnostic différentiel.

Étape 5 : différencier les troubles de l'adaptation des troubles non spécifiés

Un grand nombre de tableaux cliniques (en particulier pour les patients ambulatoires et de médecine générale) sont à l'origine d'une souffrance et d'une altération du fonctionnement, sans pour autant correspondre aux profils symptomatiques spécifiques ni atteindre les seuils de durée ou de sévérité requis pour satisfaire aux critères diagnostiques d'une catégorie spécifique du DSM-IV. Dans de telles situations, un diagnostic de trouble mental est justifié et doit faire envisager soit un Trouble de l'adaptation soit la catégorie non spécifiée appropriée. Si le jugement clinique permet d'établir que les symptômes se sont développés en réaction à un facteur de stress psychosocial, le diagnostic est celui de Trouble de l'adaptation. Si l'on estime que le facteur de stress n'est pas responsable du développement des symptômes, c'est la catégorie non spécifiée adaptée qui doit être retenue. Comme le stress est un élément de la vie quotidienne de la plupart des individus, l'argument le plus pertinent repose davantage sur la responsabilité étiologique du facteur de stress que sur sa présence.

Étape 6 : établir la limite avec l'absence de trouble mental

Il s'agit en général de la dernière étape dans chaque arbre de décision, mais ce n'est certainement pas la moins importante, ni la plus facile. Pris individuellement, un grand nombre de symptômes décrits dans le DSM-IV sont ubiquitaires et ne sont pas par eux-mêmes un argument en faveur de l'existence d'un trouble mental. Au cours de leur vie, la plupart des individus ont des moments d'anxiété, de dépression, d'insomnie, de difficultés sexuelles, qui ne sont rien de plus que des manifestations de la condition humaine. Pour bien expliquer que tous ces individus ne relèvent pas d'un diagnostic de trouble mental, le DSM-IV a ajouté à la plupart des descriptions critériologiques, un item généralement formulé de la façon suivante : « les symptômes entraînent une souffrance cliniquement significative ou une altération du fonctionnement social, professionnel, ou dans d'autres domaines importants ». Cela implique qu'un tableau symptomatique doit induire des problèmes cliniquement significatifs pour justifier un diagnostic de trouble mental. Par exemple, un diagnostic de trouble à type de baisse du désir sexuel ne peut être posé chez quelqu'un ayant peu de désir sexuel et pas de partenaire mais qui n'en souffre pas.

Toutefois, le DSM-IV ne se hasarde pas à définir le terme « cliniquement significatif ». La limite entre le normal et le pathologique ne peut être établie que par l'intermédiaire d'un jugement clinique et non par l'intermédiaire de règles strictes. Ce qui peut sembler cliniquement significatif est indubitablement lié au contexte culturel, aux circonstances dans lesquelles le patient est rencontré, au point de vue du clinicien, au point de vue du patient et aux structures de soins disponibles. La dépression « mineure » est par exemple une réalité clinique plus tangible en médecine générale que dans un service d'urgences psychiatriques ou un service hospitalier, rompus au diagnostic et au traitement de pathologies beaucoup plus sévères. Ce problème très discuté est particulièrement important et pertinent dans le domaine de la santé publique, tant en termes de décisions thérapeutiques que de droits aux prestations. Des travaux de recherche complémentaires considérables seront nécessaires pour pouvoir éclairer des décisions d'ordre politique.

Diagnostic différentiel et comorbidité

En général, le principe du diagnostic différentiel est de choisir parmi un ensemble de diagnostics candidats mutuellement exclusifs, un diagnostic unique rendant au mieux compte du tableau symptomatique. Par exemple, chez un patient présentant un délire, des hallucinations et des symptômes thymiques, la question est de savoir si le meilleur diagnostic est celui de Schizophrénie, de Trouble schizo-affectif ou de Trouble de l'humeur avec caractéristiques psychotiques – un seul de ces diagnostics devant être retenu pour décrire le tableau actuel. Cependant, les diagnostics du DSM-IV ne sont pas toujours mutuellement exclusifs, et l'attribution de plus d'un diagnostic à un patient donné peut être nécessaire pour décrire correctement le tableau symptomatique. Par exemple, il n'y a pas de diagnostic unique du DSM-IV qui rende compte du tableau fréquemment rencontré d'un patient sujet à des Attaques de panique multiples, à une Dépression et à une personnalité excessivement perfectionniste et rigide. Pour décrire ce tableau, trois diagnostics DSM-IV sont nécessaires : Trouble dépressif majeur, Trouble panique et Trouble de la personnalité de type obsessionnel-compulsif. Dans cet exemple, le problème n'est pas de choisir le meilleur diagnostic, mais de sélectionner les diagnostics qui s'appliquent au patient.

Il est important que le lecteur comprenne pourquoi les arbres de décision du chapitre 2 et l'index de symptômes du chapitre 4 présentent les diagnostics qui peuvent rendre compte d'un symptôme donné sans indiquer lesquels sont mutuellement exclusifs. Le fait de le préciser aurait rendu les arbres et l'index excessivement complexes à utiliser. En revanche, l'information qui concerne le caractère mutuellement exclusif de certains diagnostics est regroupée dans les tableaux de diagnostic différentiel du chapitre 3. Par exemple, dans le chapitre 2, *l'arbre de décision concernant les plaintes physiques ou l'anxiété irrationnelle concernant l'apparence physique* ne fournit pas de règles organisant les relations entre Trouble : somatisation, Trouble de conversion, et Trouble douloureux. À partir de l'arbre, on ne peut pas savoir que le DSM-IV empêche de faire le diagnostic de Trouble de conversion ou de Trouble douloureux si les critères du Trouble : somatisation (qui comprennent des symptômes conversifs et douloureux) sont rencontrés. De plus, l'arbre ne vous dit pas qu'en l'absence d'un Trouble : somatisation, un diagnostic de Trouble de conversion est compatible avec un diagnostic associé de Trouble douloureux, si un patient présente à la fois des symptômes douloureux et conversifs. Consulter les tableaux de diagnostic différentiel du Trouble : somatisation, du Trouble de conversion et du Trouble douloureux dans le chapitre 3 permet de clarifier ces relations.

L'utilisation de diagnostics multiples n'est en soi ni bonne ni mauvaise tant qu'on en comprend les conséquences. Un point de vue naïf et erroné de la comorbidité serait de penser qu'un patient répondant à plusieurs catégories diagnostiques a en fait de multiples pathologies indépendantes. Ce n'est certainement pas la seule interprétation possible. En fait, deux troubles « comorbides » peuvent entretenir des liens de six types différents : 1) le trouble A peut être la cause ou prédisposer au trouble B, 2) le trouble B peut être la cause ou prédisposer au trouble A, 3) un trouble C sous-jacent peut être la cause ou prédisposer aux troubles A et B, 4) les troubles A et B peuvent faire partie d'un même syndrome plus complexe, qui a été divisé artificiellement dans le système diagnostique, 5) les liens entre les troubles A et B peuvent être artificiellement favorisés par l'intermédiaire de chevauchements diagnostiques et 6) la comorbidité peut résulter d'une co-occurrence liée au hasard, d'autant plus probable que ces troubles sont fréquents. La nature particulière des liens est souvent très difficile à élucider. L'élément essentiel à garder à l'esprit est que l'existence de plusieurs diagnostics DSM-IV ne signifie pas qu'il existe plus d'un processus physiopathologique sous-jacent. Les diagnostics DSM-IV doivent plutôt être considérés comme des entités descriptives utiles pour communiquer des informations diagnostiques.

Comment utiliser ce manuel : un exemple

Une brève illustration à travers un cas explicitera peut-être comment ce manuel peut être utilisé pour faciliter le diagnostic différentiel. Un des diagnostics différentiels les plus fréquents et compliqués dans la pratique clinique concerne l'association chez un patient de symptômes dépressifs et de l'utilisation de substances. Le meilleur point de départ est probablement de se référer à *l'arbre diagnostique pour l'humeur dépressive* dans le chapitre 2 (voir p. 55). Presque immédiatement, l'on vous conseille de prendre en compte le rôle étiologique possible de l'utilisation de substances pour expliquer les symptômes dépressifs. L'étape suivante est de se référer à ce chapitre pour envisager en détail la meilleure façon de déterminer si la dépression est une conséquence directe de l'utilisation de substances, si l'utilisation de substances est une forme d'automédication pour la dépression préexistante, ou si les deux troubles sont indépendants l'un de l'autre. Admettons que vous déterminiez que les symptômes dépressifs ne sont dus ni à une substance ni à une affection médicale générale. Vous poursuivez à l'aide des arbres pour déterminer quel trouble du DSM-IV rend le mieux compte des symptômes dépressifs. Lorsque vous avez opté provisoirement pour un trouble (par exemple Trouble dépressif majeur), vous devez ensuite consulter le tableau du diagnostic différentiel du Trouble dépressif majeur dans le chapitre 3 (voir p. 144) pour vous assurer que tous les diagnostics candidats ont été envisagés puis éliminés. Dans le chapitre 4, l'entrée par l'index de symptômes pour l'humeur dépressive (voir p. 213) fournit une alternative rapide aux arbres de décision si l'on souhaite savoir quels troubles doivent être pris en compte dans les diagnostics différentiels.

Chapitre 2

Diagnostics différentiels par les arbres

Les arbres de décision constituent un moyen simple de clarifier les étapes essentielles du Diagnostic différentiel. Chaque arbre de décision commence par un symptôme particulier et propose des directives afin de déterminer quel diagnostic peut au mieux l'expliquer. Souvent, plusieurs arbres peuvent être appliqués pour un patient donné. Dans de nombreux cas, en suivant les branches des différents arbres de décision pertinents, on aboutira au même diagnostic, ce qui suggère que les symptômes constituent un syndrome unique ; dans d'autres, plusieurs diagnostics peuvent être envisagés.

La première étape dans l'utilisation de ces arbres de décision est de déterminer lesquels il faut appliquer au tableau clinique. Le symptôme à l'origine de chaque arbre est répertorié dans une case à gauche. Les cases grisées (c'est-à-dire les diagnostics finaux) indiquent tous les troubles qui doivent être envisagés dans le Diagnostic différentiel du symptôme particulier. Les cases intermédiaires indiquent comment les différents troubles sont ou non retenus.

Le lecteur doit se rappeler que les arbres de décision ne sont qu'une vue d'ensemble du système de diagnostic et un guide pour le diagnostic différentiel.

Ils ne doivent pas être appliqués comme l'est une recette de cuisine. Les arbres de décision contiennent uniquement des versions abrégées des critères de diagnostic et sont simplifiés de sorte que les troubles paraissent s'exclure mutuellement. En fait, cela est un peu artificiel puisque le DSM-IV favorise le fait de retenir plusieurs diagnostics quand les critères sont réunis pour plus d'un trouble. Par conséquent, pour établir un diagnostic, la totalité des symptômes doit être répertoriée pour faciliter le cheminement dans les arbres et déterminer lesquels des diagnostics sont justifiés. Pour ce faire, se référer aux tableaux de diagnostics différentiels pertinents dans le chapitre 3 peut également être utile.

De nombreux arbres de décision suivent un format standard qui reflète la démarche par étapes utilisée dans le diagnostic différentiel. La première considération consiste à déterminer si le symptôme particulier est le résultat des effets directs d'une affection médicale générale ou de l'utilisation d'une substance. Les étapes suivantes dans l'arbre de décision couvrent généralement les Troubles mentaux primaires susceptibles d'expliquer le symptôme. L'étape finale dans la plupart des arbres de décision recouvre les tableaux qui ne correspondent pas exactement à un diagnostic spécifique du DSM-IV mais plutôt à un Trouble de l'adaptation, un Trouble non spécifié, ou à l'absence de Trouble mental. L'étape importante qui consiste à déterminer si le symptôme a été feint (comme dans la Simulation ou le Trouble factice) n'a généralement pas été incluse dans les arbres de décision car elle s'applique à l'évaluation de tous les symptômes.

Les arbres de décision sont présentés en deux parties. La première partie repose sur le symptôme en question et comprend 24 arbres de décision. La seconde partie repose sur les étiologies présumées et comprend 3 arbres, pour les troubles mentaux :
- dus à une affection médicale générale,
- induits par une substance,
- liés à un facteur de stress psychosocial.

Cette partie est plus utile dans les situations où l'étiologie est établie (par ex. le patient a une intoxication chronique à une substance), mais où le diagnostic spécifique doit être déterminé.

Arbres reposant sur les symptômes

Arbre de décision pour anxiété

La première étape pour le diagnostic différentiel – comme cela est toujours le cas – est d'éliminer une affection médicale générale ou l'usage d'une substance comme cause physiologique directe de l'anxiété. Lorsque l'anxiété survient sous la forme d'épisodes distincts avec un début soudain et qu'elle est accompagnée par un certain nombre de symptômes somatiques (par ex. palpitations, dyspnée, vertiges), ou cognitifs (par ex. peur de devenir fou ou d'avoir une attaque cardiaque), on fait le diagnostic d'Attaque de panique. Du fait des sanctions thérapeutiques spécifiques aux Attaques de panique, un arbre de décision séparé leur est consacré (voir *l'arbre de décision pour les Attaques de panique*, p. 21).

Les autres étapes du diagnostic différentiel dans cet arbre sont déterminées par le contenu de l'anxiété. Dans l'évaluation, il est important de déterminer de quoi l'individu a peur, quelles sont les situations évitées et si l'anxiété survient en réponse à un agent stressant.

Dans le Trouble panique avec ou sans Agoraphobie, l'anxiété est liée à la crainte d'avoir de nouvelles Attaques de panique et aux conséquences possibles de ces attaques. Une Agoraphobie sans antécédent de Trouble panique a les mêmes caractéristiques excepté le fait que le sujet n'a jamais eu d'Attaque de panique avérée, et qu'il est, malgré cela, effrayé à l'idée d'avoir des symptômes de type panique qui sont en deçà du seuil de l'Attaque de panique (par ex. évanouissement, perte du contrôle digestif).

Un Trouble : Anxiété de séparation, Phobie sociale, Phobie spécifique et un Trouble obsessionnel-compulsif sont liés respectivement à la crainte d'être séparé d'une figure d'attachement, à la crainte d'une humiliation sociale, à la crainte d'être exposé à des objets ou des situations précis (par ex. hauteurs, sang, ascenseurs, araignées), et à la crainte du déclenchement de ruminations obsessionnelles (par ex. obsession de contamination, de blesser quelqu'un). Dans l'Hypocondrie et le Trouble : peur d'une dysmorphie corporelle, l'anxiété est liée aux préoccupations concernant le fait d'être atteint d'une maladie grave ou d'avoir un défaut physique.

Le Trouble : Anxiété généralisée est une catégorie résiduelle pour une anxiété chronique et des soucis qui sont difficilement contrôlables. À la différence du Trouble panique, dans cette affection, l'anxiété n'a pas une évolution de type Attaque de panique avec un début et une fin nets.

L'arbre se termine par trois Troubles décrivant une anxiété survenant en réponse à un agent stressant. Deux d'entre eux (État de stress aigu et État de stress post-traumatique) requièrent un stress comportant une menace vitale, alors que pour le Trouble de l'adaptation, l'agent stressant peut être plus banal.

Anxiété

- Due aux effets physiologiques directs d'une affection médicale générale
  - O → **DELIRIUM, DÉMENCE, TROUBLE ANXIEUX DUS À UNE AFFECTION MÉDICALE GÉNÉRALE**
  - N → Due aux effets physiologiques directs d'une substance
    - O → Dépasse en intensité ce qui est généralement rencontré dans une Intoxication ou un Sevrage
      - N → **INTOXICATION À UNE SUBSTANCE, OU SEVRAGE D'UNE SUBSTANCE**
      - O → **TROUBLE ANXIEUX INDUIT PAR UNE SUBSTANCE**
    - N → Périodes délimitées de peur intense ou malaise d'une durée approximative de 10 minutes
      - O → Attaques de panique ou des symptômes limité d'attaques (voir *l'arbre des Attaques de panique)* → Attaques de panique cliniquement significatives, récurrentes et inattendues
      - N → Attaques de panique cliniquement significatives, récurrentes et inattendues
        - O → Accompagnées par une Agoraphobie
          - O → **TROUBLE PANIQUE AVEC AGORAPHOBIE**
          - N → **TROUBLE PANIQUE SANS AGORAPHOBIE**
        - N → Anxiété concernant le fait d'être dans un endroit d'où il pourrait être difficile ou embarrassant de s'échapper au cas où apparaîtraient des symptômes de type panique
          - O → **AGORAPHOBIE SANS ANTÉCÉDENT DE TROUBLE PANIQUE**
          - N → …

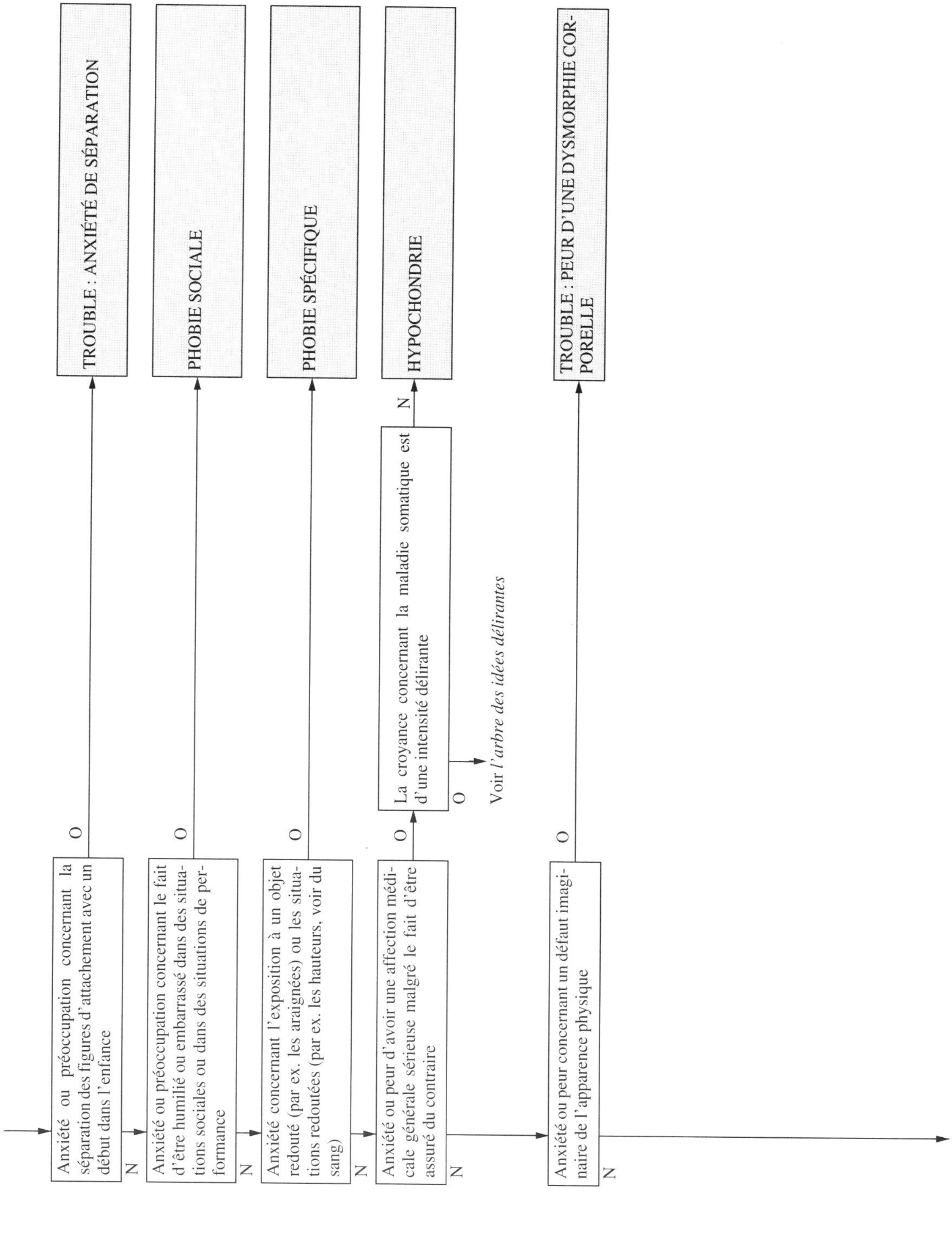
Anxiété ou préoccupation concernant la séparation des figures d'attachement avec un début dans l'enfance
O
TROUBLE : ANXIÉTÉ DE SÉPARATION
N
Anxiété ou préoccupation concernant le fait d'être humilié ou embarrassé dans des situations sociales ou dans des situations de performance
O
PHOBIE SOCIALE
N
Anxiété concernant l'exposition à un objet redouté (par ex. les araignées) ou les situations redoutées (par ex. les hauteurs, voir du sang)
O
PHOBIE SPÉCIFIQUE
N
Anxiété ou peur d'avoir une affection médicale générale sérieuse malgré le fait d'être assuré du contraire
O
La croyance concernant la maladie somatique est d'une intensité délirante
O
Voir *l'arbre des idées délirantes*
N
HYPOCHONDRIE
N
Anxiété ou peur concernant un défaut imaginaire de l'apparence physique
O
TROUBLE : PEUR D'UNE DYSMORPHIE CORPORELLE
N

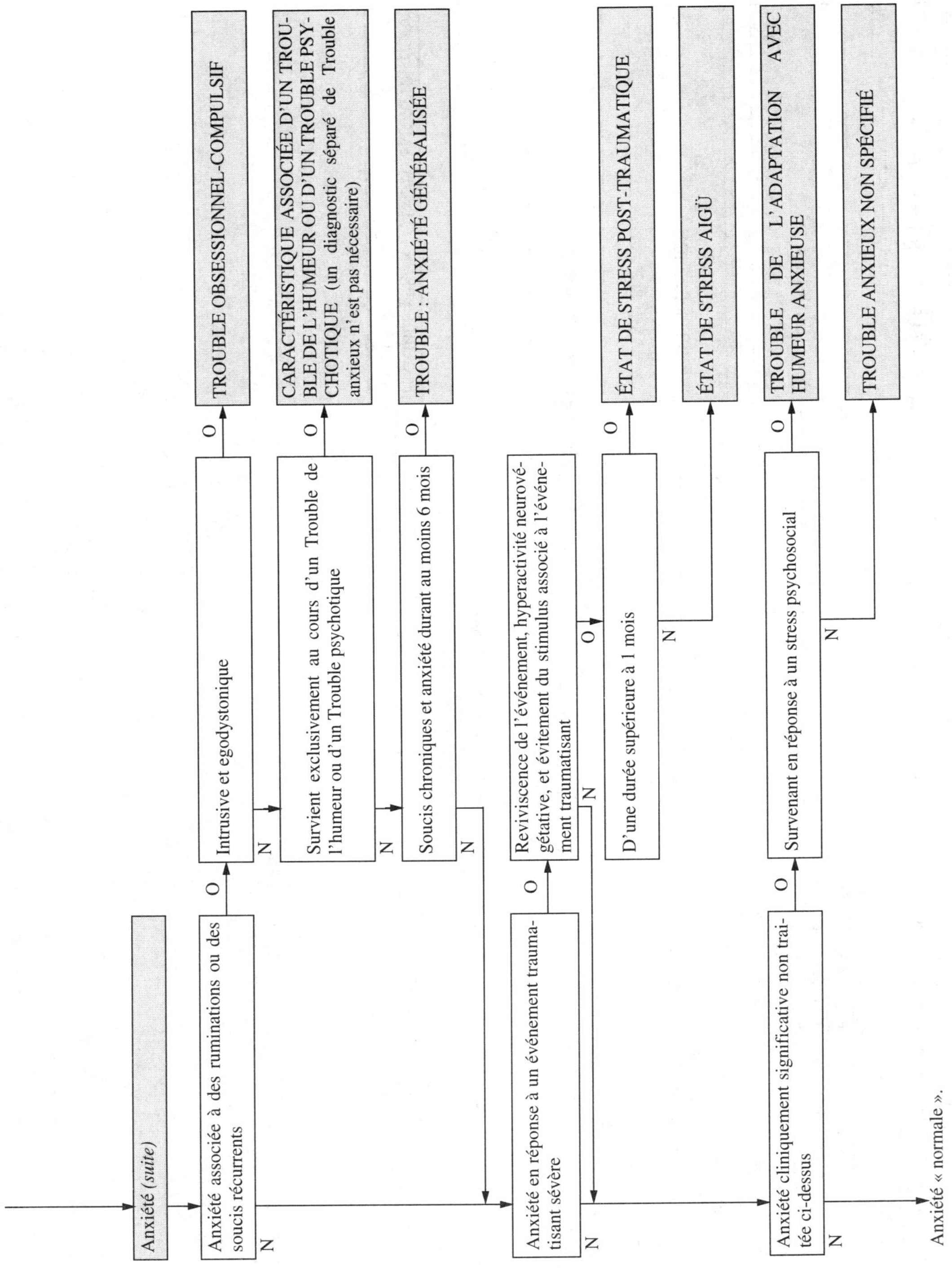
Anxiété (suite)
Anxiété associée à des ruminations ou des soucis récurrents
O
N
Intrusive et egodystonique
O
N
TROUBLE OBSESSIONNEL-COMPULSIF
Survient exclusivement au cours d'un Trouble de l'humeur ou d'un Trouble psychotique
O
N
CARACTÉRISTIQUE ASSOCIÉE D'UN TROUBLE DE L'HUMEUR OU D'UN TROUBLE PSYCHOTIQUE (un diagnostic séparé de Trouble anxieux n'est pas nécessaire)
Soucis chroniques et anxiété durant au moins 6 mois
O
N
TROUBLE : ANXIÉTÉ GÉNÉRALISÉE
Anxiété en réponse à un événement traumatisant sévère
O
N
Reviviscence de l'événement, hyperactivité neurovégétative, et évitement du stimulus associé à l'événement traumatisant
O
N
D'une durée supérieure à 1 mois
O
N
ÉTAT DE STRESS POST-TRAUMATIQUE
ÉTAT DE STRESS AIGÜ
Anxiété cliniquement significative non traitée ci-dessus
O
N
Survenant en réponse à un stress psychosocial
O
N
TROUBLE DE L'ADAPTATION AVEC HUMEUR ANXIEUSE
TROUBLE ANXIEUX NON SPÉCIFIÉ
Anxiété « normale ».

Arbre de décision pour attaques de panique

Les attaques de panique sont des épisodes itératifs de peur intense ou de malaise accompagnés par des symptômes tels des palpitations, une dyspnée, une hypersudation, des tremblements, une déréalisation et une peur de perdre son contrôle ou de mourir. Bien que la présence d'attaques de panique soit requise pour le diagnostic de Trouble panique, ces attaques surviennent également dans d'autres troubles du DSM-IV retrouvés dans l'arbre de décision. Par exemple, si un patient présentant une phobie des serpents se trouve nez à nez avec un reptile lors d'une promenade, il est susceptible de présenter une attaque de panique, qui sera plus en faveur d'une Phobie spécifique que d'un Trouble panique.

La première étape du diagnostic différentiel d'une attaque de panique est d'éliminer une affection médicale générale (par ex. hyperthyroïdie ou phéochromocytome) qui serait en faveur du diagnostic de trouble anxieux dû à une affection médicale générale. Même si le prolapsus de la valve mitrale est plus fréquent chez les sujets présentant des attaques de panique, une relation étiologique directe n'a pas encore été mise en évidence entre les deux troubles. Par conséquent, un patient qui présente un prolapsus de la valve mitrale et des attaques de panique entre dans la catégorie diagnostique : Trouble panique primaire. Quand elle sont prises en quantités suffisamment importantes ou lors du sevrage, de nombreuses substances peuvent induire des attaques de panique. La caféine étant communément en cause dans ce domaine, une bonne connaissance de la consommation de boissons caféinées est indispensable. Si les attaques de panique justifient un examen clinique spécifique, c'est la catégorie du Trouble anxieux induit par une substance qui doit être retenue. Ailleurs, le diagnostic d'Intoxication par une substance ou de Sevrage à une substance peut suffire. Parfois, des individus présentent leur première attaque de panique après avoir pris une substance et développent ensuite de nouvelles attaques de panique en dehors de toute prise de substance. De telles attaques de panique ne doivent pas être considérées comme induites par une substance, mais justifient le diagnostic de Trouble panique.

Lorsqu'on a clairement établi que les attaques de panique ne sont pas la conséquence physiologique directe de l'utilisation d'une substance ou d'une affection médicale générale, l'étape suivante est de rechercher un lien entre les attaques de panique et une éventuelle situation déclenchante. Par définition, dans le Trouble panique, au moins deux des attaques de panique n'ont pas de facteur déclenchant ; c'est-à-dire qu'il n'existe pas de relation entre les attaques et un indice situationnel. En revanche, les attaques de panique qui surviennent dans la Phobie sociale, la Phobie spécifique, le Trouble obsessionnel-compulsif et l'État de stress post-traumatique sont étroitement liées à une situation déclenchante particulière (par ex. situations sociales comme parler en public, situations spécifiques comme les espaces fermés, préoccupations obsessionnelles comme les peurs de contamination ou encore éléments qui rappellent les facteurs de stress extrêmes). Si les attaques de panique ne rentrent pas dans le cadre d'un trouble spécifique du DSM-IV mais semblent néanmoins cliniquement significatives, un diagnostic de Trouble de l'adaptation peut être retenu. Enfin, on doit noter qu'une attaque de panique unique isolée (ou des attaques de panique très occasionnelles) ne sont pas inhabituelles et ne justifient pas en elles-mêmes un diagnostic de trouble mental.

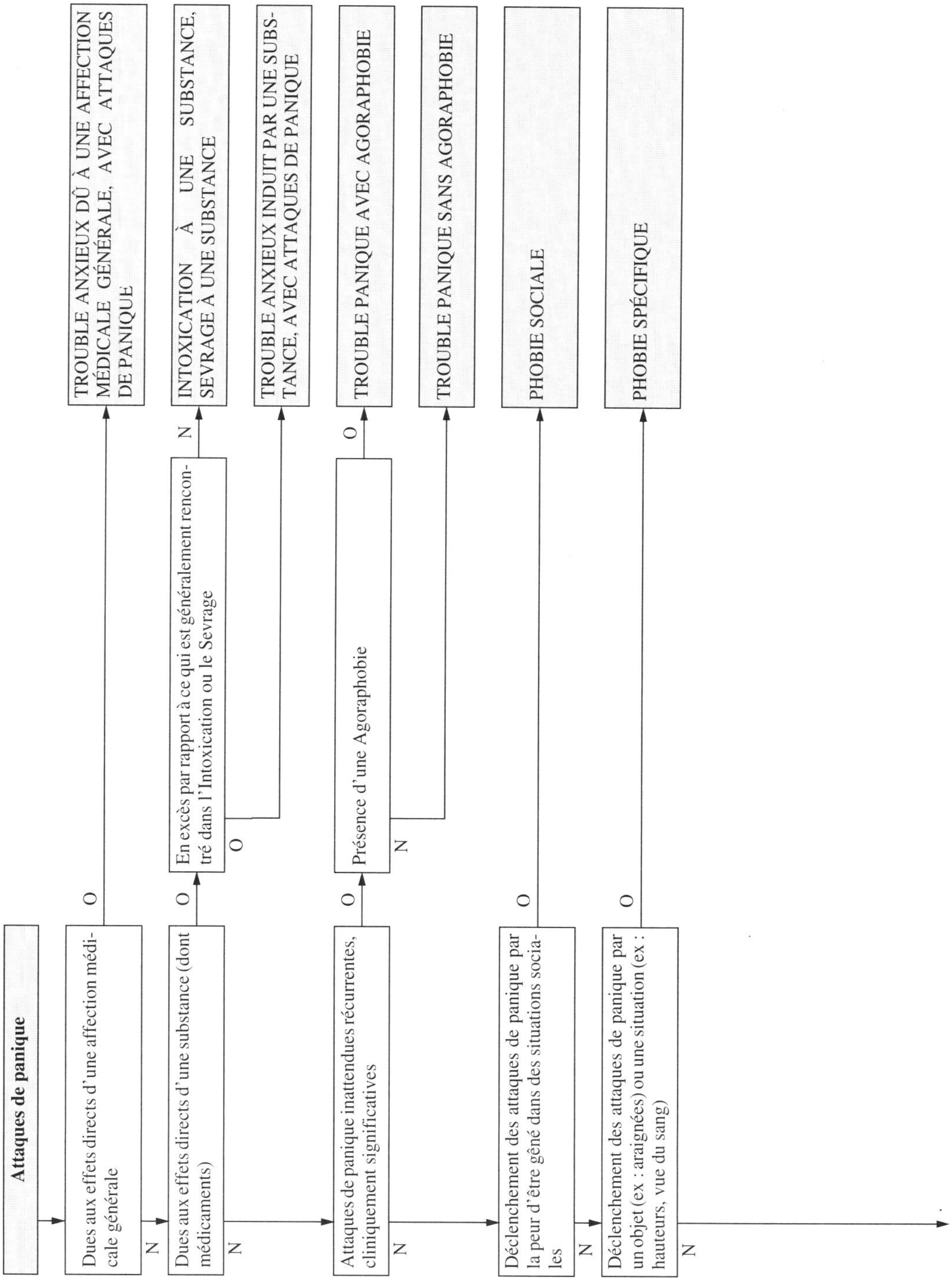
Attaques de panique
Dues aux effets directs d'une affection médicale générale
O
N
TROUBLE ANXIEUX DÛ À UNE AFFECTION MÉDICALE GÉNÉRALE, AVEC ATTAQUES DE PANIQUE
Dues aux effets directs d'une substance (dont médicaments)
O
N
En excès par rapport à ce qui est généralement rencontré dans l'Intoxication ou le Sevrage
N
O
INTOXICATION À UNE SUBSTANCE, SEVRAGE À UNE SUBSTANCE
TROUBLE ANXIEUX INDUIT PAR UNE SUBSTANCE, AVEC ATTAQUES DE PANIQUE
Attaques de panique inattendues récurrentes, cliniquement significatives
O
N
Présence d'une Agoraphobie
O
N
TROUBLE PANIQUE AVEC AGORAPHOBIE
TROUBLE PANIQUE SANS AGORAPHOBIE
Déclenchement des attaques de panique par la peur d'être gêné dans des situations sociales
O
N
PHOBIE SOCIALE
Déclenchement des attaques de panique par un objet (ex : araignées) ou une situation (ex : hauteurs, vue du sang)
O
N
PHOBIE SPÉCIFIQUE

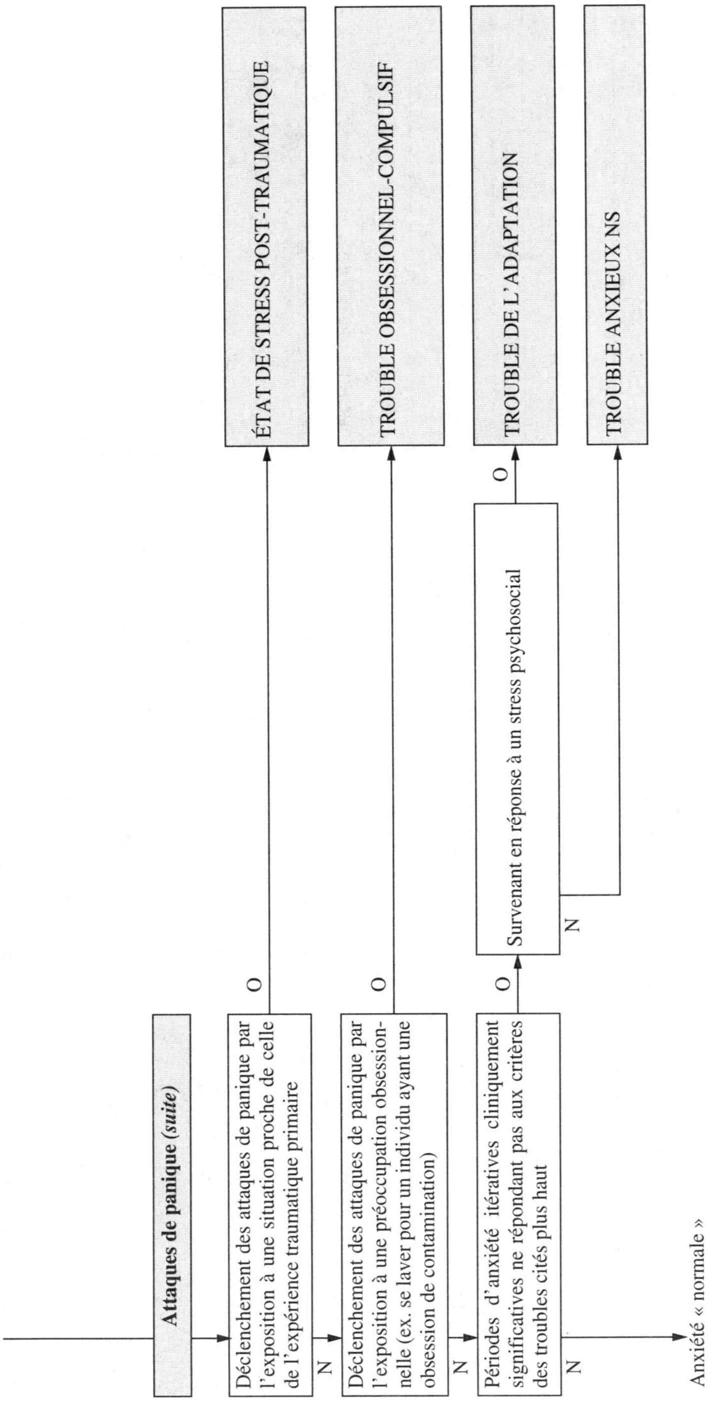
Attaques de panique (suite)
Déclenchement des attaques de panique par l'exposition à une situation proche de celle de l'expérience traumatique primaire
O
ÉTAT DE STRESS POST-TRAUMATIQUE
N
Déclenchement des attaques de panique par l'exposition à une préoccupation obsessionnelle (ex. se laver pour un individu ayant une obsession de contamination)
O
TROUBLE OBSESSIONNEL-COMPULSIF
N
Périodes d'anxiété itératives cliniquement significatives ne répondant pas aux critères des troubles cités plus haut
O
Survenant en réponse à un stress psychosocial
O
TROUBLE DE L'ADAPTATION
N
TROUBLE ANXIEUX NS
N
Anxiété « normale »

Arbre de décision pour automutilations

Les types de comportements automutilatoires décrits dans cet arbre sont les coupures, les brûlures, les coups à la tête, l'arrachement des cheveux, les piqûres de la peau, les morsures et les coups dans différentes parties du corps. Il est intéressant de constater que la fréquence des comportements automutilatoires est plus grande en milieu institutionnel (par ex. hôpitaux, prisons, homes d'enfants). Cela conduit à des dilemmes quand un patient sur le point de sortir de l'hôpital intensifie ses comportements automutilatoires (qui peuvent en fait aussi être favorisés par une hospitalisation trop longue).

La motivation des comportements automutilatoires dépend des divers diagnostics auxquels ils sont associés. Le diagnostic le plus fréquemment rencontré en cas d'automutilations est celui de Trouble de la personnalité borderline. Pour certains patients présentant cette pathologie de personnalité, le comportement automutilatoire est un moyen de « traiter » les états dissociatifs, le patient ayant de nouveau l'impression d'exister lorsqu'il ressent une douleur ou voit son sang. Pour d'autres patients, le comportement automutilatoire est un moyen de « traiter » une dysphorie ou une angoisse intense. Le risque de survenue des comportements automutilatoires est nettement augmenté par l'intoxication ou le sevrage d'une substance. La motivation des comportements automutilatoires chez les patients psychotiques est habituellement une croyance délirante (par ex. le besoin de punir les mauvais esprits) ou une réponse à un ordre hallucinatoire. Dans le Delirium et la Démence, l'automutilation survient parfois comme conséquence de la confusion (par ex. lutte contre la contention). L'automutilation comme complication rare du Trouble obsessionnel-compulsif résulte d'une incapacité à résister à un besoin compulsif (par ex. se laver les mains déjà irritées du fait de compulsions de lavage). Dans la Trichotillomanie, il y a une incapacité à résister aux impulsions de s'arracher les cheveux, qui peut conduire à des plaques d'alopécie. Dans le Masochisme sexuel, la motivation des automutilations est le plaisir sexuel.

Les Stéréotypies, qui peuvent ou non conduire à des blessures que s'auto-inflige le patient, sont retrouvées dans les Mouvements stéréotypés, le Retard mental et les Troubles envahissants du développement. Quand les mouvements stéréotypés conduisent à des automutilations cliniquement significatives, cela peut être spécifié par la mention « avec comportement d'automutilation ». Les stéréotypies ne sont pas rares dans le Retard mental, et elles ne doivent être diagnostiquées séparément que si elles sont suffisamment sévères pour justifier un traitement spécifique. Comme les stéréotypies constituent un des critères des Troubles envahissants du développement, on ne doit pas faire de diagnostic additionnel de Mouvements stéréotypés dans ce cas.

Les comportements automutilatoires sont parfois une manifestation du Trouble factice ou de la Simulation. Le patient apprend que les coupures ou les brûlures peuvent soit conduire à l'hospitalisation qu'il désire soit retarder une sortie non désirée. Le Trouble factice et la Simulation diffèrent par la motivation sous-jacente. Dans la Simulation, la motivation est un gain externe évident (par ex. obtenir un traitement), alors que la motivation du Trouble factice est le besoin du patient que l'on s'occupe de lui.

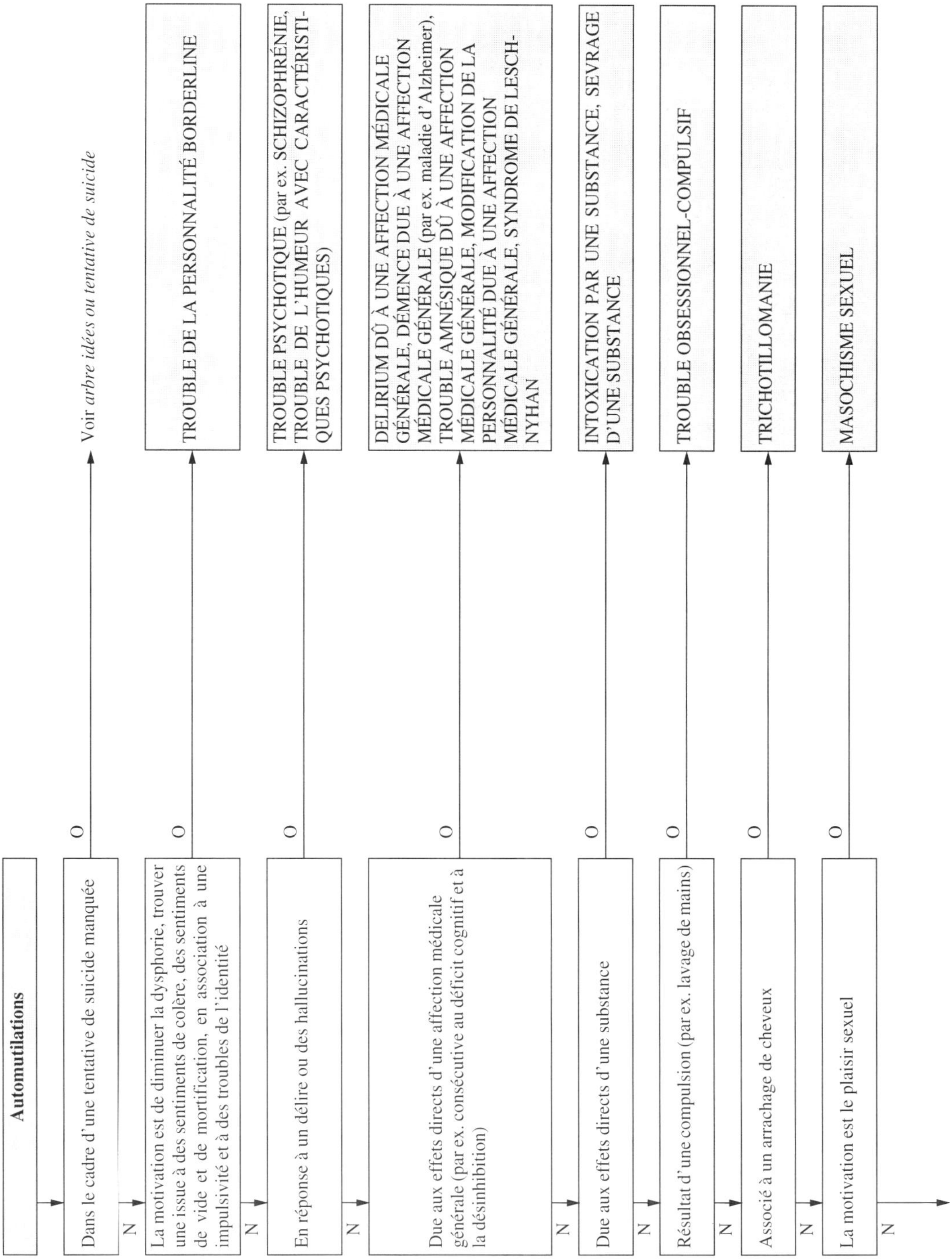
Automutilations
Dans le cadre d'une tentative de suicide manquée
O
Voir *arbre idées ou tentative de suicide*
N
La motivation est de diminuer la dysphorie, trouver une issue à des sentiments de colère, des sentiments de vide et de mortification, en association à une impulsivité et à des troubles de l'identité
O
TROUBLE DE LA PERSONNALITÉ BORDERLINE
N
En réponse à un délire ou des hallucinations
O
TROUBLE PSYCHOTIQUE (par ex. SCHIZOPHRÉNIE, TROUBLE DE L'HUMEUR AVEC CARACTÉRISTIQUES PSYCHOTIQUES)
N
Due aux effets directs d'une affection médicale générale (par ex. consécutive au déficit cognitif et à la désinhibition)
O
DELIRIUM DÛ À UNE AFFECTION MÉDICALE GÉNÉRALE, DÉMENCE DUE À UNE AFFECTION MÉDICALE GÉNÉRALE (par ex. maladie d'Alzheimer), TROUBLE AMNÉSIQUE DÛ À UNE AFFECTION MÉDICALE GÉNÉRALE, MODIFICATION DE LA PERSONNALITÉ DUE À UNE AFFECTION MÉDICALE GÉNÉRALE, SYNDROME DE LESCH-NYHAN
N
Due aux effets directs d'une substance
O
INTOXICATION PAR UNE SUBSTANCE, SEVRAGE D'UNE SUBSTANCE
N
Résultat d'une compulsion (par ex. lavage de mains)
O
TROUBLE OBSESSIONNEL-COMPULSIF
N
Associé à un arrachage de cheveux
O
TRICHOTILLOMANIE
N
La motivation est le plaisir sexuel
O
MASOCHISME SEXUEL
N

Automutilations (*suite*)

- Répétitif, apparemment non fonctionnel
  - O → MOUVEMENTS STÉRÉOTYPES, TROUBLE ENVAHISSANT DU DÉVELOPPEMENT, RETARD MENTAL
  - N → La motivation est un gain externe ou le fait de jouer le rôle de malade
    - O → TROUBLE FACTICE, SIMULATION
    - N → Survient en réponse à un stress psychosocial et n'est pas mieux expliqué par un trouble mental spécifique
      - O → TROUBLE DE L'ADAPTATION

Arbre de décision pour catatonie

Les symptômes catatoniques traités ici comprennent l'immobilité motrice (flexibilité cireuse ou stupeur), l'excitation catatonique (activité motrice excessive et stérile), le négativisme extrême, le mutisme catatonique, la posture catatonique, les stéréotypies, l'écholalie ou l'échopraxie. Le DSM-IV doit aider à corriger une erreur commune à propos du diagnostic différentiel de la catatonie. La plupart des cliniciens ont en effet tendance à associer la catatonie de façon exclusive à une Schizophrénie alors que la plupart des cas de catatonie surviennent au cours d'épisodes thymiques, d'affections neurologiques, ou comme effets indésirables d'un médicament. Le DSM-IV souligne et développe le diagnostic différentiel des symptômes catatoniques en ajoutant la spécification « caractéristiques catatoniques » pour les Troubles de l'humeur, en incluant une nouvelle section pour les *Troubles des mouvements induits par les médicaments* et en introduisant un nouveau Trouble, le *Trouble catatonique dû à une affection médicale générale.*

La tâche initiale est de déterminer s'il existe un « syndrome » catatonique. Cela peut être difficile du fait de l'existence d'un certain nombre de manifestations pouvant ressembler à d'autres types de symptômes caractéristiques des Troubles du DSM-IV (par ex. l'excitation catatonique peut ressembler à l'agitation psychomotrice d'un Épisode maniaque ou dépressif majeur, la stupeur catatonique peut ressembler au ralentissement psychomoteur extrême d'un Épisode dépressif majeur ou d'un Delirium, le mutisme catatonique peut ressembler à l'alogie et à l'avolition de la Schizophrénie). La distinction entre ces différents Troubles repose en partie sur le tableau clinique (par ex. la présence de multiples symptômes catatoniques versus la présence de symptômes caractéristiques de l'autre Trouble) et sur l'attitude du sujet par rapport à ses symptômes (par ex. les sujets ayant des symptômes catatoniques semblent indifférents aux stimuli environnementaux extérieurs alors qu'ils s'avèrent capables de décrire ultérieurement avec précision ce qui se passait autour d'eux).

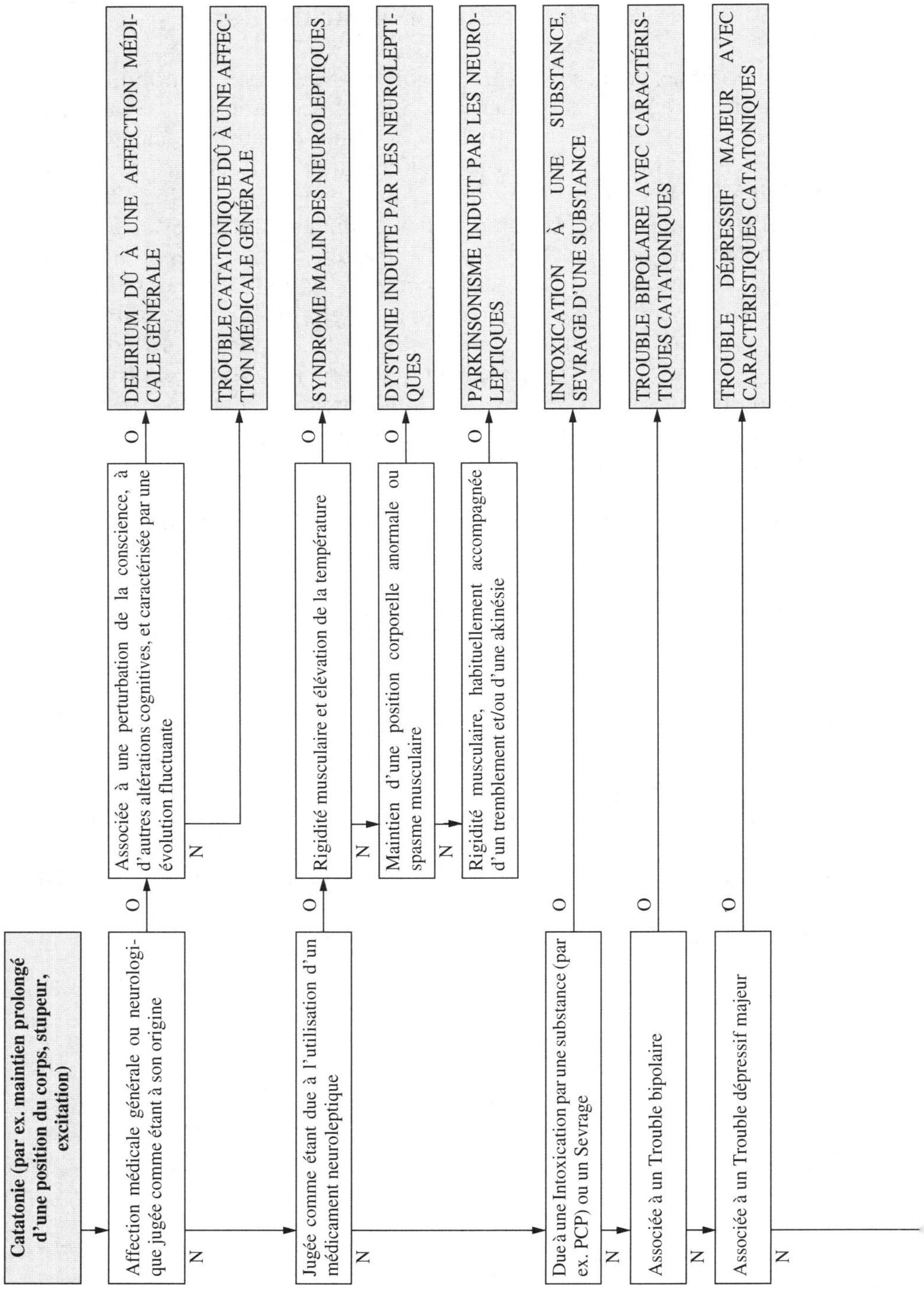
Catatonie (par ex. maintien prolongé d'une position du corps, stupeur, excitation)
Affection médicale générale ou neurologique jugée comme étant à son origine
Associée à une perturbation de la conscience, à d'autres altérations cognitives, et caractérisée par une évolution fluctuante
DELIRIUM DÛ À UNE AFFECTION MÉDICALE GÉNÉRALE
TROUBLE CATATONIQUE DÛ À UNE AFFECTION MÉDICALE GÉNÉRALE
Jugée comme étant due à l'utilisation d'un médicament neuroleptique
Rigidité musculaire et élévation de la température
SYNDROME MALIN DES NEUROLEPTIQUES
Maintien d'une position corporelle anormale ou spasme musculaire
DYSTONIE INDUITE PAR LES NEUROLEPTIQUES
Rigidité musculaire, habituellement accompagnée d'un tremblement et/ou d'une akinésie
PARKINSONISME INDUIT PAR LES NEUROLEPTIQUES
Due à une Intoxication par une substance (par ex. PCP) ou un Sevrage
INTOXICATION À UNE SUBSTANCE, SEVRAGE D'UNE SUBSTANCE
Associée à un Trouble bipolaire
TROUBLE BIPOLAIRE AVEC CARACTÉRISTIQUES CATATONIQUES
Associée à un Trouble dépressif majeur
TROUBLE DÉPRESSIF MAJEUR AVEC CARACTÉRISTIQUES CATATONIQUES

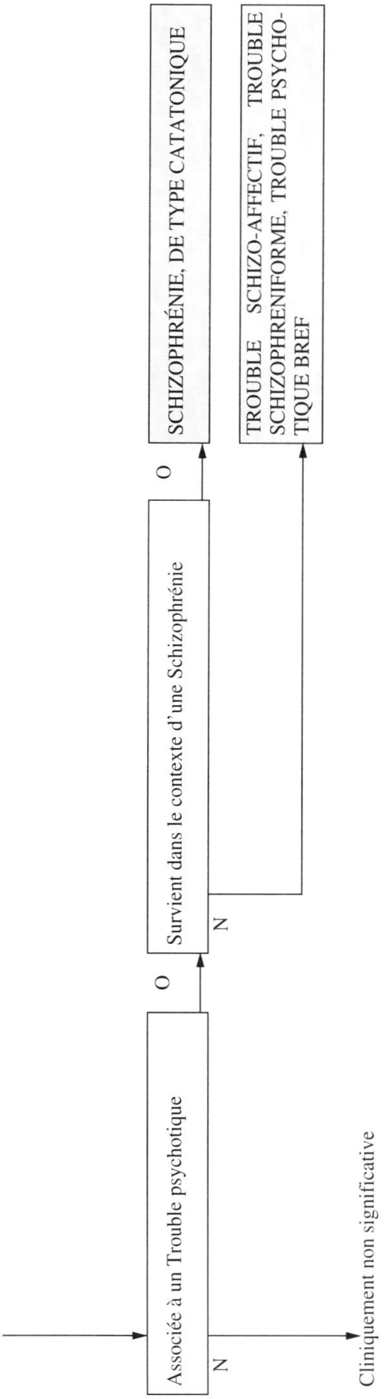

Associée à un Trouble psychotique
N
Cliniquement non significative
O
Survient dans le contexte d'une Schizophrénie
N
O
SCHIZOPHRÉNIE, DE TYPE CATATONIQUE
TROUBLE SCHIZO-AFFECTIF, TROUBLE SCHIZOPHRENIFORME, TROUBLE PSYCHOTIQUE BREF

Arbre de décision pour comportement agressif

Bien que le comportement agressif puisse être une conséquence de nombreux Troubles mentaux, la nosologie psychiatrique de l'agression n'est pas établie de façon adéquate. Peut-être le plus important est-il de signaler que la plupart des comportements violents surviennent dans des circonstances très éloignées du domaine de la pathologie mentale (par ex. pour un gain matériel, une vengeance, pour faire avancer une cause politique ou religieuse). De plus, même si le comportement agressif est associé à un Trouble mental, cela ne doit pas systématiquement conduire à déresponsabiliser l'individu sur le plan pénal.

Parmi les Troubles du DSM-IV, ceux qui sont liés à un abus de substance sont de loin les causes les plus fréquentes d'un comportement agressif. Bien que cela soit nettement moins fréquent, des résultats récents suggèrent que les épisodes de comportement violent peuvent survenir chez les sujets présentant une Schizophrénie, un Trouble bipolaire, et d'autres Troubles psychotiques. Un modèle explicatif ancien du comportement agressif suggère que celui-ci s'intègre dans un Trouble de la personnalité (ou un Trouble des conduites). L'agression peut également résulter d'une altération cognitive et d'une diminution du contrôle des impulsions qui est caractéristique de la Démence et du Delirium. Lorsque le comportement agressif est la conséquence physiologique directe d'une affection médicale générale mais survient en l'absence d'altération cognitive, une modification de la personnalité due à une affection médicale générale peut être diagnostiquée. Dans les modifications de la personnalité dues à une affection médicale générale, le problème est de savoir s'il faut considérer les données médicales non spécifiques (par ex. les signes neurologiques discrets, les ondes lentes diffuses à l'EEG) comme des éléments en faveur d'une affection médicale générale. La règle d'usage du DSM-IV est de ne diagnostiquer une modification de la personnalité due à une affection médicale générale que si les données permettent de faire le diagnostic d'une affection médicale générale qui serait cotée sur l'axe III. Toutefois, le code médical général 348.9, *Affection non spécifiée du cerveau*, peut être désigné comme Trouble causal et coté sur l'axe III, quand le jugement clinique est fortement en faveur de l'existence d'un dysfonctionnement du système nerveux central et du rôle de celui-ci dans la modification de la personnalité, sans toutefois qu'un diagnostic spécifique puisse être porté. Les modèles de comportement agressif non attribuables à un Trouble récurrent de l'axe I ou à un Trouble de la personnalité peuvent répondre aux critères diagnostiques d'un Trouble explosif intermittent.

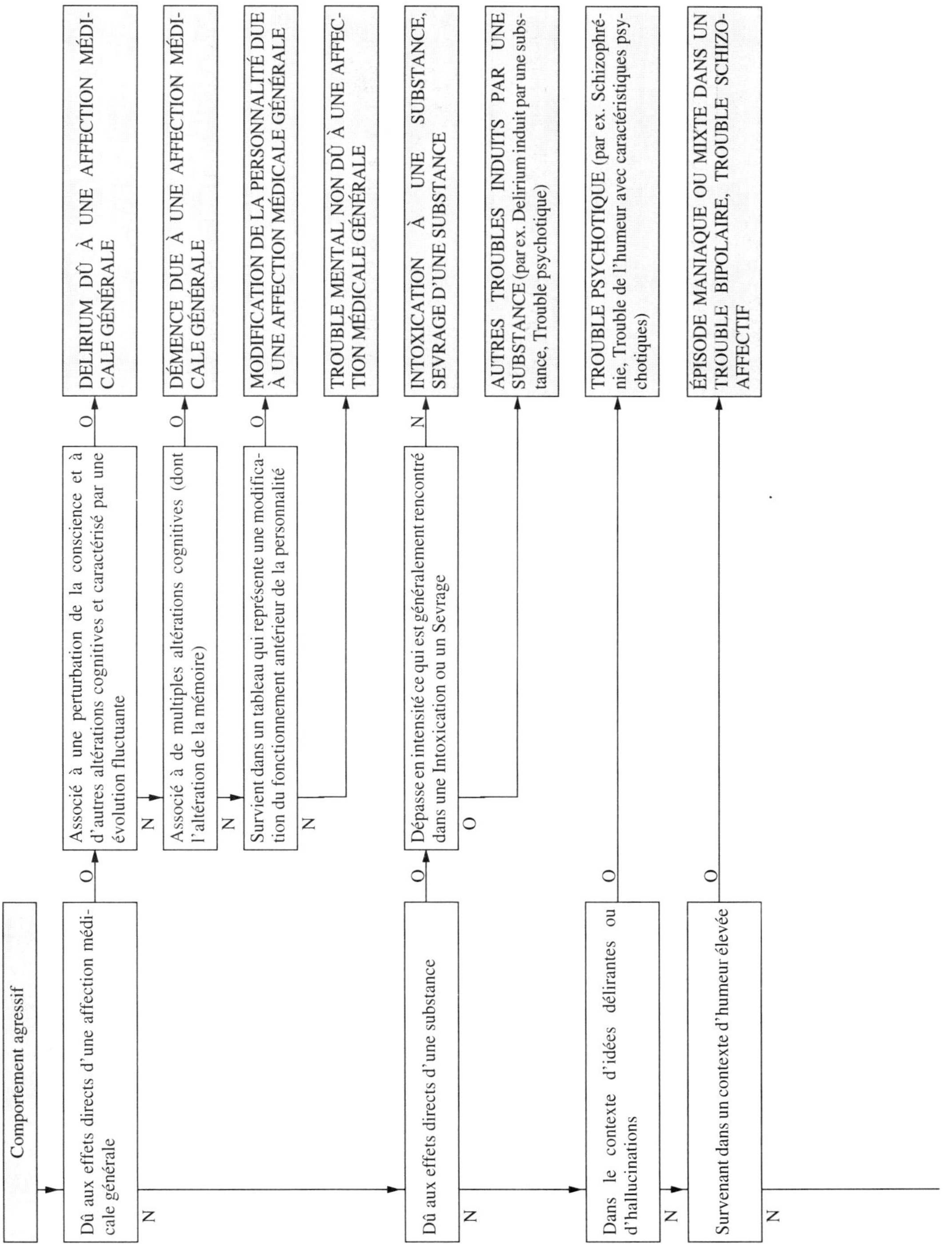
Comportement agressif
Dû aux effets directs d'une affection médicale générale
O
Associé à une perturbation de la conscience et à d'autres altérations cognitives et caractérisé par une évolution fluctuante
O
DELIRIUM DÛ À UNE AFFECTION MÉDICALE GÉNÉRALE
N
Associé à de multiples altérations cognitives (dont l'altération de la mémoire)
O
DÉMENCE DUE À UNE AFFECTION MÉDICALE GÉNÉRALE
N
Survient dans un tableau qui représente une modification du fonctionnement antérieur de la personnalité
O
MODIFICATION DE LA PERSONNALITÉ DUE À UNE AFFECTION MÉDICALE GÉNÉRALE
N
TROUBLE MENTAL NON DÛ À UNE AFFECTION MÉDICALE GÉNÉRALE
N
Dû aux effets directs d'une substance
O
Dépasse en intensité ce qui est généralement rencontré dans une Intoxication ou un Sevrage
N
INTOXICATION À UNE SUBSTANCE, SEVRAGE D'UNE SUBSTANCE
O
AUTRES TROUBLES INDUITS PAR UNE SUBSTANCE (par ex. Delirium induit par une substance, Trouble psychotique)
N
Dans le contexte d'idées délirantes ou d'hallucinations
O
TROUBLE PSYCHOTIQUE (par ex. Schizophrénie, Trouble de l'humeur avec caractéristiques psychotiques)
N
Survenant dans un contexte d'humeur élevée
O
ÉPISODE MANIAQUE OU MIXTE DANS UN TROUBLE BIPOLAIRE, TROUBLE SCHIZO-AFFECTIF
N

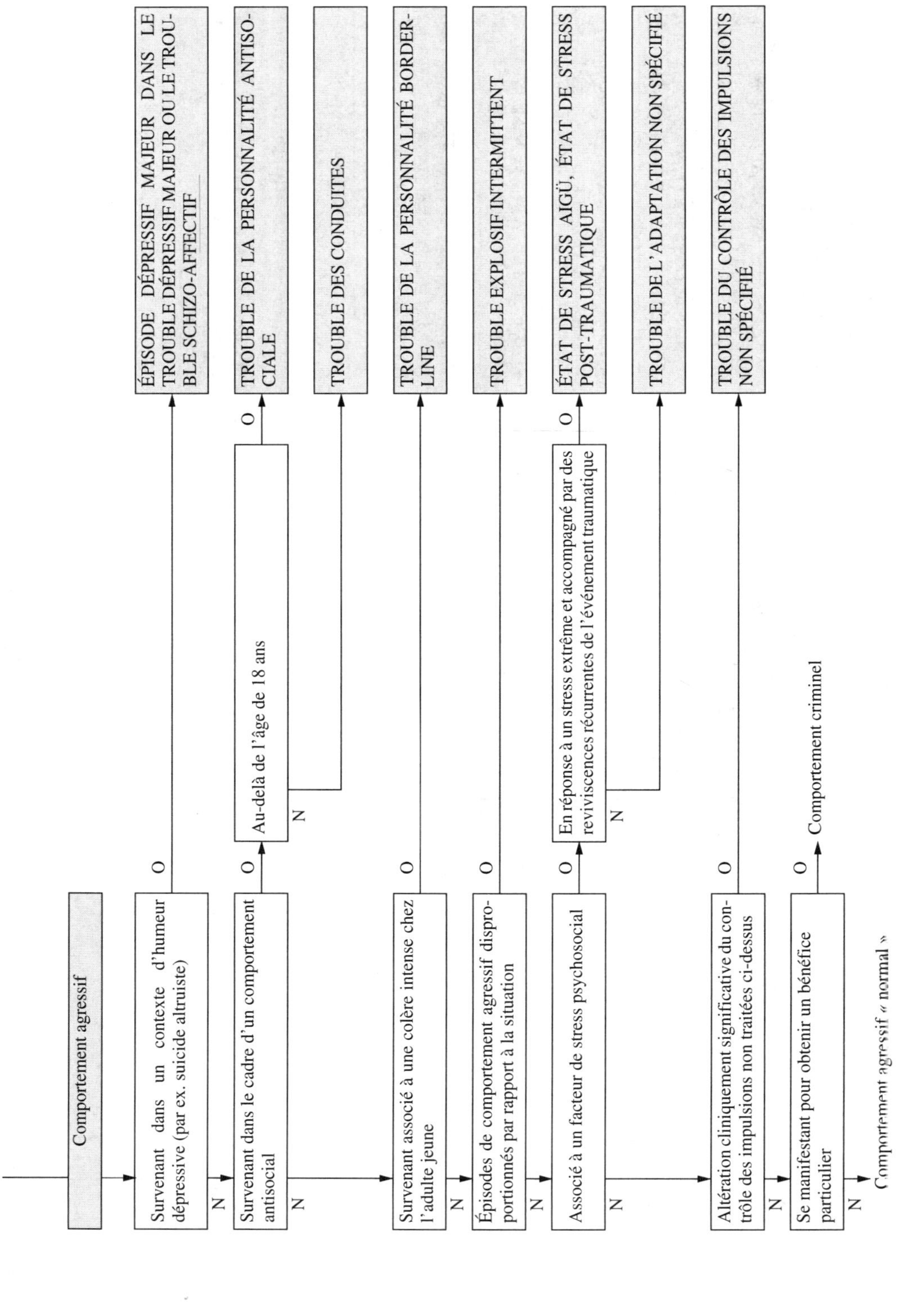
Comportement agressif
Survenant dans un contexte d'humeur dépressive (par ex. suicide altruiste)
O
ÉPISODE DÉPRESSIF MAJEUR DANS LE TROUBLE DÉPRESSIF MAJEUR OU LE TROUBLE SCHIZO-AFFECTIF
N
Survenant dans le cadre d'un comportement antisocial
O
Au-delà de l'âge de 18 ans
O
TROUBLE DE LA PERSONNALITÉ ANTISOCIALE
N
TROUBLE DES CONDUITES
N
Survenant associé à une colère intense chez l'adulte jeune
O
TROUBLE DE LA PERSONNALITÉ BORDERLINE
N
Épisodes de comportement agressif disproportionnés par rapport à la situation
O
TROUBLE EXPLOSIF INTERMITTENT
N
Associé à un facteur de stress psychosocial
O
En réponse à un stress extrême et accompagné par des reviviscences récurrentes de l'événement traumatique
O
ÉTAT DE STRESS AIGÜ, ÉTAT DE STRESS POST-TRAUMATIQUE
N
TROUBLE DE L'ADAPTATION NON SPÉCIFIÉ
N
Altération cliniquement significative du contrôle des impulsions non traitées ci-dessus
O
TROUBLE DU CONTRÔLE DES IMPULSIONS NON SPÉCIFIÉ
N
Se manifestant pour obtenir un bénéfice particulier
O
Comportement criminel
N
Comportement agressif « normal »

Arbre de décision pour comportement évitant

Le comportement évitant, particulièrement dans certaines situations, est souvent un comportement adapté. Cet arbre de décision s'applique uniquement lorsque l'évitement s'explique par des craintes non réalistes et aboutit à une détresse ou une altération significative du fonctionnement.

L'évitement est un symptôme assez ubiquitaire et non spécifique ; et il s'agit d'une caractéristique associée de nombreux Troubles. L'évaluation de ce symptôme requiert de déterminer les situations spécifiques qui l'ont déclenché. La première étape de l'évaluation consiste à déterminer si le sujet a des Attaques de panique ou des symptômes de type panique, et si cela est le cas, à voir si les Attaques de panique ou les symptômes sont à l'origine de l'évitement ; dans ce cas le diagnostic doit être : Trouble panique avec Agoraphobie (pour les Attaques de panique) ou Agoraphobie sans antécédent de Trouble panique (pour les symptômes de type panique). Les sujets associent le risque d'avoir une Attaque de panique à des lieux ou des situations particulières qui deviennent alors des stimuli conditionnés particulièrement susceptibles de déclencher de nouvelles Attaques de panique. Ils évitent alors ce type de situations « déclenchantes » pour diminuer le risque d'avoir des Attaques de panique ou des symptômes de type panique.

L'évitement dans la Phobie sociale est lié à la crainte d'avoir une gêne sociale. Cet évitement prend deux formes (bien que certains sujets aient une forme d'évitement intermédiaire). La forme d'anxiété de performance de la Phobie sociale concerne l'évitement des activités publiques (par ex. parler, jouer de la musique, jouer un rôle, manger, écrire) qui peuvent être facilement effectuées par le sujet dans l'intimité de son propre domicile. La forme généralisée comprend pratiquement toutes les situations qui nécessitent une interaction sociale et, dans beaucoup de cas, peut être pratiquement similaire à un Trouble de la personnalité de type évitant. Les phobies spécifiques nécessitent probablement une interaction entre des peurs innées prédéterminées et des expériences de vie aversives, précoces, qui renforcent ces peurs. Certains sujets ayant un Trouble obsessionnel-compulsif apprennent que l'évitement de certaines situations déclenchantes préviendra la survenue des obsessions (par ex. l'évitement des poignées de main évitera la survenue des obsessions de contamination). Dans l'État de stress post-traumatique et l'État de stress aigu, le sujet évite les situations qui rappellent le stress d'une manière ou d'une autre (par ex. quelqu'un qui ressemble à l'assaillant, des bruits intenses qui rappellent les temps de guerre, le tremblement qui rappelle un tremblement de terre).

Beaucoup d'autres Troubles psychiatriques peuvent être à l'origine d'un évitement associé (par ex. un patient délirant qui évite de sortir de crainte d'être recherché par la police).

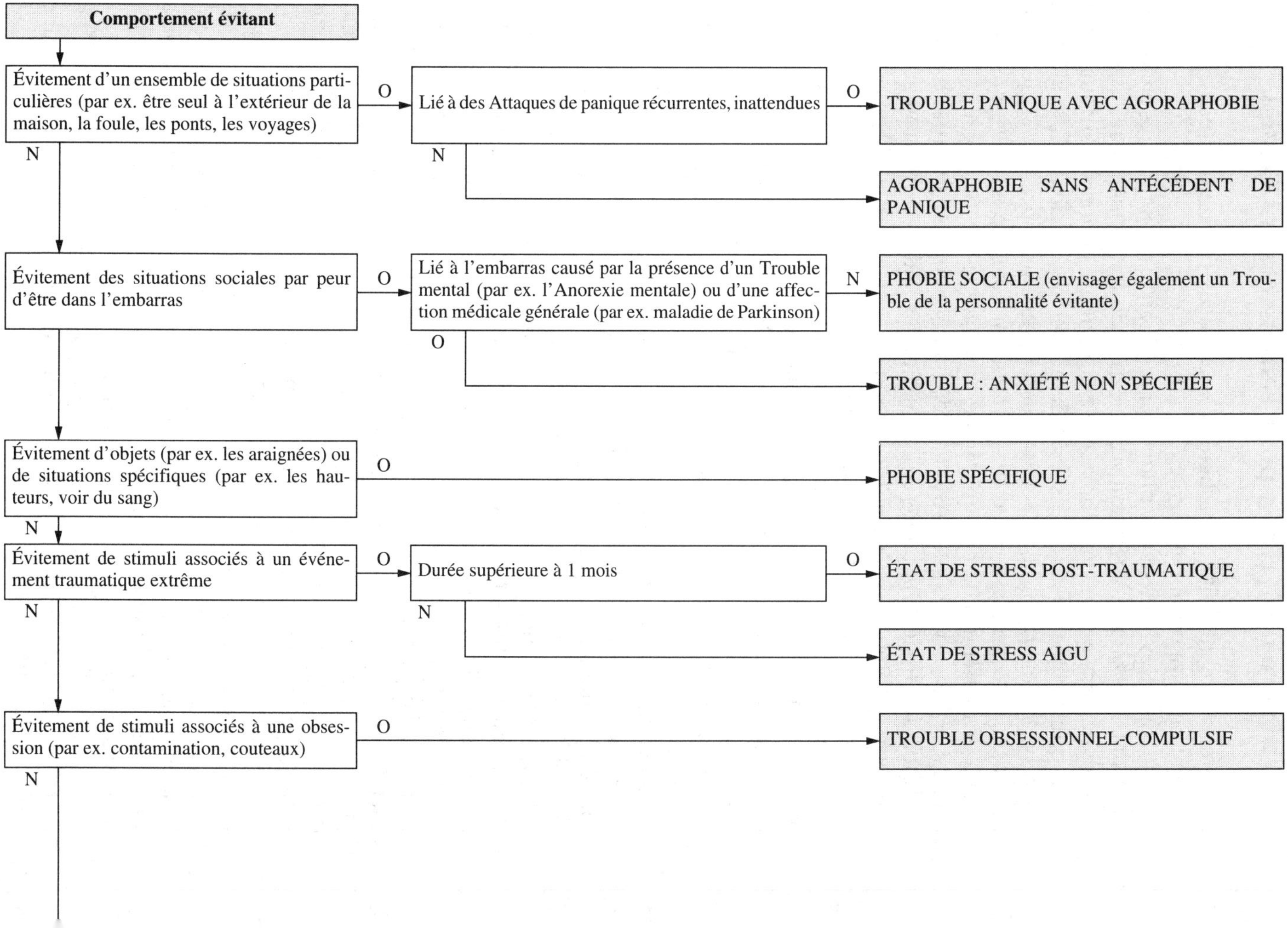
Comportement évitant
Évitement d'un ensemble de situations particulières (par ex. être seul à l'extérieur de la maison, la foule, les ponts, les voyages)
O
N
Lié à des Attaques de panique récurrentes, inattendues
O
N
TROUBLE PANIQUE AVEC AGORAPHOBIE
AGORAPHOBIE SANS ANTÉCÉDENT DE PANIQUE
Évitement des situations sociales par peur d'être dans l'embarras
O
Lié à l'embarras causé par la présence d'un Trouble mental (par ex. l'Anorexie mentale) ou d'une affection médicale générale (par ex. maladie de Parkinson)
N
O
PHOBIE SOCIALE (envisager également un Trouble de la personnalité évitante)
TROUBLE : ANXIÉTÉ NON SPÉCIFIÉE
Évitement d'objets (par ex. les araignées) ou de situations spécifiques (par ex. les hauteurs, voir du sang)
O
N
PHOBIE SPÉCIFIQUE
Évitement de stimuli associés à un événement traumatique extrême
O
N
Durée supérieure à 1 mois
O
N
ÉTAT DE STRESS POST-TRAUMATIQUE
ÉTAT DE STRESS AIGU
Évitement de stimuli associés à une obsession (par ex. contamination, couteaux)
O
N
TROUBLE OBSESSIONNEL-COMPULSIF

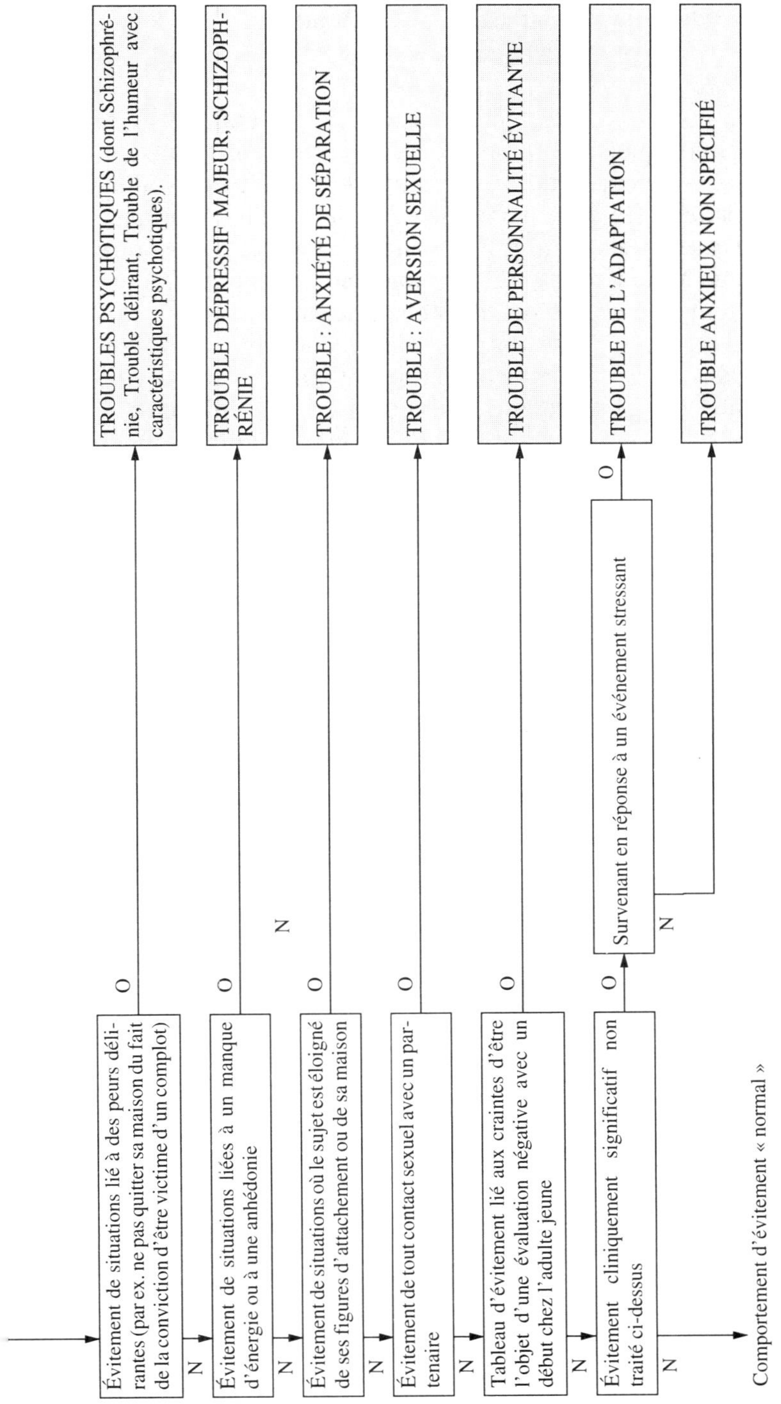
Évitement de situations lié à des peurs délirantes (par ex. ne pas quitter sa maison du fait de la conviction d'être victime d'un complot)
O
TROUBLES PSYCHOTIQUES (dont Schizophrénie, Trouble délirant, Trouble de l'humeur avec caractéristiques psychotiques).
N
Évitement de situations liées à un manque d'énergie ou à une anhédonie
O
TROUBLE DÉPRESSIF MAJEUR, SCHIZOPHRÉNIE
N
Évitement de situations où le sujet est éloigné de ses figures d'attachement ou de sa maison
O
TROUBLE : ANXIÉTÉ DE SÉPARATION
N
Évitement de tout contact sexuel avec un partenaire
O
TROUBLE : AVERSION SEXUELLE
N
Tableau d'évitement lié aux craintes d'être l'objet d'une évaluation négative avec un début chez l'adulte jeune
O
TROUBLE DE PERSONNALITÉ ÉVITANTE
N
Évitement cliniquement significatif non traité ci-dessus
O
Survenant en réponse à un événement stressant
O
TROUBLE DE L'ADAPTATION
N
TROUBLE ANXIEUX NON SPÉCIFIÉ
N
Comportement d'évitement « normal »

Arbre de décision pour un discours désorganisé ou inhabituel

Il s'agit d'un des symptômes les plus intéressants car il n'existe pas de modèle de référence selon lequel un discours peut être jugé « désorganisé ». Ce jugement dépend de votre capacité à comprendre le modèle de production verbale de votre patient. De plus, personne ne parle tout le temps avec une logique cohérente et avec des phrases à la syntaxe correcte. Selon notre expérience, de nombreux cliniciens et stagiaires ont tendance à qualifier par excès un discours moyennement illogique de « perte des associations » cliniquement significative. Les cas de discours « désorganisé » ou « inhabituel » traités dans cet arbre de décision doivent être évidents même pour le plus occasionnel des observateurs. Si vous avez des difficultés à déterminer si le discours d'un patient est désorganisé ou pas, vous ne devez probablement pas le considérer comme pathologique.

Une fois qu'il a été établi que le discours est désorganisé ou inhabituel, l'étape suivante consiste à déterminer lequel des multiples Troubles mentaux possibles explique le mieux le symptôme. Cela requiert habituellement une évaluation du contexte et des symptômes associés. Une perturbation du discours due à une affection médicale générale comme une Aphasie, un Delirium, ou une Démence peut être diagnostiquée en fonction des autres symptômes présents. La perturbation du discours du Delirium est accompagnée d'un trouble de la conscience ; dans la Démence, elle est accompagnée d'une altération cliniquement significative de la mémoire. L'Aphasie (définie selon le DSM-IV par « une altération de la compréhension ou de la transmission des idées par le langage [...] due à une lésion ou une maladie des centres cérébraux impliqués dans le langage ») qui survient en l'absence d'autres symptômes cognitifs peut être diagnostiquée en utilisant le code 784.3 de la CIM-9-MC (par ex. un accident cérébral).

Un discours désorganisé est une manifestation courante de l'utilisation de substances. Habituellement, un diagnostic d'Intoxication à une substance ou de Sevrage suffit, mais un discours sévèrement désorganisé suggère le diagnostic d'un Delirium induit par une substance ou d'une Démence persistante induite par une substance sous-jacente.

Le Diagnostic différentiel du discours désorganisé de la manie ou de la Schizophrénie a fait l'objet de nombreuses discussions. Le discours désorganisé au cours d'un épisode de Schizophrénie (par ex. la perte des associations) se distingue de « la fuite des idées » caractéristique de la manie en fonction de la possibilité ou non de l'observateur de suivre le cours de la pensée. Théoriquement du moins, on peut discerner comment le patient passe d'un sujet à un autre dans la fuite des idées, alors que le fil du discours d'un patient schizophrène est bien moins compréhensible. Bien que cette distinction puisse être utile dans la plupart des cas, il existe beaucoup d'exemples dans lesquels il est difficile, voire impossible, de faire la distinction entre une perte des associations et une fuite des idées. De façon similaire, alors qu'un discours rapide et accéléré est souvent caractéristique d'une manie, le discours d'un patient schizophrène excité et agité peut également être accéléré. De fait, il est préférable de fonder le diagnostic différentiel entre la Schizophrénie et les Épisodes maniaques sur les symptômes associés et l'évolution générale, plutôt que sur une évaluation isolée du modèle du discours.

L'arbre de décision comprend également le diagnostic différentiel de multiples troubles caractérisés par un discours inhabituel se manifestant initialement dans la première enfance, la deuxième enfance ou l'adolescence. Les symptômes tels que la difficulté de compréhension des mots, des phrases, ou des types spécifiques de mots, un vocabulaire notablement limité, et des difficultés à formuler des phrases peuvent justifier un diagnostic de Trouble du langage de type expressif ou mixte expressif-réceptif. En revanche, le discours du Trouble autistique est caractérisé par une utilisation stéréotypée, répétitive ou idiosyncrasique du langage. Des explosions vocales inappropriées survenant dans un discours par ailleurs normal, font suggérer la présence d'un Trouble tic.

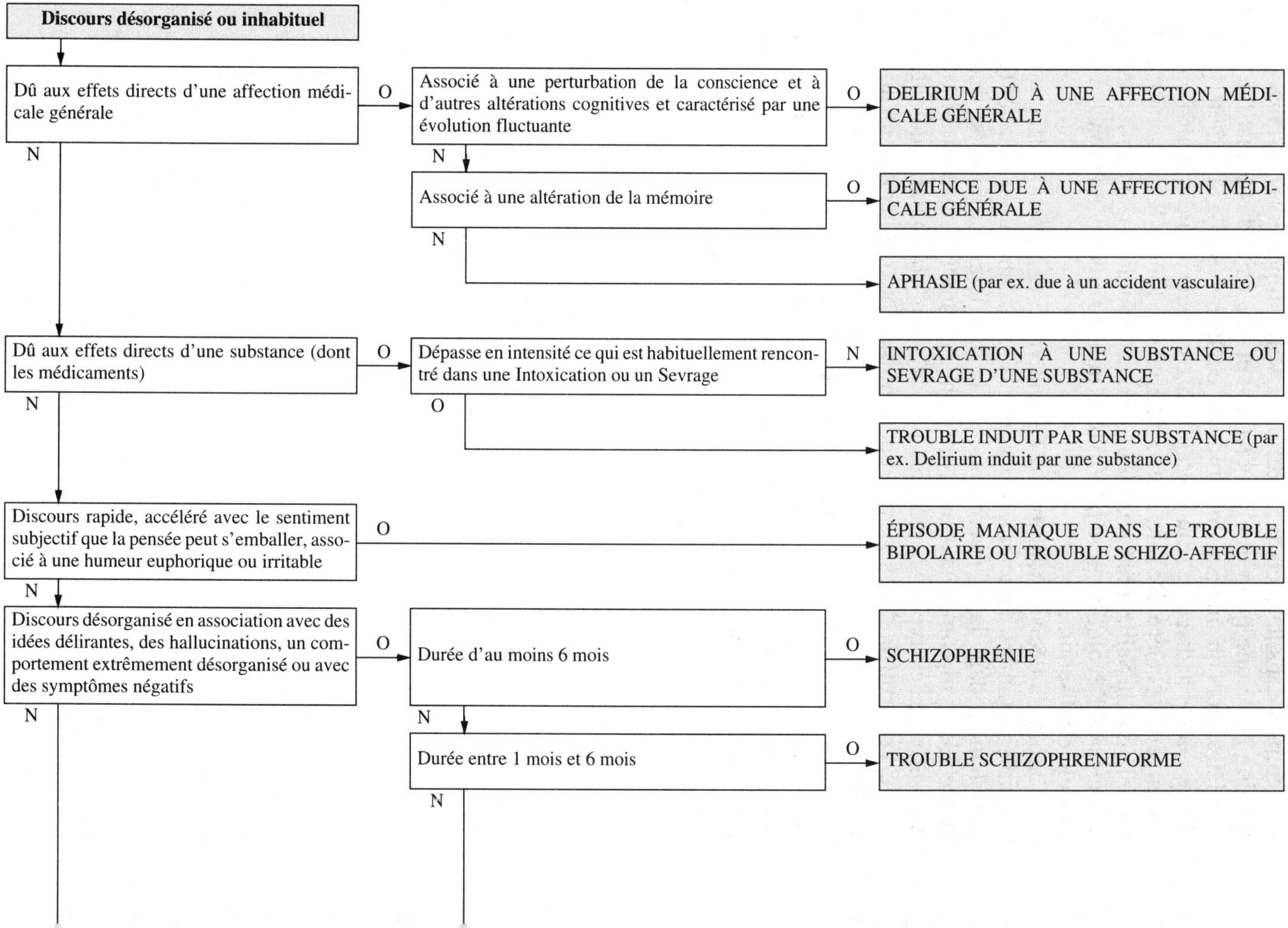
Discours désorganisé ou inhabituel
Dû aux effets directs d'une affection médicale générale
O
N
Associé à une perturbation de la conscience et à d'autres altérations cognitives et caractérisé par une évolution fluctuante
O
N
DELIRIUM DÛ À UNE AFFECTION MÉDICALE GÉNÉRALE
Associé à une altération de la mémoire
O
N
DÉMENCE DUE À UNE AFFECTION MÉDICALE GÉNÉRALE
APHASIE (par ex. due à un accident vasculaire)
Dû aux effets directs d'une substance (dont les médicaments)
O
N
Dépasse en intensité ce qui est habituellement rencontré dans une Intoxication ou un Sevrage
N
O
INTOXICATION À UNE SUBSTANCE OU SEVRAGE D'UNE SUBSTANCE
TROUBLE INDUIT PAR UNE SUBSTANCE (par ex. Delirium induit par une substance)
Discours rapide, accéléré avec le sentiment subjectif que la pensée peut s'emballer, associé à une humeur euphorique ou irritable
O
N
ÉPISODE MANIAQUE DANS LE TROUBLE BIPOLAIRE OU TROUBLE SCHIZO-AFFECTIF
Discours désorganisé en association avec des idées délirantes, des hallucinations, un comportement extrêmement désorganisé ou avec des symptômes négatifs
O
N
Durée d'au moins 6 mois
O
N
SCHIZOPHRÉNIE
Durée entre 1 mois et 6 mois
O
N
TROUBLE SCHIZOPHRENIFORME

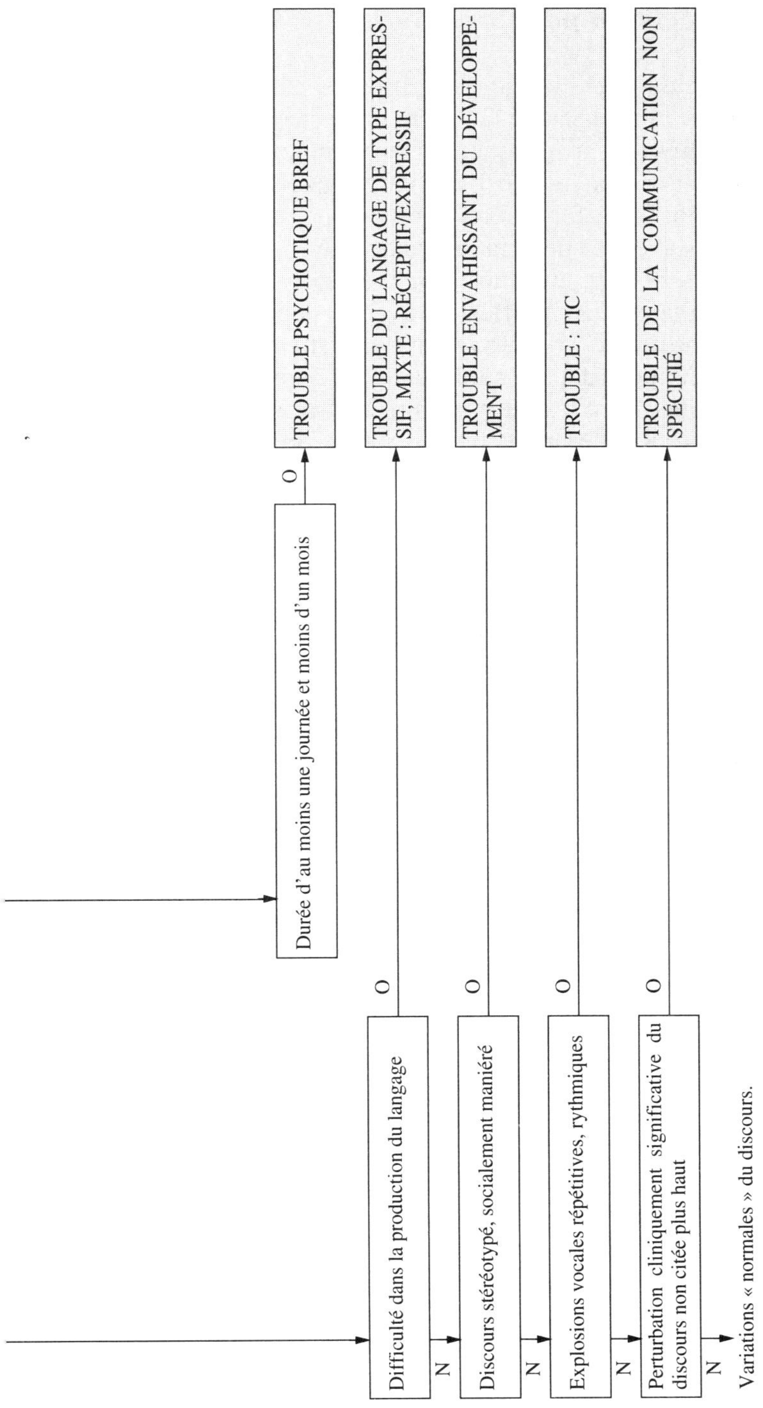
Durée d'au moins une journée et moins d'un mois
O
TROUBLE PSYCHOTIQUE BREF
Difficulté dans la production du langage
O
TROUBLE DU LANGAGE DE TYPE EXPRESSIF, MIXTE : RÉCEPTIF/EXPRESSIF
N
Discours stéréotypé, socialement maniéré
O
TROUBLE ENVAHISSANT DU DÉVELOPPEMENT
N
Explosions vocales répétitives, rythmiques
O
TROUBLE : TIC
N
Perturbation cliniquement significative du discours non citée plus haut
O
TROUBLE DE LA COMMUNICATION NON SPÉCIFIÉ
N
Variations « normales » du discours.

Arbre de décision pour une distractibilité

La distractibilité consiste en une incapacité à filtrer les stimuli extérieurs quand on tente de se concentrer sur une tâche ou une activité particulière. Il s'agit d'un symptôme très peu spécifique, qui survient au cours de nombreux troubles mentaux aussi bien que chez des individus indemnes de tout trouble mental. Le diagnostic différentiel s'appuie sur l'âge de début, la sévérité et les symptômes avec lesquels la distractibilité est associée et sur l'éventualité selon laquelle la distractibilité est une réaction à un stress extérieur. Une inattention cliniquement significative avec un début dans la petite enfance suggère un diagnostic de Trouble Déficit de l'attention/hyperactivité. Une inattention débutant dans l'adolescence suggère une grande variété de troubles possibles, dont les Intoxications récurrentes à une substance ou un Sevrage, un Trouble de l'humeur et une Schizophrénie. Lorsque l'inattention a un début plus tardif dans la vie, il est particulièrement important de considérer le rôle étiologique possible d'un médicament, d'une substance donnant lieu à abus ou d'une affection médicale générale.

On doit considérer un diagnostic de Delirium lorsque l'inattention est sévère et qu'elle est associée à d'autres symptômes cognitifs ou perceptuels (par ex. désorientation, hallucinations). Un Delirium est un Trouble de la conscience : le patient est incapable de reconnaître ou de répondre de façon appropriée à l'environnement extérieur, de filtrer les stimuli non pertinents, de suivre les instructions ou de répondre à des questions. Comme le Delirium est souvent une urgence médicale, il est primordial d'identifier (et alors de corriger) les facteurs étiologiques sous-jacents qui peuvent être liés à une affection médicale générale, à l'utilisation d'une substance (dont les effets secondaires des médicaments), ou l'association de plusieurs de ces causes.

La distractibilité est rarement un symptôme des troubles autres que le Trouble déficit de l'attention/hyperactivité et le Delirium. Le diagnostic différentiel dépend des caractéristiques associées (par ex. une humeur élevée dans l'Épisode maniaque, des soucis exagérés dans le Trouble anxieux généralisé, des symptômes psychotiques persistants dans la Schizophrénie). Il est également toujours utile de déterminer si le patient a vécu des stress psychosociaux qui peuvent avoir causé ou augmenté une distractibilité. Finalement, nous tous (y compris les auteurs de ce livre) avons des capacités différentes à filtrer les stimuli environnementaux. De plus, la nature et le niveau de la stimulation environnementale peuvent augmenter ou réduire la capacité de l'individu à maintenir son attention. Une manifestation particulière de la distractibilité peut constituer un aspect d'un trouble mental ou doit être considérée comme normale en fonction de sa sévérité, de sa persistance et de la détresse ou de l'altération du fonctionnement cliniquement significative qu'elle entraîne.

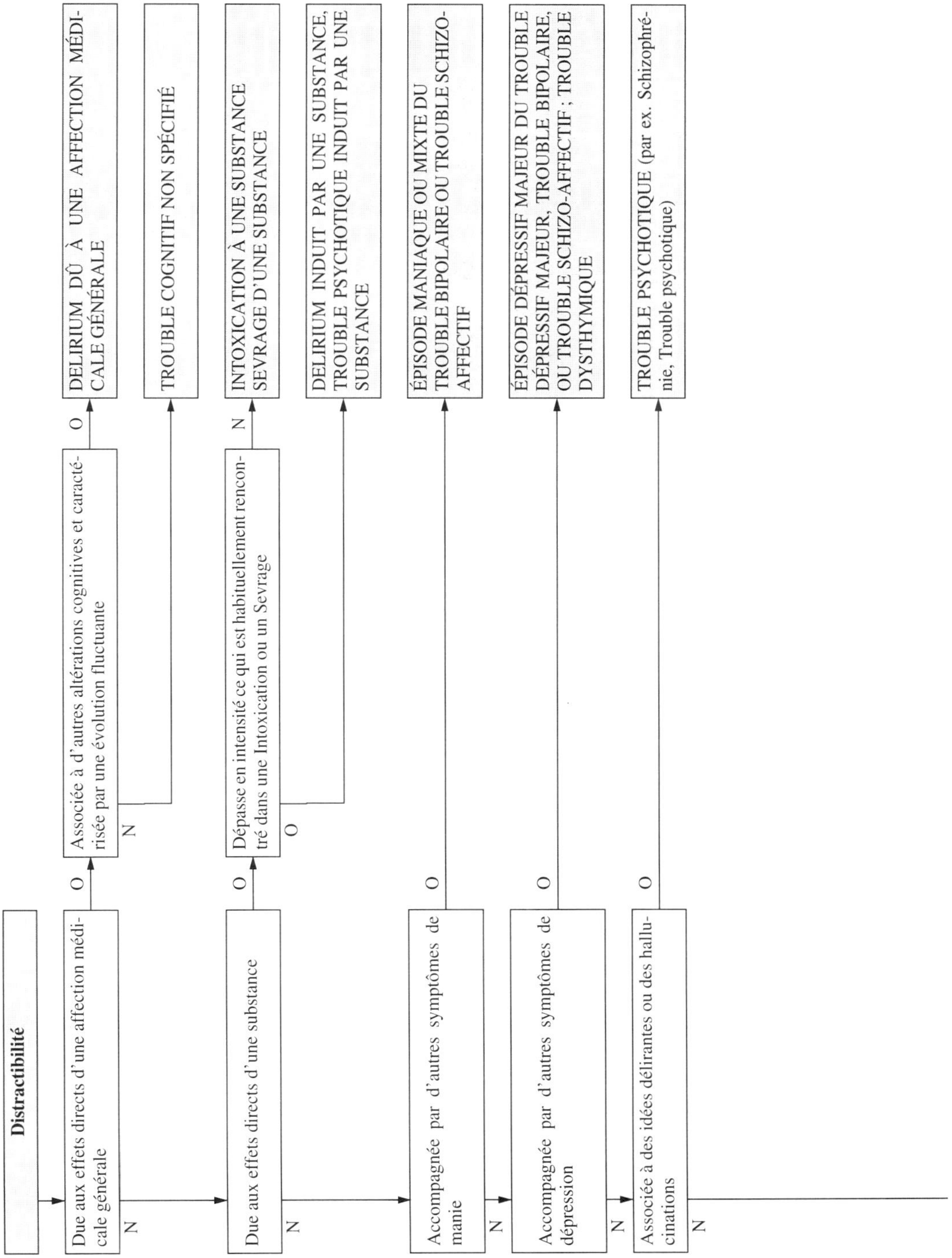
Distractibilité
Due aux effets directs d'une affection médicale générale
O
N
Associée à d'autres altérations cognitives et caractérisée par une évolution fluctuante
O
N
DELIRIUM DÛ À UNE AFFECTION MÉDICALE GÉNÉRALE
TROUBLE COGNITIF NON SPÉCIFIÉ
Due aux effets directs d'une substance
O
N
Dépasse en intensité ce qui est habituellement rencontré dans une Intoxication ou un Sevrage
N
O
INTOXICATION À UNE SUBSTANCE SEVRAGE D'UNE SUBSTANCE
DELIRIUM INDUIT PAR UNE SUBSTANCE, TROUBLE PSYCHOTIQUE INDUIT PAR UNE SUBSTANCE
Accompagnée par d'autres symptômes de manie
O
N
ÉPISODE MANIAQUE OU MIXTE DU TROUBLE BIPOLAIRE OU TROUBLE SCHIZO-AFFECTIF
Accompagnée par d'autres symptômes de dépression
O
N
ÉPISODE DÉPRESSIF MAJEUR DU TROUBLE DÉPRESSIF MAJEUR, TROUBLE BIPOLAIRE, OU TROUBLE SCHIZO-AFFECTIF ; TROUBLE DYSTHYMIQUE
Associée à des idées délirantes ou des hallucinations
O
N
TROUBLE PSYCHOTIQUE (par ex. Schizophrénie, Trouble psychotique)

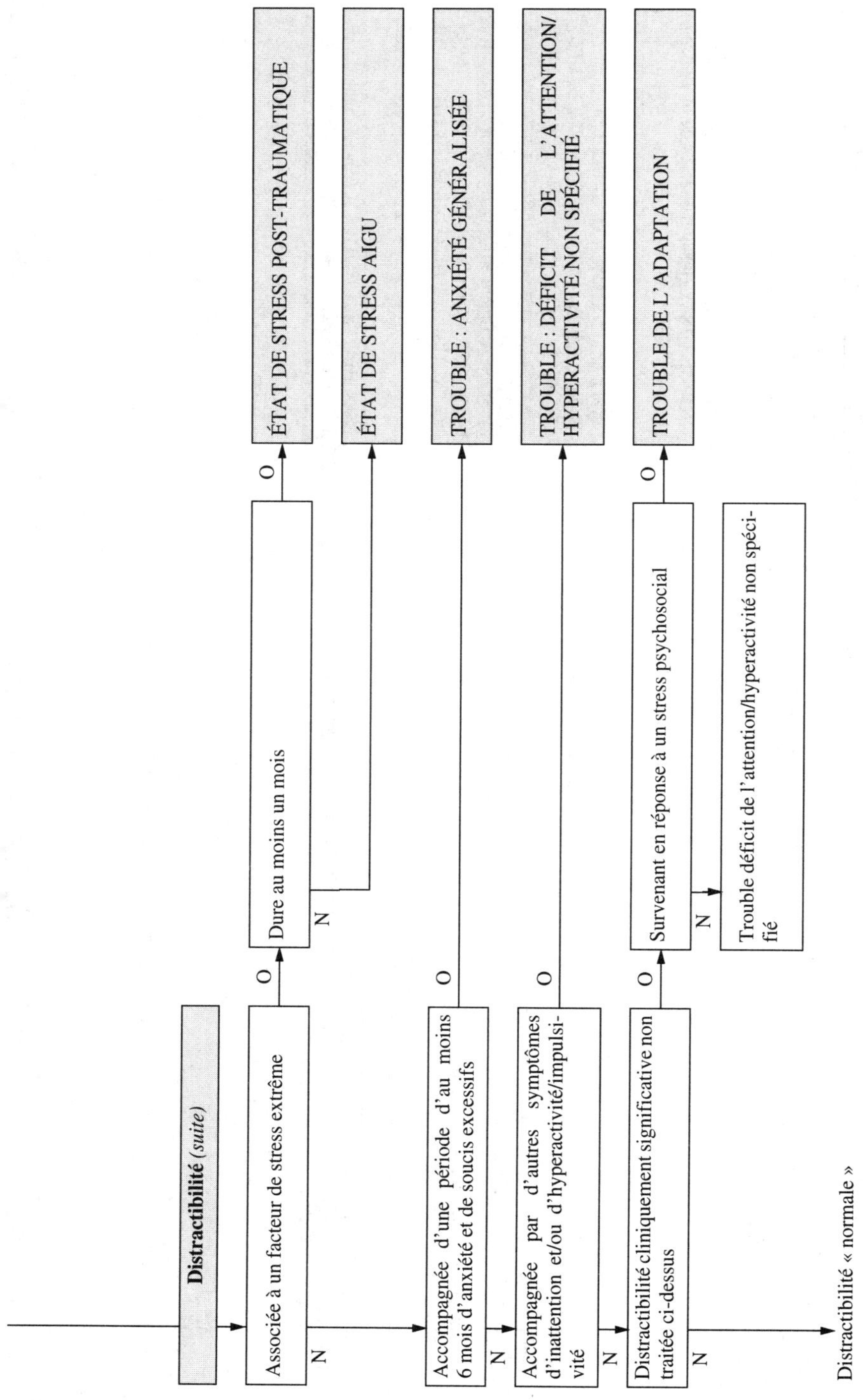
Distractibilité *(suite)*
Associée à un facteur de stress extrême
O
Dure au moins un mois
O
ÉTAT DE STRESS POST-TRAUMATIQUE
N
ÉTAT DE STRESS AIGU
N
Accompagnée d'une période d'au moins 6 mois d'anxiété et de soucis excessifs
O
TROUBLE : ANXIÉTÉ GÉNÉRALISÉE
N
Accompagnée par d'autres symptômes d'inattention et/ou d'hyperactivité/impulsivité
O
TROUBLE : DÉFICIT DE L'ATTENTION/HYPERACTIVITÉ NON SPÉCIFIÉ
N
Distractibilité cliniquement significative non traitée ci-dessus
O
Survenant en réponse à un stress psychosocial
O
TROUBLE DE L'ADAPTATION
N
Trouble déficit de l'attention/hyperactivité non spécifié
N
Distractibilité « normale »

Arbre de décision pour douleurs

La douleur est un phénomène ubiquitaire dans la vie humaine et dans la pathologie ; mais elle n'atteint habituellement pas un niveau suffisant de sévérité ou de durée pour nécessiter un diagnostic séparé. La première étape de l'évaluation de la douleur est de déterminer si un diagnostic de trouble mental est approprié pour décrire une partie du tableau. Les patients pris en charge dans des unités médicales ou chirurgicales ont de nombreuses occasions d'avoir des douleurs, et nombreux sont ceux qui reçoivent des traitements antalgiques. Le diagnostic DSM-IV de Trouble douloureux doit être réservé aux patients pour lesquels des facteurs psychologiques jouent un rôle important dans la pathogenèse de la douleur. Dans les autres cas, le diagnostic de Trouble douloureux associé à une affection médicale générale (codé sur l'axe III) peut être adapté. Cette catégorie n'est pas considérée comme un trouble mental et n'est intégrée dans la liste des Troubles douloureux du DSM-IV que pour permettre une approche exhaustive du diagnostic différentiel et parce que les intéressés peuvent bénéficier de traitements dispensés par des professionnels de santé mentale.

Le DSM-IV comporte deux sous-types de Troubles douloureux pour permettre au clinicien d'indiquer la part relative des facteurs physiques et psychologiques dans l'étiologie du trouble douloureux. Le Trouble douloureux associé à des facteurs psychologiques décrit les situations dans lesquelles soit il n'existe pas d'affection médicale connue expliquant la douleur, soit il existe une affection médicale associée qui ne joue pas un rôle majeur dans le déclenchement, l'exacerbation ou la persistance de la douleur. Le trouble douloureux associé à des facteurs psychologiques et à une affection médicale générale décrit les situations (nombreuses en santé mentale) dans lesquelles il existe une intrication de facteurs physiques et psychologiques qui contribuent à expliquer la douleur.

Comme la douleur est une caractéristique communément associée aux autres troubles du DSM-IV (par ex. Trouble dépressif majeur), le Trouble douloureux ne doit pas être retenu comme un diagnostic séparé, à moins qu'il ne soit particulièrement sévère, persistant et qu'il ne justifie un examen clinique particulier. Le Trouble douloureux ne doit pas être retenu si les symptômes douloureux sont expliqués par un diagnostic de Trouble : Somatisation ou de Dyspareunie.

Très souvent, les individus ayant un Trouble factice et les individus simulateurs font état de symptômes douloureux. Le diagnostic différentiel entre Trouble douloureux et Trouble factice ou Simulation peut être particulièrement difficile car on ne peut souvent se fier qu'aux allégations du patient.

Douleurs

- La douleur est associée à une affection médicale générale et les facteurs psychologiques ne jouent pas un rôle important
  - O → AFFECTION MÉDICALE GÉNÉRALE (ou LIEU DE LA DOULEUR) CODÉE SUR L'AXE III
  - N ↓
- La douleur est une caractéristique associée d'un autre trouble mental et la douleur ne justifie pas un examen clinique particulier
  - O → UN AUTRE TROUBLE MENTAL EST DIAGNOSTIQUE (ex. TROUBLE DÉPRESSIF MAJEUR)
  - N ↓
- Il existe une histoire de douleur dans au moins 3 autres sites et d'autres plaintes physiques non expliquées (ex. gastro-intestinales)
  - O → TROUBLE SOMATISATION
  - N ↓
- La douleur est limitée aux rapports sexuels
  - O → DYSPAREUNIE
  - N ↓
- La douleur est associée à une affection médicale générale et les facteurs psychologiques jouent un rôle important
  - O → TROUBLE DOULOUREUX ASSOCIE À DES FACTEURS PSYCHOLOGIQUES
  - N ↓
- La douleur est associée à des facteurs psychologiques et une affection médicale générale
  - O → TROUBLE DOULOUREUX ASSOCIE À DES FACTEURS PSYCHOLOGIQUES ET À UNE AFFECTION MÉDICALE GÉNÉRALE
  - N ↓
- La douleur est intentionnellement produite ou feinte
  - O → La motivation est un gain externe évident
    - O → SIMULATION
    - N → TROUBLE FACTICE
  - N ↓
- La douleur survient en réponse à un stress
  - O → TROUBLE DE L'ADAPTATION

Arbre de décision pour dysfonction sexuelle

La difficulté majeure dans l'évaluation des dysfonctions sexuelles est qu'il n'existe pas de références reconnues pour déterminer ce qu'est un fonctionnement sexuel « normal ». Un fonctionnement sexuel normal dépend en effet de l'âge de l'individu, des expériences sexuelles antérieures, de la disponibilité et de la nouveauté des partenaires comme des attentes et des caractéristiques habituelles du groupe culturel, ethnique et religieux. Une excitation sexuelle et un orgasme de bonne qualité nécessitent un niveau de stimulation sexuelle adapté dans sa localisation, son intensité et sa durée. Un diagnostic de Trouble de l'excitation sexuelle ou de Trouble de l'orgasme nécessite donc de pouvoir établir cliniquement que la stimulation a été adaptée. De plus, on doit se souvenir du fait que les dysfonctionnements sexuels occasionnels sont inhérents à la sexualité humaine et ne sont pas un indice de pathologie, à moins qu'ils ne soient persistants et récurrents ou bien qu'ils n'induisent une souffrance ou des difficultés interpersonnelles marquées.

Quand on a établi que la dysfonction sexuelle est cliniquement significative, on doit ensuite déterminer son étiologie. Les étiologies possibles comportent les facteurs psychologiques, les affections médicales générales, les effets indésirables de nombreux médicaments et les conséquences de l'abus d'une substance. Cette évaluation peut être difficile car, très souvent, plusieurs étiologies contribuent à cette dysfonction sexuelle. Par exemple, il n'est pas rare pour un homme affecté d'un trouble de l'érection léger dû à une affection médicale générale (par ex. des problèmes vasculaires) de développer d'autres dysfonctions sexuelles secondaires (par ex. une baisse du désir sexuel). Avant de décider qu'une dysfonction sexuelle est due uniquement à des facteurs psychologiques, il est important de considérer la contribution possible d'une affection médicale ou d'une substance (dont les effets des médicaments), ce d'autant plus que ces étiologies peuvent relever de traitements spécifiques (par ex. interruption d'un traitement en cause). Par ailleurs, il est également important de se souvenir que l'identification d'une étiologie spécifique liée à une affection médicale générale, à un médicament ou à un abus de substance n'exclut pas une contribution étiologique importante de facteurs psychologiques.

Les problèmes sexuels sont aussi partie intégrante de nombreux troubles mentaux (par ex. Troubles de l'humeur, Troubles anxieux, Troubles somatoformes, Troubles psychotiques). On ne porte pas un diagnostic additionnel de dysfonction sexuelle si les problèmes sexuels sont mieux expliqués par un diagnostic de l'Axe I. Par exemple, une baisse du désir sexuel survenant au cours d'un Épisode dépressif majeur ne justifie pas un diagnostic séparé de Baisse du désir sexuel. Les deux diagnostics ne sont retenus que si la baisse du désir sexuel est jugée indépendante du Trouble dépressif (c'est-à-dire si elle précède le début de l'Épisode dépressif ou si elle persiste après la disparition de la symptomatologie dépressive).

Les dysfonctions sexuelles primaires sont décrites selon la phase de la réponse sexuelle au cours de laquelle le problème survient. La Baisse du désir sexuel et l'Aversion sexuelle sont des problèmes survenant lors de la phase initiale, celle du désir sexuel. Le Trouble de l'excitation sexuelle chez la femme et le Trouble de l'érection chez l'homme sont les problèmes qui surviennent lors de la seconde phase, celle de l'excitation sexuelle. Le Trouble de l'orgasme chez l'homme et chez la femme ainsi que l'éjaculation précoce sont des problèmes qui surviennent lors de la troisième phase, celle de l'orgasme. Parfois, les problèmes surviennent au cours de plusieurs phases de la réponse sexuelle. Comme ces phases sont séquentielles, un fonctionnement satisfaisant au cours d'une phase nécessite généralement un fonctionnement satisfaisant au cours des phases précédentes (par ex. l'orgasme requiert un niveau suffisant d'excitation, qui requiert lui-même un niveau suffisant de désir). Cependant, l'anticipation négative de la récurrence des problèmes dans une phase plus tardive (par ex. un homme qui a des difficultés à éjaculer) est souvent à l'origine de problèmes dans une phase plus précoce (par ex. impuissance ou baisse du désir sexuel consécutives). Enfin, l'arbre se termine par deux troubles caractérisés par un inconfort lors des rapports sexuels : Dyspareunie (douleurs pendant les rapports) et Vaginisme (spasmes vaginaux gênant les rapports sexuels).

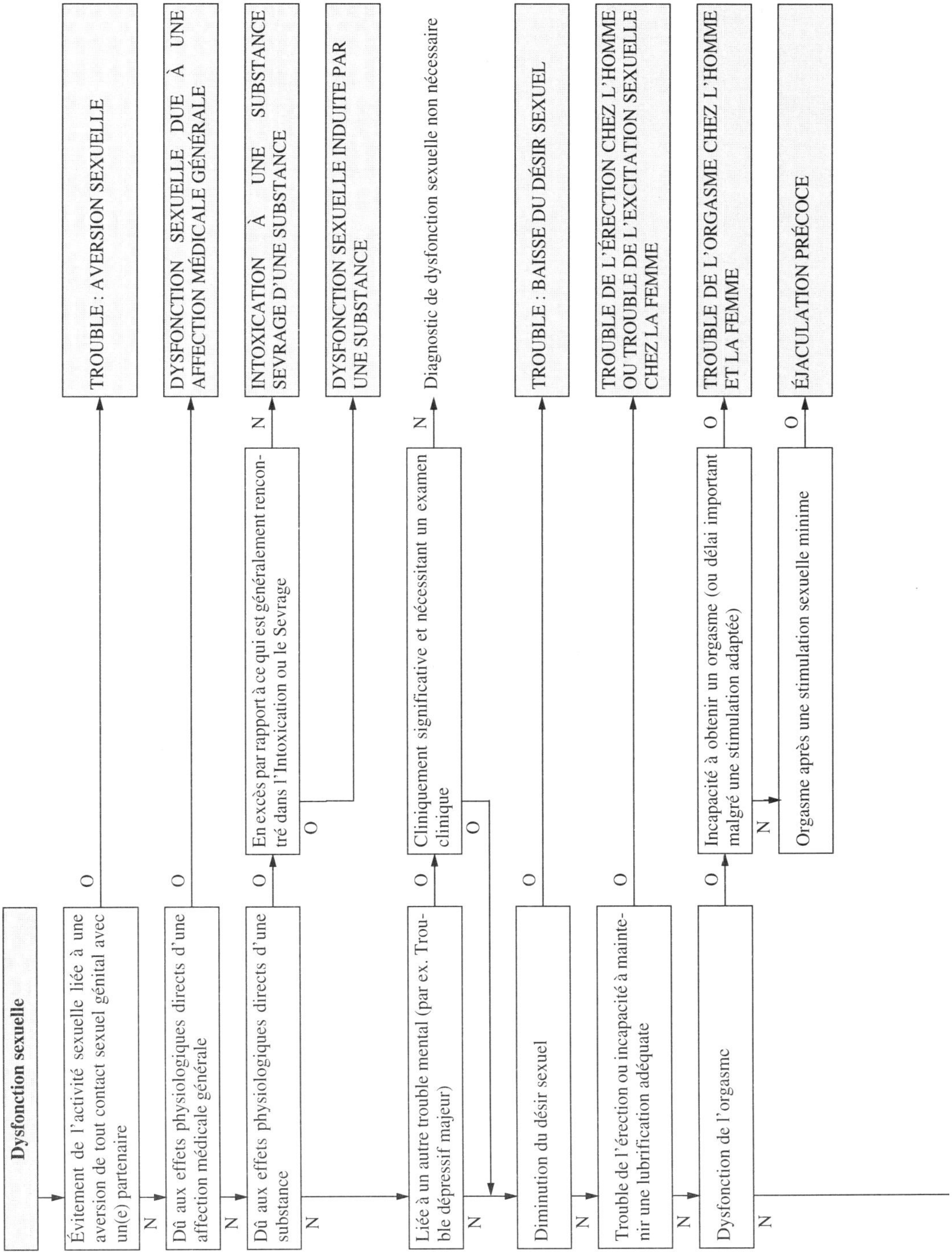
Dysfonction sexuelle
Évitement de l'activité sexuelle liée à une aversion de tout contact sexuel génital avec un(e) partenaire
O
TROUBLE : AVERSION SEXUELLE
N
Dû aux effets physiologiques directs d'une affection médicale générale
O
DYSFONCTION SEXUELLE DUE À UNE AFFECTION MÉDICALE GÉNÉRALE
N
Dû aux effets physiologiques directs d'une substance
O
En excès par rapport à ce qui est généralement rencontré dans l'Intoxication ou le Sevrage
N
INTOXICATION À UNE SUBSTANCE SEVRAGE D'UNE SUBSTANCE
O
DYSFONCTION SEXUELLE INDUITE PAR UNE SUBSTANCE
N
Liée à un autre trouble mental (par ex. Trouble dépressif majeur)
O
Cliniquement significative et nécessitant un examen clinique
N
Diagnostic de dysfonction sexuelle non nécessaire
O
N
Diminution du désir sexuel
O
TROUBLE : BAISSE DU DÉSIR SEXUEL
N
Trouble de l'érection ou incapacité à maintenir une lubrification adéquate
O
TROUBLE DE L'ÉRECTION CHEZ L'HOMME OU TROUBLE DE L'EXCITATION SEXUELLE CHEZ LA FEMME
N
Dysfonction de l'orgasme
O
Incapacité à obtenir un orgasme (ou délai important malgré une stimulation adaptée)
O
TROUBLE DE L'ORGASME CHEZ L'HOMME ET LA FEMME
N
Orgasme après une stimulation sexuelle minime
O
ÉJACULATION PRÉCOCE
N

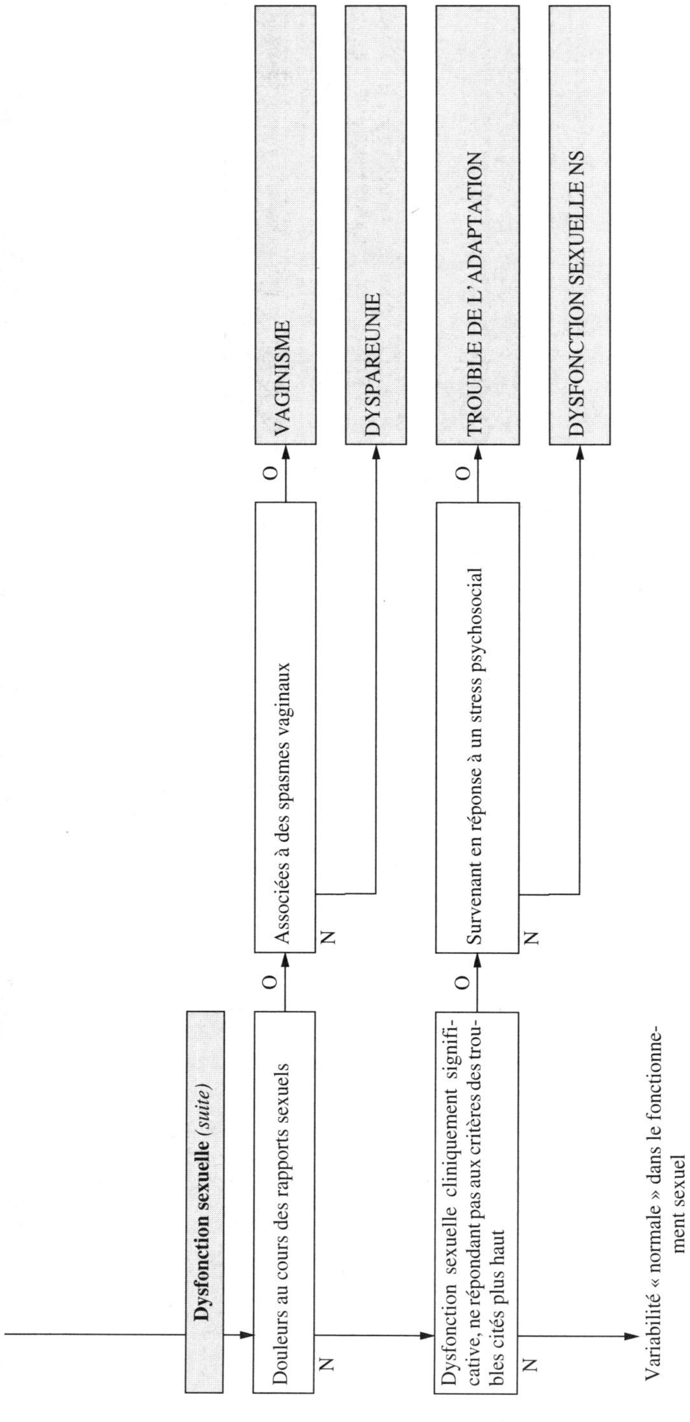
Dysfonction sexuelle *(suite)*
Douleurs au cours des rapports sexuels
O
N
Associées à des spasmes vaginaux
O
N
VAGINISME
DYSPAREUNIE
Dysfonction sexuelle cliniquement significative, ne répondant pas aux critères des troubles cités plus haut
O
N
Survenant en réponse à un stress psychosocial
O
N
TROUBLE DE L'ADAPTATION
DYSFONCTION SEXUELLE NS
Variabilité « normale » dans le fonctionnement sexuel

Arbre de décision pour les hallucinations

Les hallucinations sont des perceptions sensorielles sans stimulation externe. Lorsque l'on tente de déterminer l'étiologie d'une hallucination, il est important de considérer la modalité sensorielle concernée (c'est-à-dire si les hallucinations sont auditives, visuelles, gustatives, olfactives ou tactiles). En règle générale, les hallucinations visuelles, gustatives, et olfactives sont en faveur d'une affection médicale générale ou d'une utilisation de substance et nécessitent une enquête médicale attentive. De la même façon, un début tardif des hallucinations, quelles que soient les modalités de celles-ci, suggère la nécessité d'une enquête médicale particulièrement attentive. Après avoir éliminé une affection médicale générale ou l'utilisation d'une substance comme facteur étiologique, vous devez considérer l'éventualité que les hallucinations sont un symptôme d'un Trouble psychotique. Il existe quatre circonstances dans lesquelles les « hallucinations » ne doivent pas orienter le diagnostic vers un Trouble psychotique : 1/celles qui surviennent dans un contexte de Trouble de conversion ou d'un Trouble : Somatisation (il s'agit de pseudo-hallucinations), qui ont tendance à toucher plusieurs modalités sensorielles en même temps et à avoir des contenus psychologiquement compréhensibles, présentés au clinicien sous la forme d'une histoire cohérente ; 2/les expériences hallucinatoires qui font partie d'un rituel religieux ou d'une particularité religieuse (par ex. entendre la voix d'un parent décédé donnant des conseils) ; 3/celles induites par des substances qui surviennent avec une appréhension de la réalité intacte (un sujet qui est conscient que la perturbation perceptuelle est due à une utilisation récente d'hallucinogènes) ; et 4/des hallucinations hypnopompiques ou hypnagogiques qui surviennent au début ou à la fin d'épisodes de sommeil.

Le contenu des hallucinations ne permet pas de distinguer un Trouble de l'humeur avec caractéristiques psychotiques d'un Trouble psychotique non thymique (par ex. la Schizophrénie). Cette différence dépend de la relation chronologique entre les hallucinations et la perturbation thymique. Des hallucinations qui surviennent exclusivement au cours d'épisodes thymiques sont considérées comme faisant partie d'un Trouble thymique à caractéristiques psychotiques, tandis que des hallucinations survenant sans symptôme thymique ou lorsque les symptômes thymiques sont calmés font suggérer une Schizophrénie ou un Trouble schizo-affectif. Les hallucinations qui sont contemporaine d'un Trouble de l'humeur avec caractéristiques psychotiques peuvent être congruentes à l'humeur (par ex. voix accusatrices chez un individu déprimé) ou non congruentes à l'humeur (c'est-à-dire des hallucinations qui n'ont pas de lien avec l'humeur actuelle).

Les illusions diffèrent des hallucinations du fait d'une perception erronée d'un stimulus réel. Lorsque les illusions surviennent en l'absence d'hallucinations, elles ne sont pas considérées comme un symptôme psychotique et font plutôt suggérer un Delirium, une Intoxication par une substance ou un Sevrage d'une substance, un Trouble de la personnalité schizotypique, voire l'absence de Trouble mental.

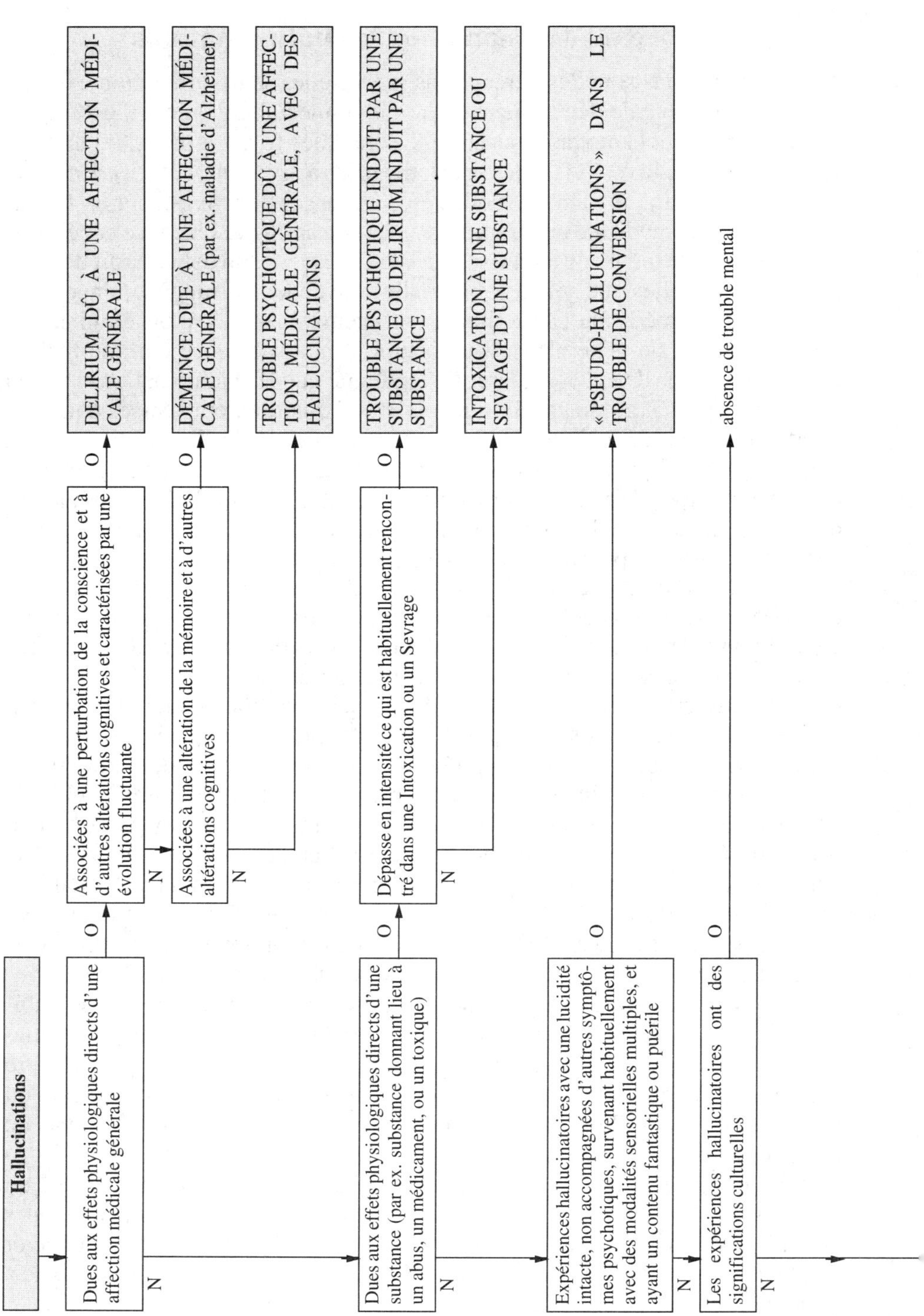
Hallucinations
Dues aux effets physiologiques directs d'une affection médicale générale
O
N
Associées à une perturbation de la conscience et à d'autres altérations cognitives et caractérisées par une évolution fluctuante
O
DELIRIUM DÛ À UNE AFFECTION MÉDICALE GÉNÉRALE
N
Associées à une altération de la mémoire et à d'autres altérations cognitives
O
DÉMENCE DUE À UNE AFFECTION MÉDICALE GÉNÉRALE (par ex. maladie d'Alzheimer)
N
TROUBLE PSYCHOTIQUE DÛ À UNE AFFECTION MÉDICALE GÉNÉRALE, AVEC DES HALLUCINATIONS
Dues aux effets physiologiques directs d'une substance (par ex. substance donnant lieu à un abus, un médicament, ou un toxique)
O
N
Dépasse en intensité ce qui est habituellement rencontré dans une Intoxication ou un Sevrage
O
TROUBLE PSYCHOTIQUE INDUIT PAR UNE SUBSTANCE OU DELIRIUM INDUIT PAR UNE SUBSTANCE
N
INTOXICATION À UNE SUBSTANCE OU SEVRAGE D'UNE SUBSTANCE
Expériences hallucinatoires avec une lucidité intacte, non accompagnées d'autres symptômes psychotiques, survenant habituellement avec des modalités sensorielles multiples, et ayant un contenu fantastique ou puérile
O
« PSEUDO-HALLUCINATIONS » DANS LE TROUBLE DE CONVERSION
N
Les expériences hallucinatoires ont des significations culturelles
O
absence de trouble mental
N

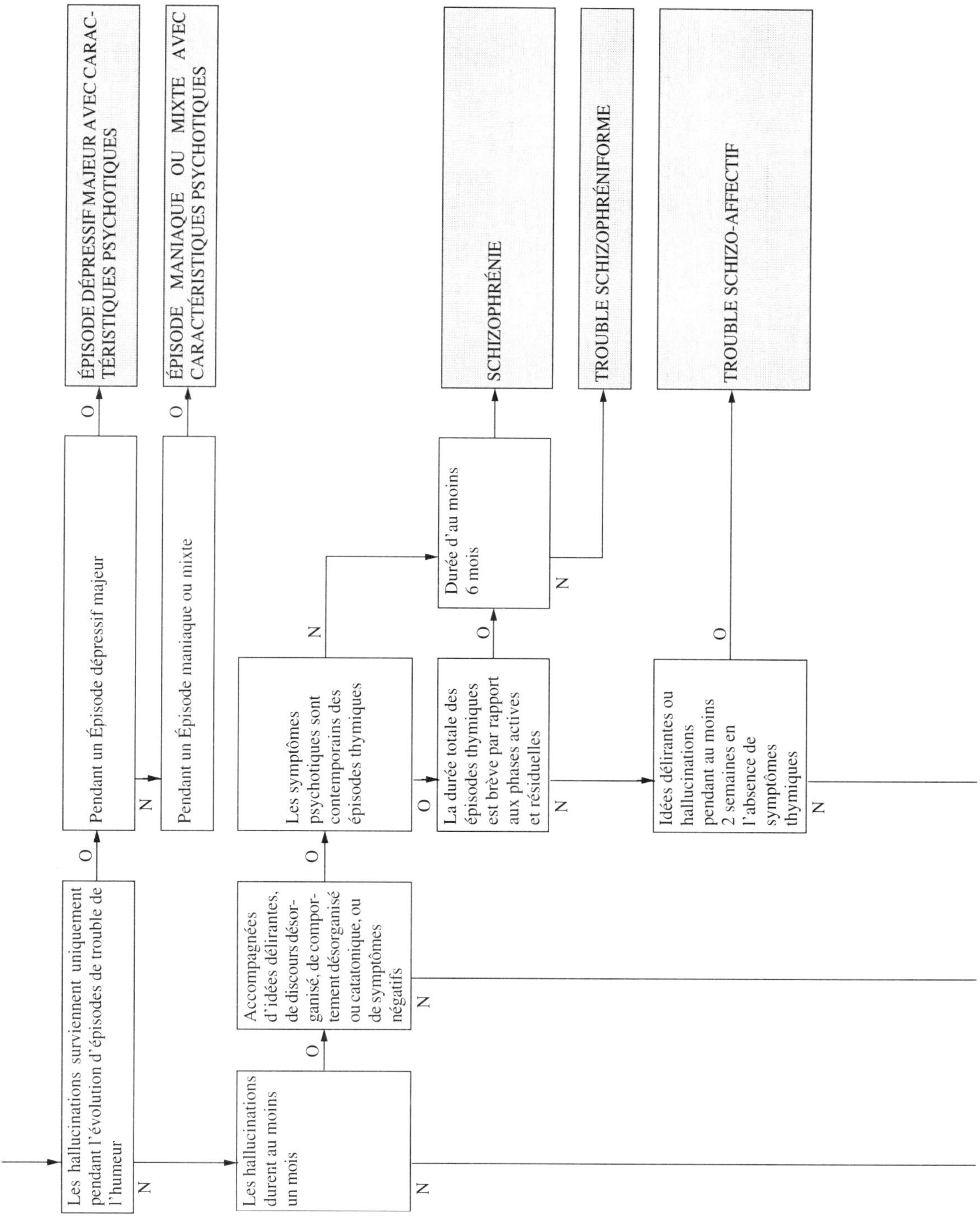
Les hallucinations surviennent uniquement pendant l'évolution d'épisodes de trouble de l'humeur
O
N
Pendant un Épisode dépressif majeur
O
ÉPISODE DÉPRESSIF MAJEUR AVEC CARACTÉRISTIQUES PSYCHOTIQUES
N
Pendant un Épisode maniaque ou mixte
O
ÉPISODE MANIAQUE OU MIXTE AVEC CARACTÉRISTIQUES PSYCHOTIQUES
Les hallucinations durent au moins un mois
O
N
Accompagnées d'idées délirantes, de discours désorganisé, de comportement désorganisé ou catatonique, ou de symptômes négatifs
O
N
Les symptômes psychotiques sont contemporains des épisodes thymiques
O
N
La durée totale des épisodes thymiques est brève par rapport aux phases actives et résiduelles
O
N
Durée d'au moins 6 mois
SCHIZOPHRÉNIE
N
TROUBLE SCHIZOPHRÉNIFORME
Idées délirantes ou hallucinations pendant au moins 2 semaines en l'absence de symptômes thymiques
O
TROUBLE SCHIZO-AFFECTIF
N

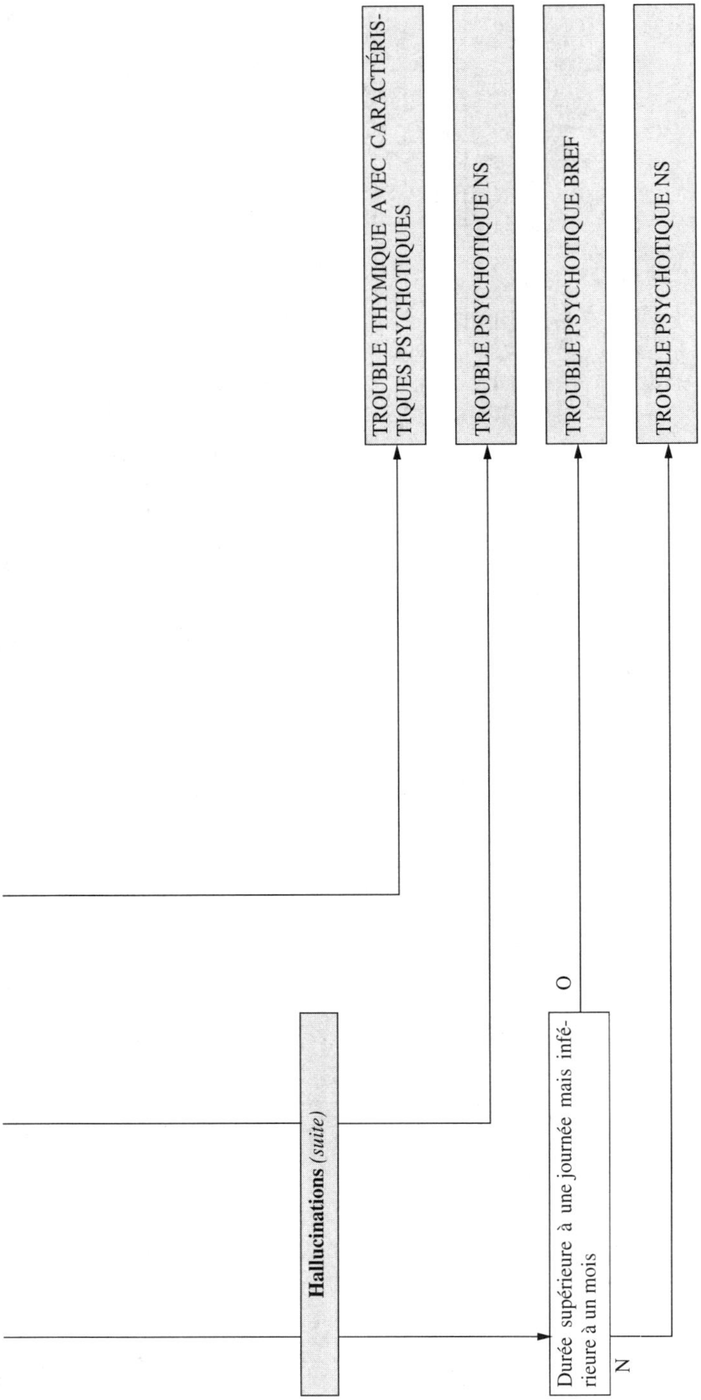
Hallucinations (suite)
Durée supérieure à une journée mais inférieure à un mois
O
N
TROUBLE THYMIQUE AVEC CARACTÉRISTIQUES PSYCHOTIQUES
TROUBLE PSYCHOTIQUE NS
TROUBLE PSYCHOTIQUE BREF
TROUBLE PSYCHOTIQUE NS

Arbre de décision pour humeur dépressive

Une humeur dépressive ou dysphorique est l'un des symptômes les plus fréquemment retrouvés dans le domaine de la santé mentale et elle est associée à beaucoup d'affections psychiatriques. Il est important de considérer le contexte dans lequel survient l'humeur dépressive, le tableau symptomatique et la durée des symptômes. Un des aspects les plus difficiles du diagnostic différentiel en psychiatrie est la distinction entre les Troubles de l'humeur primaires et ceux qui sont une conséquence physiologique directe d'une affection médicale générale. De nombreuses affections médicales générales sont connues pour être à l'origine de dépressions du fait de leur effet direct sur le cerveau. Si une altération des fonctions cognitives est également présente, une Démence avec humeur dépressive doit être envisagée. Toutefois, il est important de ne pas considérer que la sévérité de l'altération cognitive signe un diagnostic de Démence. L'altération cognitive qui survient lors d'un Épisode dépressif majeur peut être tout aussi sévère que lors d'une Démence. Souvent, seuls le temps, les évaluations répétées et les tests thérapeutiques séquentiels permettront de juger si le tableau clinique est mieux expliqué par une Démence avec humeur dépressive ou par un Épisode dépressif majeur avec des symptômes cognitifs sévères.

Les étiologies liées aux substances (incluant à la fois les substances donnant lieu à un abus et les médicaments) doivent être également écartées. Une dépression peut survenir soit au cours d'une Intoxication par certaines substances (par ex., le cannabis) soit au cours d'un Sevrage (par ex., la cocaïne). Comme l'humeur dépressive est fréquemment un symptôme concomitant d'une Intoxication ou d'un Sevrage, elle ne requiert habituellement pas un diagnostic séparé. Toutefois, si l'humeur dépressive est l'objet d'une attention clinique particulière et si sa sévérité dépasse ce qui est habituellement attendu lors d'une Intoxication ou d'un Sevrage, le diagnostic de Trouble de l'humeur induit par une substance peut être approprié. La différence entre un Trouble de l'humeur induit par une substance et un Trouble thymique primaire peut être établie rétrospectivement si l'on démontre que l'humeur dépressive survient uniquement en relation avec l'utilisation d'une substance. Quand ce n'est pas le cas, une période d'abstinence est habituellement requise afin de déterminer si l'humeur dépressive disparaît une fois que les effets de la substance disparaissent. Le DSM-IV suggère d'attendre environ un mois après l'arrêt de l'utilisation de la substance pour juger si les symptômes thymiques disparaissent spontanément ou non, bien que ce délai puisse être variable en fonction de la drogue et de la situation clinique. Les autres facteurs qui doivent être considérés sont les antécédents d'Épisodes thymiques primaires, les antécédents familiaux et le fait que la substance considérée est connue pour donner des tableaux dépressifs. Si les symptômes thymiques persistent après un délai raisonnable de sevrage, alors un Trouble de l'humeur induit par une substance est peu probable et c'est le diagnostic de Trouble de l'humeur primaire qui doit être retenu.

L'étape suivante du diagnostic différentiel est de déterminer si l'humeur dépressive s'intègre dans le cadre d'un Épisode thymique (par ex. un Épisode dépressif majeur ou un Épisode mixte). Ces épisodes ne sont pas cotés séparément dans le DSM-IV mais ils constituent les pierres d'angle des Troubles thymiques (par ex. Trouble dépressif majeur, Trouble bipolaire I). Un Épisode dépressif majeur requiert une durée d'au moins 2 semaines d'humeur dépressive présente pratiquement toute la journée, presque tous les jours. De plus, l'humeur dépressive doit être accompagnée d'au moins quatre autres symptômes pendant la même période (par ex. modifications de l'appétit ou du poids, du sommeil, du niveau de l'activité motrice et une idéation suicidaire). Si les critères sont simultanément réunis pour un Épisode maniaque, alors la coexistence de symptômes dépressifs et maniaques fait évoquer un Épisode mixte dans le DSM-IV.

Du fait de ses implications thérapeutiques importantes, la principale subdivision conceptuelle des Troubles de l'humeur dans le DSM-IV concerne les Troubles « unipolaires » et « bipolaires ».

La troisième étape dans l'arbre de décision consiste à identifier les sujets dont la présentation est celle de patients déprimés mais qui ont une évolution globale caractéristique d'un Trouble bipolaire. Des symptômes dépressifs associés à des antécédents d'Épisodes maniaques font évoquer un Trouble bipolaire I, alors que des Épisodes hypomaniaques associés à des Épisodes dépressifs majeurs font évoquer un Trouble bipolaire II et que des symptômes dépressifs chroniques alternant avec des périodes de symptômes hypomaniaques justifient le diagnostic de Trouble cyclothymique.

Pour les tableaux de dépression unipolaire, le diagnostic spécifique dépend de la présence d'Épisodes dépressifs majeurs, auquel cas le diagnostic est soit celui d'un trouble dépressif majeur soit celui d'un Trouble schizo-affectif (par ex. symptômes psychotiques qui persistent en l'absence d'une dépression importante). Un Trouble dysthymique est caractérisé par une dépression chronique qui est en deçà du seuil requis pour un Épisode dépressif majeur.

L'humeur dépressive qui survient en réponse à un stress peut être caractéristique de différents troubles. Si le stress est lié à la mort d'un être cher, un deuil (qui n'est pas un Trouble mental) doit être considéré. Si les symptômes dépressifs sont particulièrement sévères ou prolongés, le diagnostic d'un Trouble dépressif majeur peut être plus approprié même si la dépression survient après la perte d'un être cher. Pour les autres facteurs de stress (par ex. la perte d'un emploi), si la réaction dépressive remplit tous les critères d'un Trouble thymique spécifique, (par ex. Trouble dépressif majeur), ce diagnostic est porté. Des difficultés d'adaptation comportant des symptômes dépressifs mais ne remplissant pas les critères d'un Trouble de l'humeur spécifique sont classées comme Trouble de l'adaptation avec humeur dépressive.

Il faut noter que la présence d'une humeur dépressive n'implique pas nécessairement un Trouble thymique. Beaucoup de Troubles du DSM-IV sont accompagnés par des symptômes dépressifs, souvent sous une forme de « découragement » (*demoralization* NdT). Dans de tels cas, un diagnostic de trouble thymique séparé (Trouble dépressif non spécifié) n'est justifié que si les symptômes dépressifs sont particulièrement sévères et requièrent une attention clinique particulière. De plus, le « blues » fait partie intégrante de la vie de tous les jours et ne justifie pas un diagnostic de dépression à moins qu'il n'induise une détresse clinique ou une altération significative du fonctionnement.

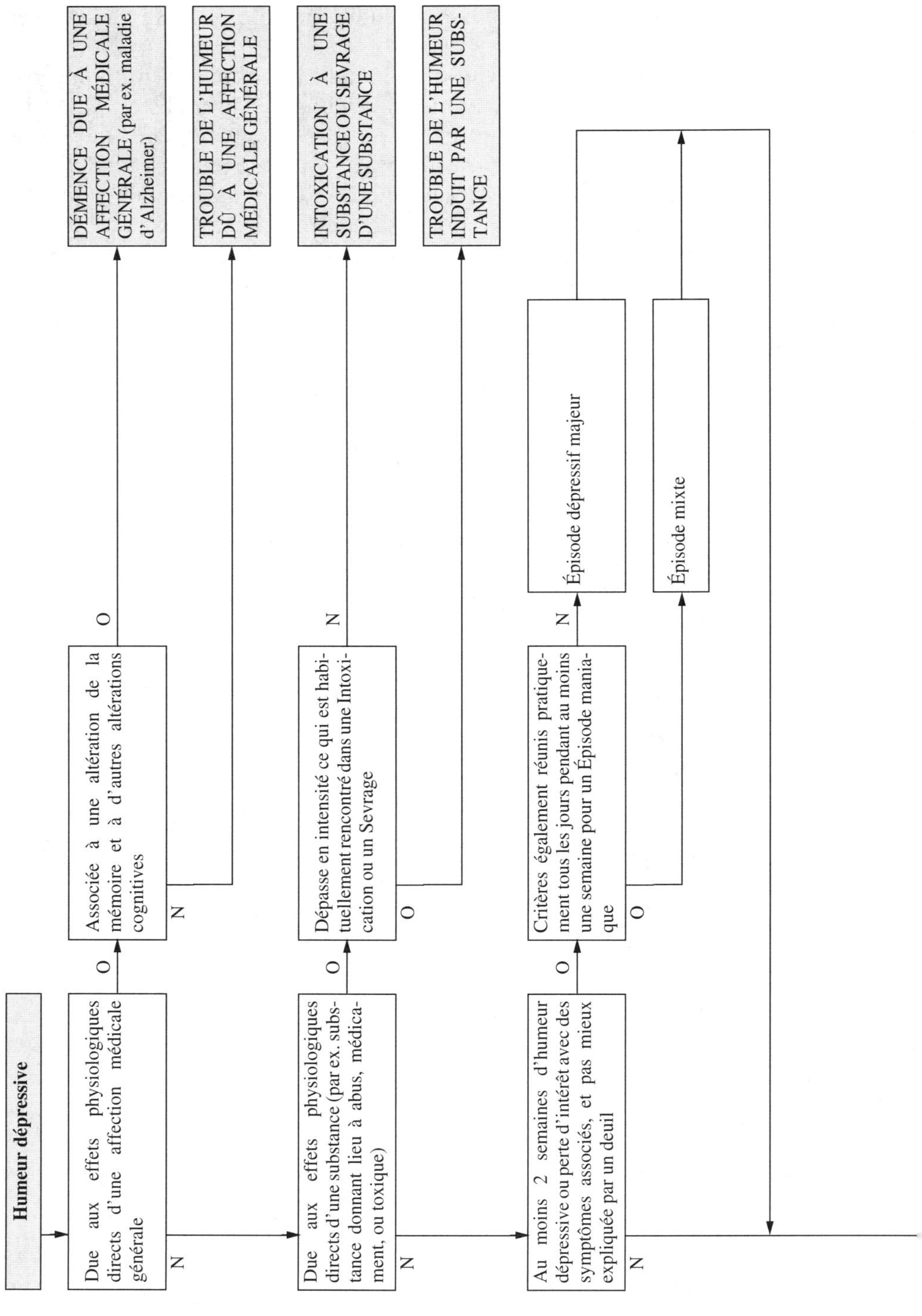
Humeur dépressive
Due aux effets physiologiques directs d'une affection médicale générale
O
N
Associée à une altération de la mémoire et à d'autres altérations cognitives
O
N
DÉMENCE DUE À UNE AFFECTION MÉDICALE GÉNÉRALE (par ex. maladie d'Alzheimer)
TROUBLE DE L'HUMEUR DÛ À UNE AFFECTION MÉDICALE GÉNÉRALE
Due aux effets physiologiques directs d'une substance (par ex. substance donnant lieu à abus, médicament, ou toxique)
O
N
Dépasse en intensité ce qui est habituellement rencontré dans une Intoxication ou un Sevrage
N
O
INTOXICATION À UNE SUBSTANCE OU SEVRAGE D'UNE SUBSTANCE
TROUBLE DE L'HUMEUR INDUIT PAR UNE SUBSTANCE
Au moins 2 semaines d'humeur dépressive ou perte d'intérêt avec des symptômes associés, et pas mieux expliquée par un deuil
O
N
Critères également réunis pratiquement tous les jours pendant au moins une semaine pour un Épisode maniaque
N
O
Épisode dépressif majeur
Épisode mixte

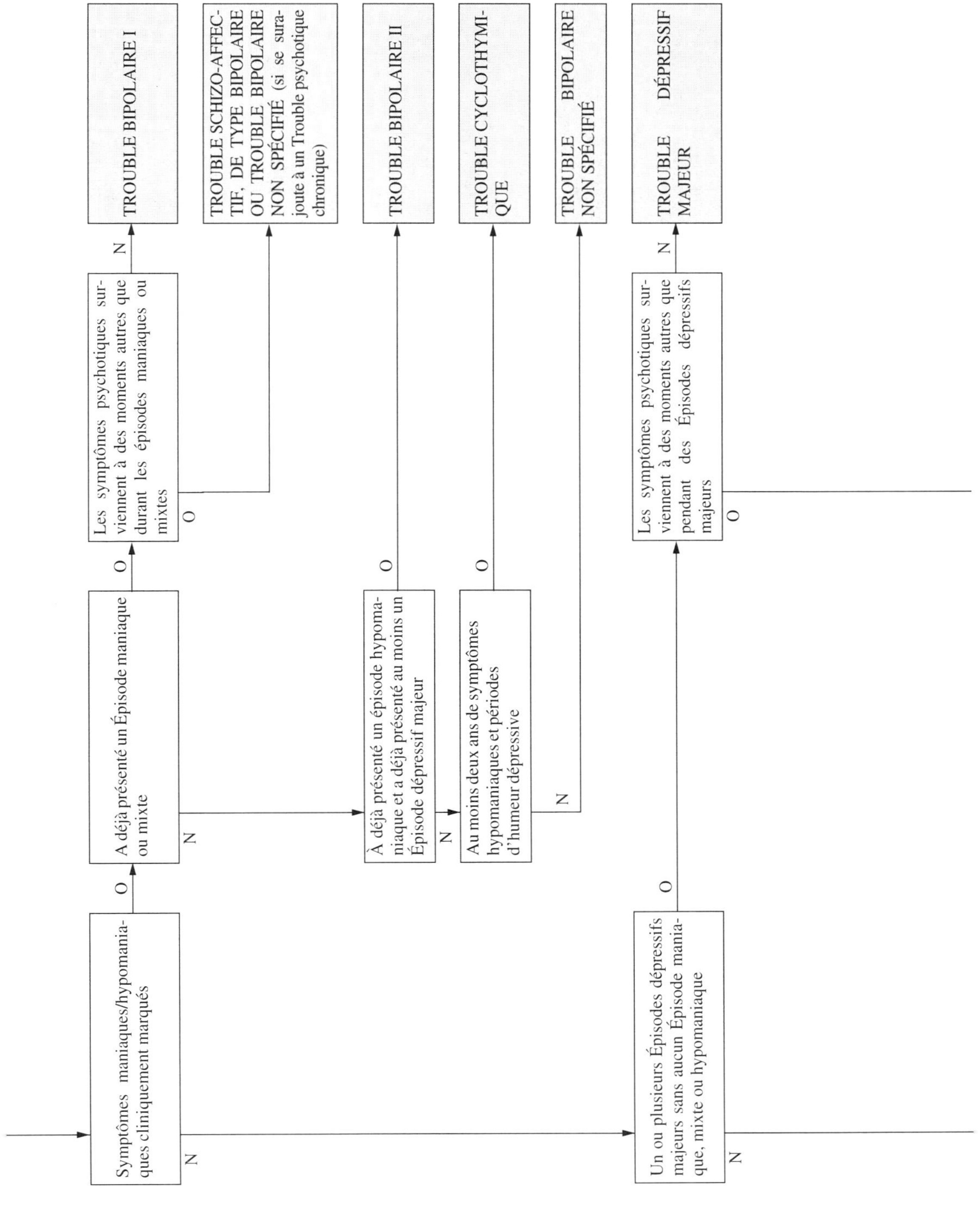

Symptômes maniaques/hypomaniaques cliniquement marqués
O
N
A déjà présenté un Épisode maniaque ou mixte
O
N
Les symptômes psychotiques surviennent à des moments autres que durant les épisodes maniaques ou mixtes
N
O
TROUBLE BIPOLAIRE I
TROUBLE SCHIZO-AFFECTIF, DE TYPE BIPOLAIRE OU TROUBLE BIPOLAIRE NON SPÉCIFIÉ (si se surajoute à un Trouble psychotique chronique)
À déjà présenté un épisode hypomaniaque et a déjà présenté au moins un Épisode dépressif majeur
O
N
TROUBLE BIPOLAIRE II
Au moins deux ans de symptômes hypomaniaques et périodes d'humeur dépressive
O
N
TROUBLE CYCLOTHYMIQUE
TROUBLE BIPOLAIRE NON SPÉCIFIÉ
Un ou plusieurs Épisodes dépressifs majeurs sans aucun Épisode maniaque, mixte ou hypomaniaque
O
N
Les symptômes psychotiques surviennent à des moments autres que pendant des Épisodes dépressifs majeurs
N
O
TROUBLE DÉPRESSIF MAJEUR

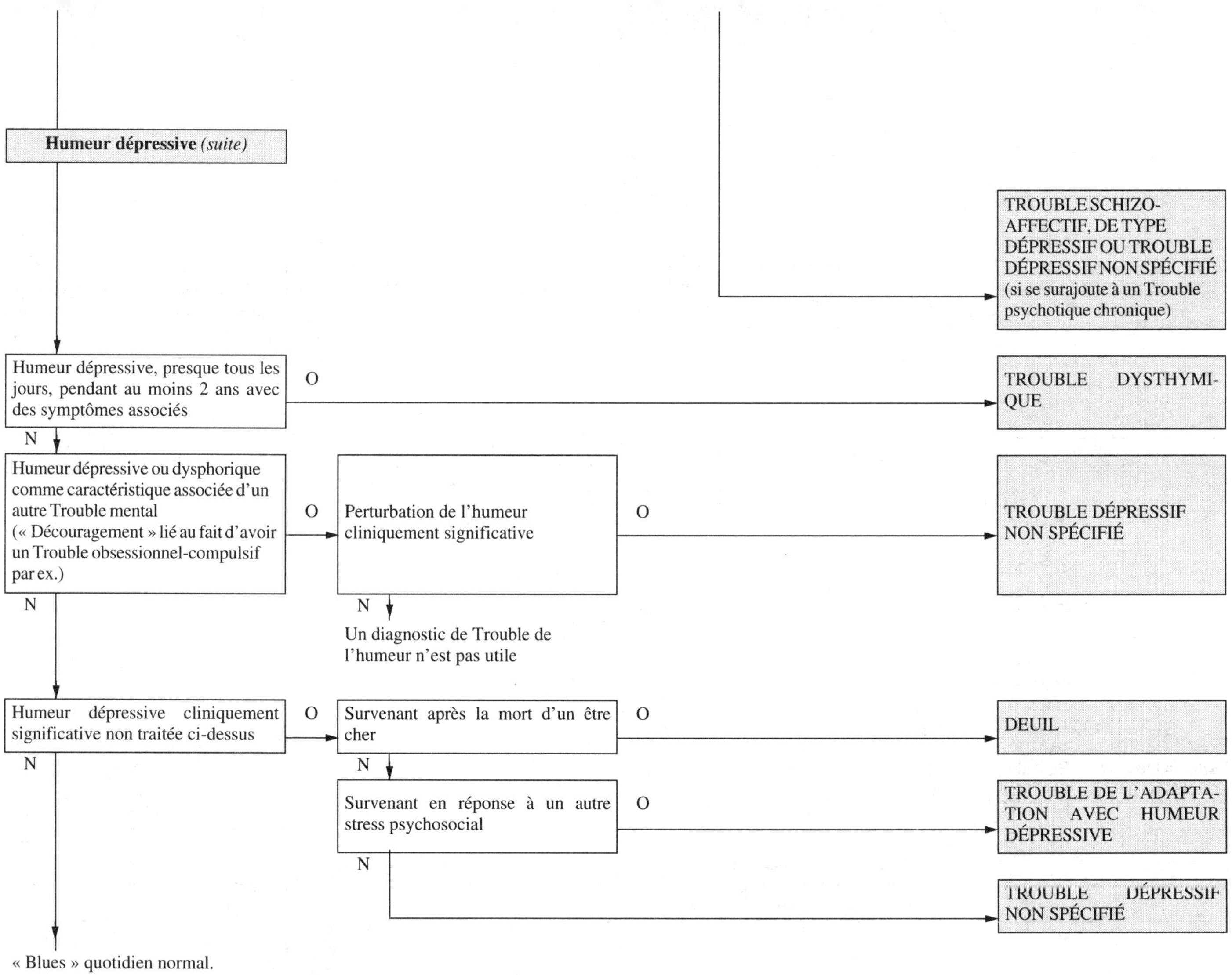
Humeur dépressive (suite)
Humeur dépressive, presque tous les jours, pendant au moins 2 ans avec des symptômes associés
O
N
Humeur dépressive ou dysphorique comme caractéristique associée d'un autre Trouble mental (« Découragement » lié au fait d'avoir un Trouble obsessionnel-compulsif par ex.)
O
N
Perturbation de l'humeur cliniquement significative
O
N
Un diagnostic de Trouble de l'humeur n'est pas utile
Humeur dépressive cliniquement significative non traitée ci-dessus
O
N
Survenant après la mort d'un être cher
O
N
Survenant en réponse à un autre stress psychosocial
O
N
« Blues » quotidien normal.
TROUBLE SCHIZO-AFFECTIF, DE TYPE DÉPRESSIF OU TROUBLE DÉPRESSIF NON SPÉCIFIÉ (si se surajoute à un Trouble psychotique chronique)
TROUBLE DYSTHYMIQUE
TROUBLE DÉPRESSIF NON SPÉCIFIÉ
DEUIL
TROUBLE DE L'ADAPTATION AVEC HUMEUR DÉPRESSIVE
TROUBLE DÉPRESSIF NON SPÉCIFIÉ

Arbre de décision pour une humeur élevée ou irritable

La plupart des individus connaissent au moins des moments où leur humeur est élevée avec un sentiment de légère euphorie. Aussi, nous pouvons tous devenir irritables en fonction des circonstances (par ex. manque de sommeil, embouteillages, pression d'une échéance). Cet arbre n'est pas destiné à être appliqué aux expériences de tous les jours d'humeur élevée, expansive ou irritable.

La première étape dans le diagnostic différentiel est de s'assurer que la perturbation de l'humeur n'est pas causée par une affection médicale générale ou par l'utilisation d'une substance. Le premier réflexe, en particulier lorsque le début des symptômes est tardif, est de mener une enquête médicale minutieuse et de déterminer si le sujet utilise des médicaments (ou des substances donnant lieu à un abus) qui pourraient être responsables des modifications de l'humeur. Chez les sujets plus jeunes, il existe toujours une forte possibilité que les modifications de l'humeur soient causées par les effets d'une Intoxication à une substance ou d'un Sevrage.

L'étape suivante consiste à déterminer si l'humeur élevée ou irritable s'intègre dans le cadre d'un épisode thymique (par ex. Épisode maniaque, hypomaniaque ou mixte). Ces épisodes ne sont pas cotés séparément dans le DSM-IV mais forment les pierres d'angle des Troubles bipolaires. Il doit être noté que les définitions des Épisodes maniaques et hypomaniaques reposent sur les mêmes symptômes. La frontière entre les deux dépend du jugement clinique sur la sévérité et les dysfonctionnements causés par la perturbation de l'humeur. Par définition, un épisode hypomaniaque n'entraîne pas une altération notable ou une détresse, et peut même être compatible avec une évolution sociale et des performances professionnelles. À la différence d'un Épisode maniaque, un Épisode mixte consiste en une période d'au moins une semaine pendant laquelle les critères d'un Épisode maniaque et ceux d'un Épisode dépressif majeur sont simultanément réunis.

Les Troubles bipolaires sont constitués de la combinaison d'Épisodes maniaque, mixte, hypomaniaque et dépressif majeur. Un Trouble bipolaire I consiste en au moins un Épisode maniaque ou mixte et (facultativement) un ou plusieurs épisodes dépressifs majeurs. Le terme « bipolaire » est utilisé même pour les sujets qui ont eu uniquement des Épisodes maniaques unipolaires (sans Épisode dépressif) car une grande majorité de ces sujets aura ultérieurement des épisodes dépressifs majeurs. Par ailleurs, leur évolution et les sanctions thérapeutiques sont identiques à celles des patients qui ont eu à la fois des Épisodes maniaques et dépressifs majeurs. Le Trouble bipolaire II consiste en un ou plusieurs épisodes dépressifs majeurs avec des épisodes hypomaniaques intercurrents. Le Trouble bipolaire II, l'un des rares diagnostics nouveaux du DSM-IV, a été introduit du fait de ses implications thérapeutiques (c'est-à-dire la nécessité d'être prudent dans l'utilisation des antidépresseurs en l'absence d'un thymorégulateur). Un Trouble cyclothymique est un trouble du spectre bipolaire, relativement peu fréquent, caractérisé par l'alternance de périodes d'hypomanie et de dépression moins sévères que lors d'un Épisode maniaque ou d'un Épisode dépressif majeur.

Le Trouble de la personnalité borderline est inclus dans cet arbre de décision car les sujets qui ont ce trouble de la personnalité ont constamment un type persistant d'humeur labile et irritable. Toutefois, il existe une tendance à diagnostiquer par excès un Trouble de la personnalité borderline chez des sujets qui traversent un épisode dépressif. Trop souvent, les cliniciens ont tendance à étiqueter « borderline » des patients bipolaires qui sont exigeants, irritables et irritants. Le diagnostic de Trouble de la personnalité borderline requiert qu'il y ait eu un début précoce et un fonctionnement persistant non limité aux épisodes thymiques. De façon similaire, les sujets qui, pendant un Épisode maniaque, sont désinhibés et ont une tolérance à la frustration basse, peuvent commettre des actes antisociaux qui ne doivent pas être confondus avec l'évolution chronique de ce type de comportements dans le Trouble de la personnalité antisociale.

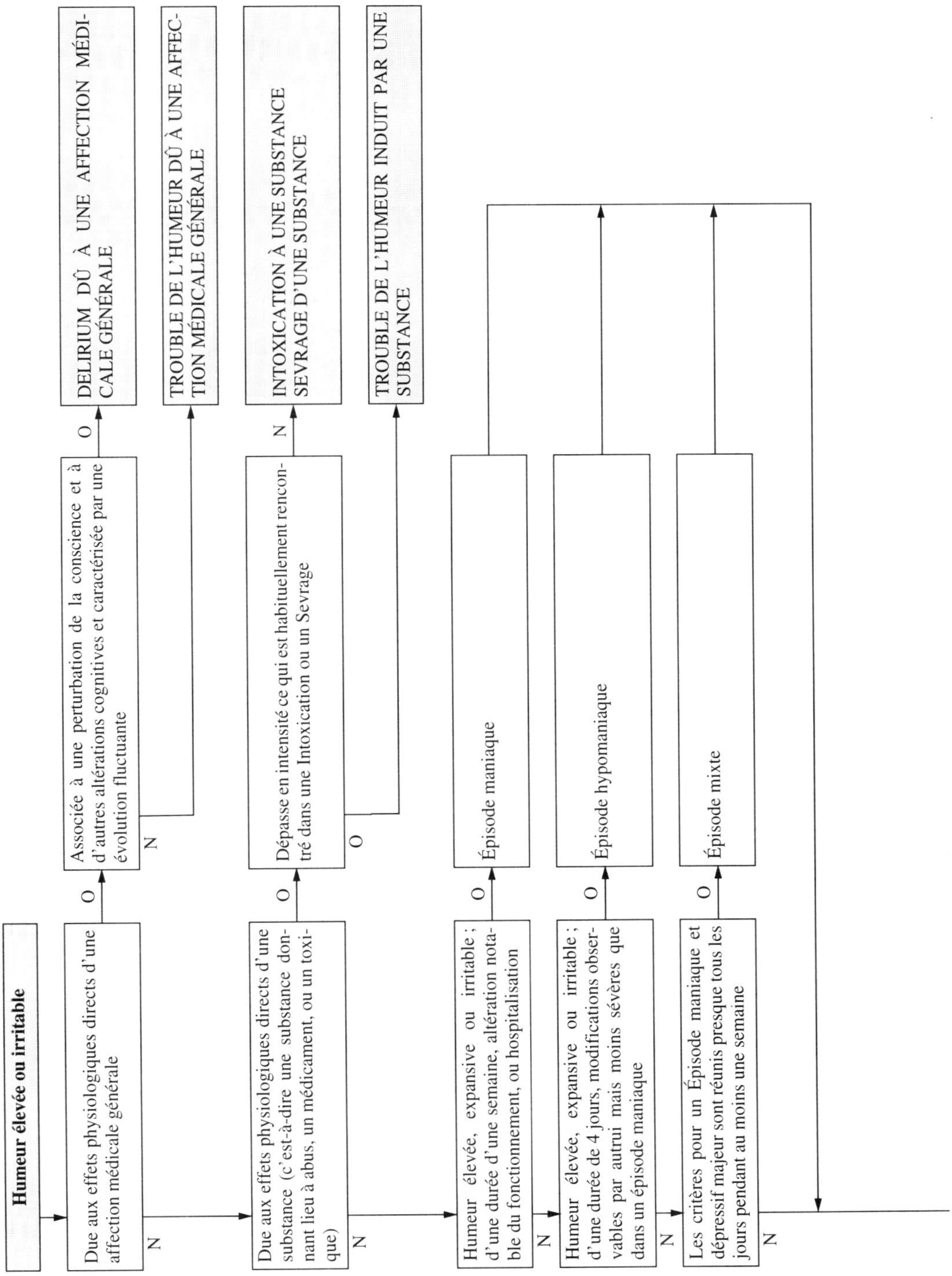
Humeur élevée ou irritable
Due aux effets physiologiques directs d'une affection médicale générale
O
N
Associée à une perturbation de la conscience et à d'autres altérations cognitives et caractérisée par une évolution fluctuante
O
N
DELIRIUM DÛ À UNE AFFECTION MÉDICALE GÉNÉRALE
TROUBLE DE L'HUMEUR DÛ À UNE AFFECTION MÉDICALE GÉNÉRALE
Due aux effets physiologiques directs d'une substance (c'est-à-dire une substance donnant lieu à abus, un médicament, ou un toxique)
O
N
Dépasse en intensité ce qui est habituellement rencontré dans une Intoxication ou un Sevrage
N
O
INTOXICATION À UNE SUBSTANCE SEVRAGE D'UNE SUBSTANCE
TROUBLE DE L'HUMEUR INDUIT PAR UNE SUBSTANCE
Humeur élevée, expansive ou irritable ; d'une durée d'une semaine, altération notable du fonctionnement, ou hospitalisation
O
N
Épisode maniaque
Humeur élevée, expansive ou irritable ; d'une durée de 4 jours, modifications observables par autrui mais moins sévères que dans un épisode maniaque
O
N
Épisode hypomaniaque
Les critères pour un Épisode maniaque et dépressif majeur sont réunis presque tous les jours pendant au moins une semaine
O
N
Épisode mixte

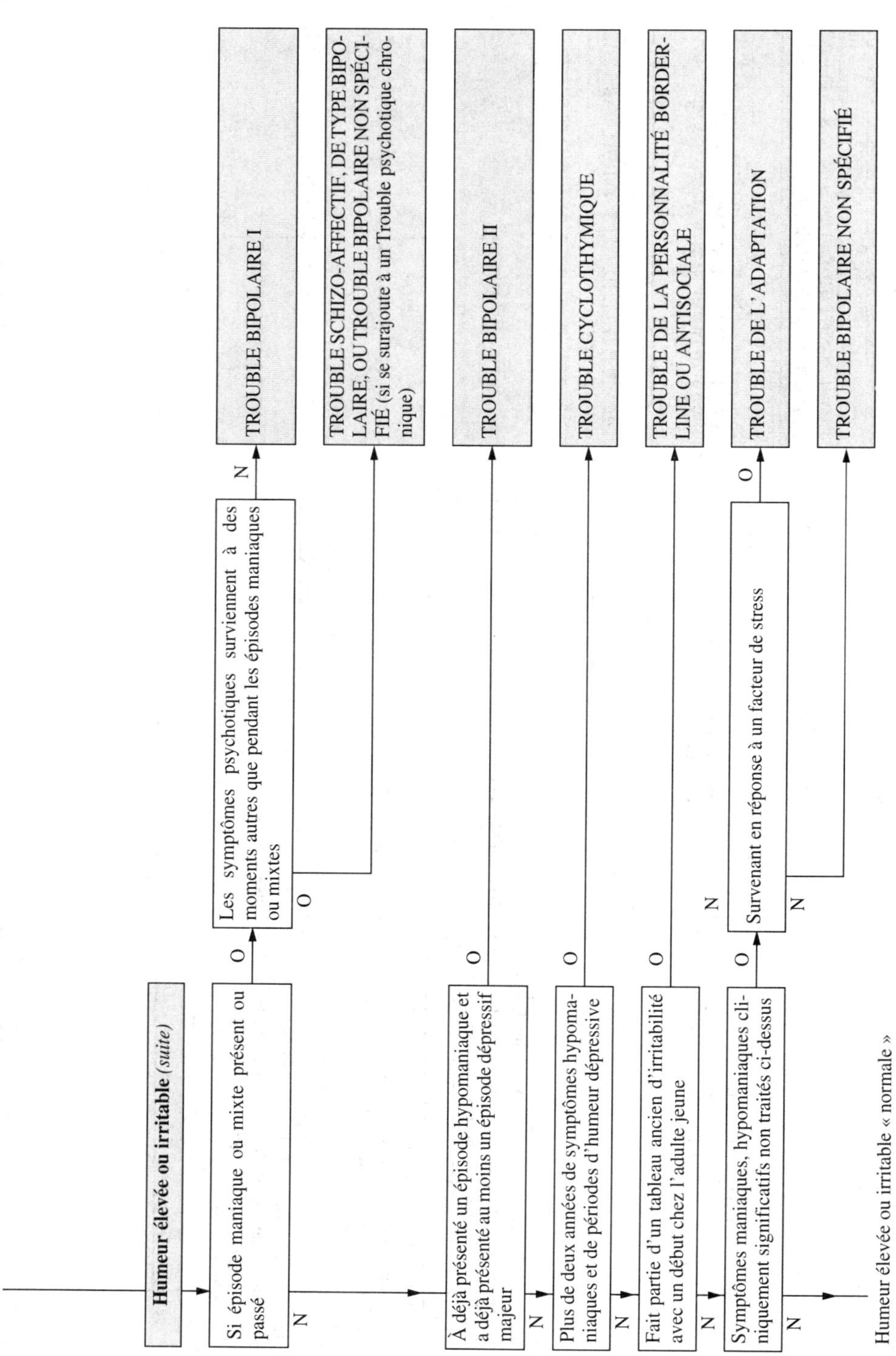
Humeur élevée ou irritable (suite)
Si épisode maniaque ou mixte présent ou passé
O
N
Les symptômes psychotiques surviennent à des moments autres que pendant les épisodes maniaques ou mixtes
N
O
TROUBLE BIPOLAIRE I
TROUBLE SCHIZO-AFFECTIF, DE TYPE BIPOLAIRE, OU TROUBLE BIPOLAIRE NON SPÉCIFIÉ (si se surajoute à un Trouble psychotique chronique)
À déjà présenté un épisode hypomaniaque et a déjà présenté au moins un épisode dépressif majeur
O
N
TROUBLE BIPOLAIRE II
Plus de deux années de symptômes hypomaniaques et de périodes d'humeur dépressive
O
N
TROUBLE CYCLOTHYMIQUE
Fait partie d'un tableau ancien d'irritabilité avec un début chez l'adulte jeune
O
N
TROUBLE DE LA PERSONNALITÉ BORDERLINE OU ANTISOCIALE
Symptômes maniaques, hypomaniaques cliniquement significatifs non traités ci-dessus
O
N
Survenant en réponse à un facteur de stress
O
N
TROUBLE DE L'ADAPTATION
TROUBLE BIPOLAIRE NON SPÉCIFIÉ
Humeur élevée ou irritable « normale »

Arbre de décision pour une hypersomnie

Une hypersomnie est définie par un sommeil excessif, qui se traduit par des épisodes de sommeil prolongés ou un sommeil diurne excessif survenant presque tous les jours. On doit noter qu'un diagnostic d'hypersomnie ne doit être envisagé que si le sujet a régulièrement dormi pendant des périodes suffisantes ; les sujets ne sont pas qualifiés d'hypersomniaques s'ils ont été privés de sommeil, soit du fait d'une insomnie, soit du fait de leurs impératifs de vie. Des drogues donnant lieu à un abus et de nombreux médicaments (éventuellement en automédication) ont comme effet indésirable notable l'hypersomnie. Pour les drogues donnant lieu à un abus, un diagnostic d'Intoxication à une substance ou un diagnostic de Sevrage d'une substance suffit typiquement à expliquer l'hypersomnie. Le diagnostic de Trouble du sommeil induit par une substance ne doit être envisagé que si l'hypersomnie justifie une attention clinique particulière et se situe au-delà de ce qui est attendu compte tenu de la substance utilisée. Un diagnostic de Trouble du sommeil induit par une substance peut également être porté pour une hypersomnie cliniquement significative liée aux médicaments.

Vous devez alors éliminer une affection médicale générale comme cause de l'hypersomnie. Un Trouble du sommeil lié à la respiration (par ex. apnées du sommeil) est l'affection médicale générale la plus fréquemment diagnostiquée comme étant responsable de troubles du sommeil. Toutefois, du fait de l'importance particulière de ce diagnostic différentiel, le DSM-IV fournit des codes et des descriptions séparés pour les Troubles du sommeil liés à la respiration et la Narcolepsie et les distingue donc des Troubles du sommeil dus à une affection médicale générale. Le diagnostic de Delirium doit également être envisagé, car il est très fréquemment associé à des perturbations du sommeil.

L'étape suivante dans l'évaluation consiste à déterminer si l'hypersomnie est un symptôme d'un autre trouble mental. Un certain nombre de troubles mentaux peuvent en effet être à l'origine d'une hypersomnie, particulièrement les formes atypiques d'épisodes dépressifs retrouvées dans les Troubles dépressifs majeurs et les Troubles bipolaires I et II. Un diagnostic séparé d'hypersomnie liée à un autre trouble mental ne doit être envisagé que si l'hypersomnie est suffisamment sévère pour motiver une attention clinique particulière. Un sommeil diurne excessif peut également être une caractéristique de certains Troubles du sommeil spécifiques, comme la Parasomnie, et le Trouble du sommeil lié au rythme circadien.

Dans de tels cas, on ne porte pas un diagnostic séparé d'Hypersomnie primaire. La localisation de l'Hypersomnie primaire vers la fin de cet arbre de décision est destinée à souligner qu'il s'agit d'un diagnostic d'exclusion qui ne peut être porté que lorsque toutes les causes spécifiques d'hypersomnie ont été éliminées.

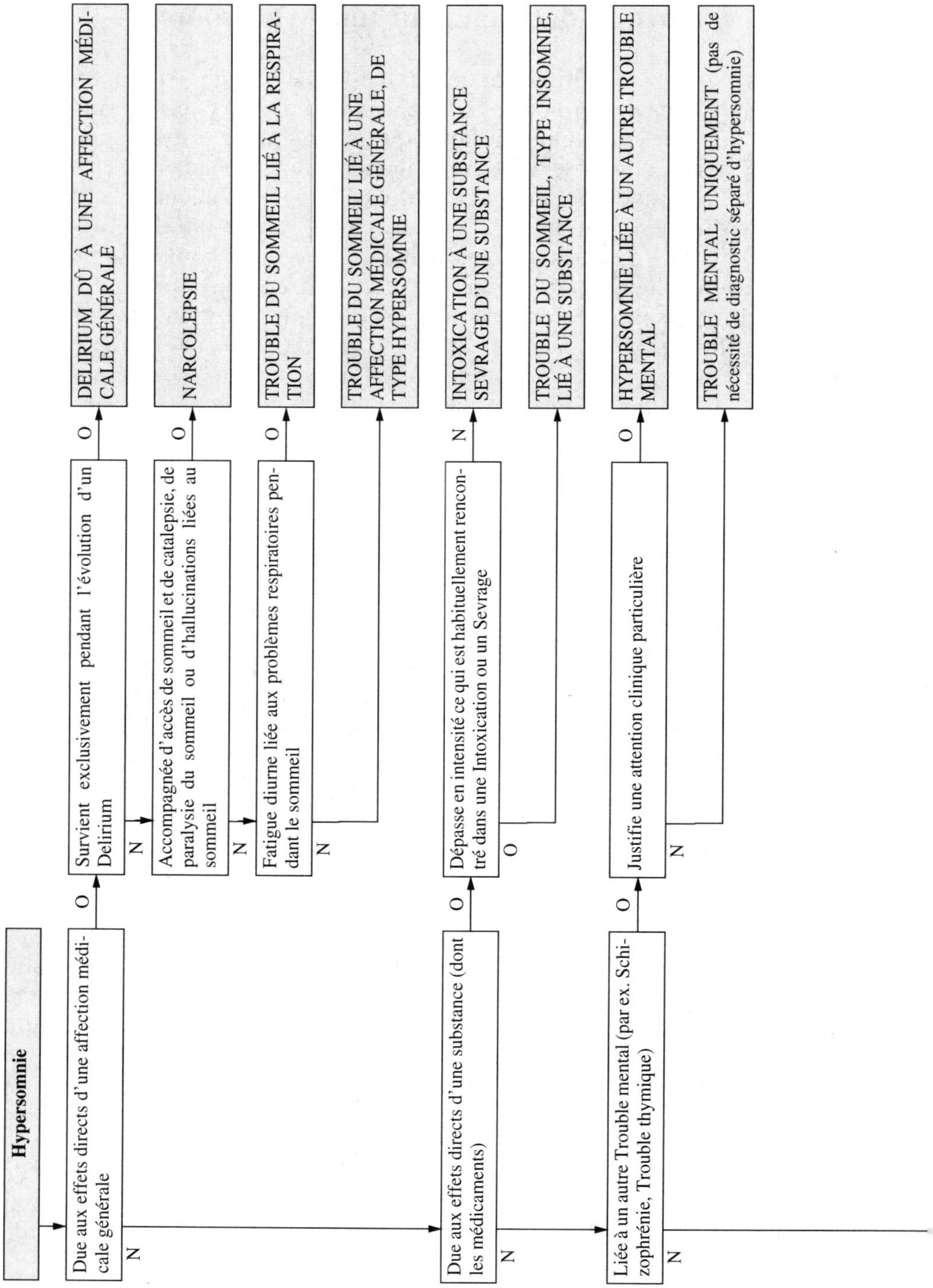
Hypersomnie
Due aux effets directs d'une affection médicale générale
O
Survient exclusivement pendant l'évolution d'un Delirium
O
DELIRIUM DÛ À UNE AFFECTION MÉDICALE GÉNÉRALE
N
Accompagnée d'accès de sommeil et de catalepsie, de paralysie du sommeil ou d'hallucinations liées au sommeil
O
NARCOLEPSIE
N
Fatigue diurne liée aux problèmes respiratoires pendant le sommeil
O
TROUBLE DU SOMMEIL LIÉ À LA RESPIRATION
N
TROUBLE DU SOMMEIL LIÉ À UNE AFFECTION MÉDICALE GÉNÉRALE, DE TYPE HYPERSOMNIE
N
Due aux effets directs d'une substance (dont les médicaments)
O
Dépasse en intensité ce qui est habituellement rencontré dans une Intoxication ou un Sevrage
N
INTOXICATION À UNE SUBSTANCE SEVRAGE D'UNE SUBSTANCE
O
TROUBLE DU SOMMEIL, TYPE INSOMNIE, LIÉ À UNE SUBSTANCE
N
Liée à un autre Trouble mental (par ex. Schizophrénie, Trouble thymique)
O
Justifie une attention clinique particulière
O
HYPERSOMNIE LIÉE À UN AUTRE TROUBLE MENTAL
N
TROUBLE MENTAL UNIQUEMENT (pas de nécessité de diagnostic séparé d'hypersomnie)
N

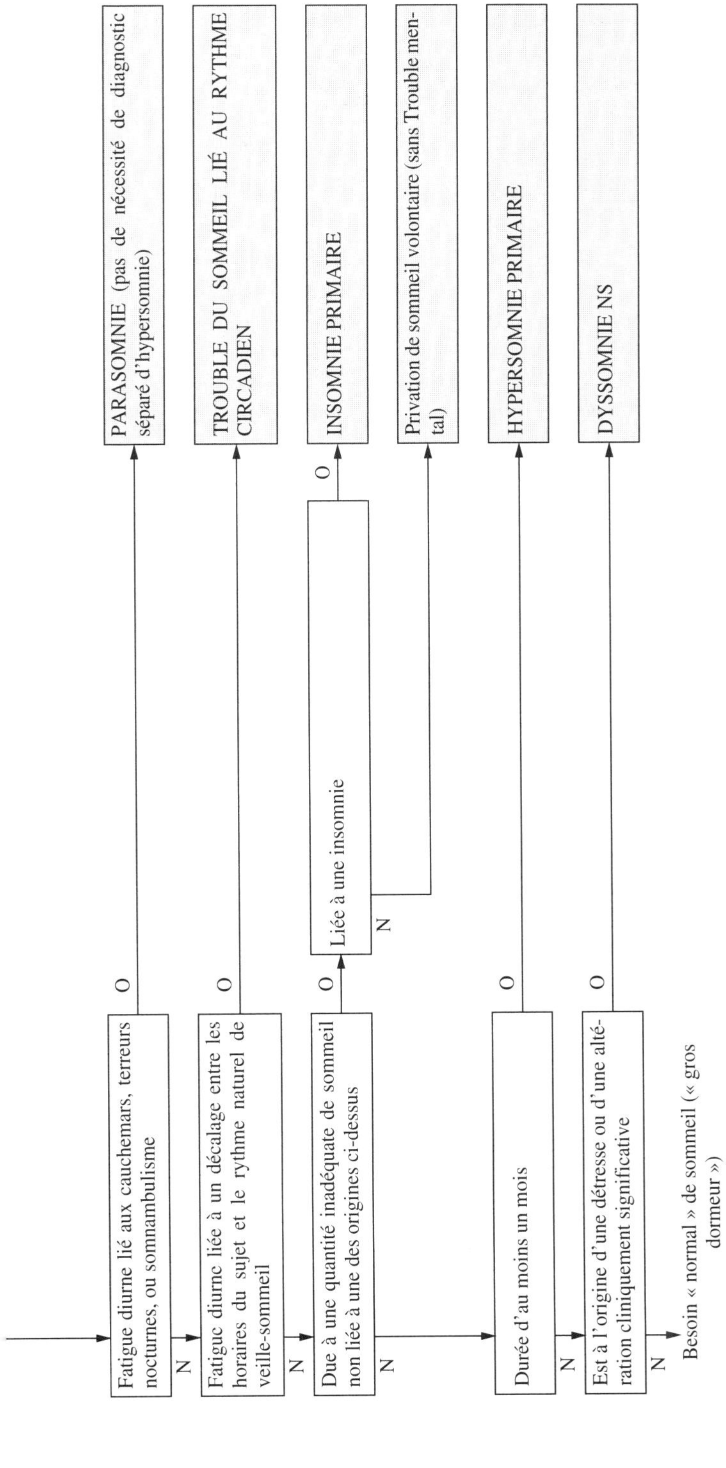
Fatigue diurne lié aux cauchemars, terreurs nocturnes, ou somnambulisme
O
PARASOMNIE (pas de nécessité de diagnostic séparé d'hypersomnie)
N
Fatigue diurne liée à un décalage entre les horaires du sujet et le rythme naturel de veille-sommeil
O
TROUBLE DU SOMMEIL LIÉ AU RYTHME CIRCADIEN
N
Due à une quantité inadéquate de sommeil non liée à une des origines ci-dessus
O
Liée à une insomnie
O
INSOMNIE PRIMAIRE
N
Privation de sommeil volontaire (sans Trouble mental)
N
Durée d'au moins un mois
O
HYPERSOMNIE PRIMAIRE
N
Est à l'origine d'une détresse ou d'une altération cliniquement significative
O
DYSSOMNIE NS
N
Besoin « normal » de sommeil (« gros dormeur »)

Arbre de décision pour idées délirantes

Une erreur fréquente concernant le diagnostic différentiel des idées délirantes consiste à affirmer qu'une croyance inhabituelle (du moins du point de vue du clinicien) est nécessairement une idée délirante. Ce genre d'erreur peut être évité grâce à l'application attentive de la définition d'une idée délirante selon les critères du DSM-IV :

> Croyance erronée fondée sur une déduction incorrecte concernant la réalité extérieure, fermement soutenue en dépit de l'opinion très généralement partagée et de tout ce qui constitue une preuve incontestable et évidente du contraire. Il ne s'agit pas d'une croyance habituellement acceptée par les autres membres du groupe ou du sous-groupe culturel du sujet (par ex. il ne s'agit pas d'un article de foi religieuse). Quand une croyance erronée implique un jugement de valeur, on ne la considère comme une idée délirante que si le jugement est tellement excessif qu'il dépasse toute crédibilité. C'est parfois le comportement de l'individu qui vient témoigner de l'existence d'une conviction délirante. Il est souvent difficile de distinguer une idée délirante d'une idée surinvestie (dans laquelle une croyance ou une idée déraisonnable existe mais sans être aussi fermement soutenue que dans le cas d'une idée délirante).

Différents aspects de cette définition sont utiles à retenir lorsqu'il s'agit de déterminer si un patient est délirant. Les convictions délirantes restent inchangées malgré les preuves irréfutables de leur caractère non plausible, et le sujet reste totalement convaincu de leur véracité, rejetant énergiquement toute explication alternative. Afin de décider si une croyance est suffisamment figée et fausse pour être considérée comme délirante, vous devez d'abord établir qu'il existe une perception erronée de la réalité et ensuite déterminer la force de cette conviction. Il peut être utile de demander au patient de parler en détails de sa conviction car c'est souvent dans de petits détails que les erreurs de déduction deviennent apparentes. Pour évaluer la force de la conviction délirante, vous devez proposer des explications alternatives (par ex. la possibilité qu'on ait pu raccrocher le téléphone parce qu'on a fait un faux numéro). Le patient qui ne peut pas admettre que ces explications soient possibles est très probablement délirant. Si vous n'êtes pas familier avec les croyances caractéristiques de la culture ou du passé religieux du sujet, un entretien avec une personne familière de la culture du sujet peut être utile afin d'éviter le diagnostic par excès d'idées délirantes. Dans notre expérience, l'erreur la plus fréquente est un diagnostic par excès plutôt qu'un diagnostic par défaut de l'existence d'idées délirantes, et dans les cas incertains, il faut accorder au patient le bénéfice du doute.

Une fois que la présence d'idées délirantes a été établie, la tâche suivante consiste à déterminer lequel des nombreux troubles possibles du DSM-IV peut expliquer ces idées. Le fond et la forme d'une idée délirante sont bien moins importants pour établir un diagnostic que le contexte dans lequel elle survient. L'erreur diagnostique la plus commune ici est de négliger le rôle parfois capital des substances (dont les médicaments) et des affections médicales générales pour expliquer les idées délirantes. Chez les sujets plus jeunes présentant des idées délirantes, il est important de recueillir attentivement les antécédents et de dépister l'utilisation de drogue, afin d'éliminer le rôle des substances donnant lieu à un abus. Un début initial des symptômes délirants chez un sujet plus âgé doit faire envisager l'existence d'une affection médicale générale sous-jacente ou l'effet secondaire d'un médicament.

Une fois qu'une affection médicale générale et l'effet d'une substance ont été éliminés comme étant à l'origine du trouble, la tâche suivante est de déterminer s'il existe des symptômes thymiques cliniquement significatifs. La présence d'un Épisode dépressif majeur, maniaque ou mixte fait évoquer la possibilité que les idées délirantes s'intègrent dans le cadre d'un Trouble de l'humeur avec caractéristiques psychotiques ou d'un Trouble schizo-affectif. Le diagnostic différentiel dépend ici de l'évolution chronologique des idées délirantes et des symptômes thymiques. Si les idées délirantes sont limitées exclusivement à l'épisode thymique, le diagnostic est celui d'un Trouble de l'humeur avec caractéristiques psychotiques. D'autre part, si les idées délirantes et d'autres symptômes psychotiques surviennent avant ou après l'épisode thymique, le diagnostic peut être soit celui d'une Schizophrénie, soit celui d'un Trouble délirant, soit encore celui d'un Trouble schizo-affectif, selon l'importance relative des symptômes thymiques par rapport aux symptômes psychotiques. Le diagnostic est celui de Schizophrénie ou de Trouble délirant si les symptômes thymiques ont une durée brève par rapport à la durée totale des symptômes psychotiques (par ex. quelques mois de symptômes thymiques au cours d'un Trouble psychotique chronique). En revanche, le diagnostic est celui d'un Trouble schizo-affectif si les épisodes thymiques sont présents pendant une durée significative du tableau clinique (par ex. une perturbation psychotique de 2 ans avec des symptômes thymiques d'une durée de 1 an).

Une fois que vous avez éliminé des épisodes thymiques significatifs, le diagnostic différentiel dépend du tableau symptomatique et de la durée du trouble. La distinction entre Schizophrénie et Trouble délirant repose généralement sur l'existence d'au moins un autre symptôme (par ex., hallucinations, discours désorganisé, comportement désorganisé, symptômes négatifs). Toutefois, occasionnellement la frontière diagnostique entre Schizophrénie et Trouble délirant dépend uniquement du contenu des idées délirantes, un contenu bizarre faisant éliminer le Trouble délirant.

La durée de l'épisode est ce qui distingue la Schizophrénie du Trouble schizophréniforme et du Trouble psychotique bref. Une durée d'au plus 1 mois fera porter le diagnostic de Trouble psychotique bref ; une durée de 1 à 6 mois sera en faveur d'un Trouble schizophréniforme, et une durée de plus de 6 mois fera porter le diagnostic de Schizophrénie.

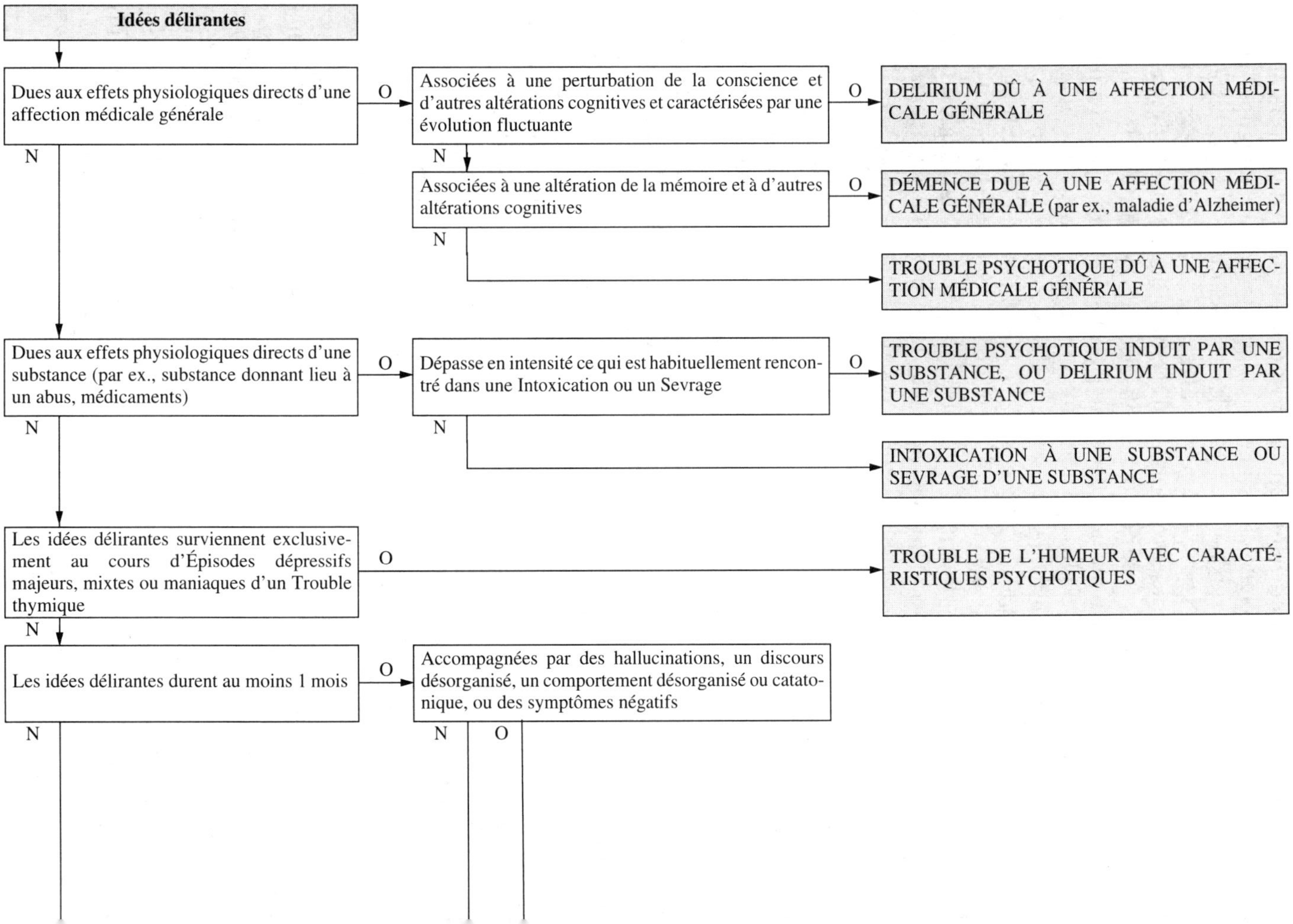
Idées délirantes
Dues aux effets physiologiques directs d'une affection médicale générale
O
Associées à une perturbation de la conscience et d'autres altérations cognitives et caractérisées par une évolution fluctuante
O
DELIRIUM DÛ À UNE AFFECTION MÉDICALE GÉNÉRALE
N
Associées à une altération de la mémoire et à d'autres altérations cognitives
O
DÉMENCE DUE À UNE AFFECTION MÉDICALE GÉNÉRALE (par ex., maladie d'Alzheimer)
N
TROUBLE PSYCHOTIQUE DÛ À UNE AFFECTION MÉDICALE GÉNÉRALE
N
Dues aux effets physiologiques directs d'une substance (par ex., substance donnant lieu à un abus, médicaments)
O
Dépasse en intensité ce qui est habituellement rencontré dans une Intoxication ou un Sevrage
O
TROUBLE PSYCHOTIQUE INDUIT PAR UNE SUBSTANCE, OU DELIRIUM INDUIT PAR UNE SUBSTANCE
N
INTOXICATION À UNE SUBSTANCE OU SEVRAGE D'UNE SUBSTANCE
N
Les idées délirantes surviennent exclusivement au cours d'Épisodes dépressifs majeurs, mixtes ou maniaques d'un Trouble thymique
O
TROUBLE DE L'HUMEUR AVEC CARACTÉRISTIQUES PSYCHOTIQUES
N
Les idées délirantes durent au moins 1 mois
O
Accompagnées par des hallucinations, un discours désorganisé, un comportement désorganisé ou catatonique, ou des symptômes négatifs
N
O
N

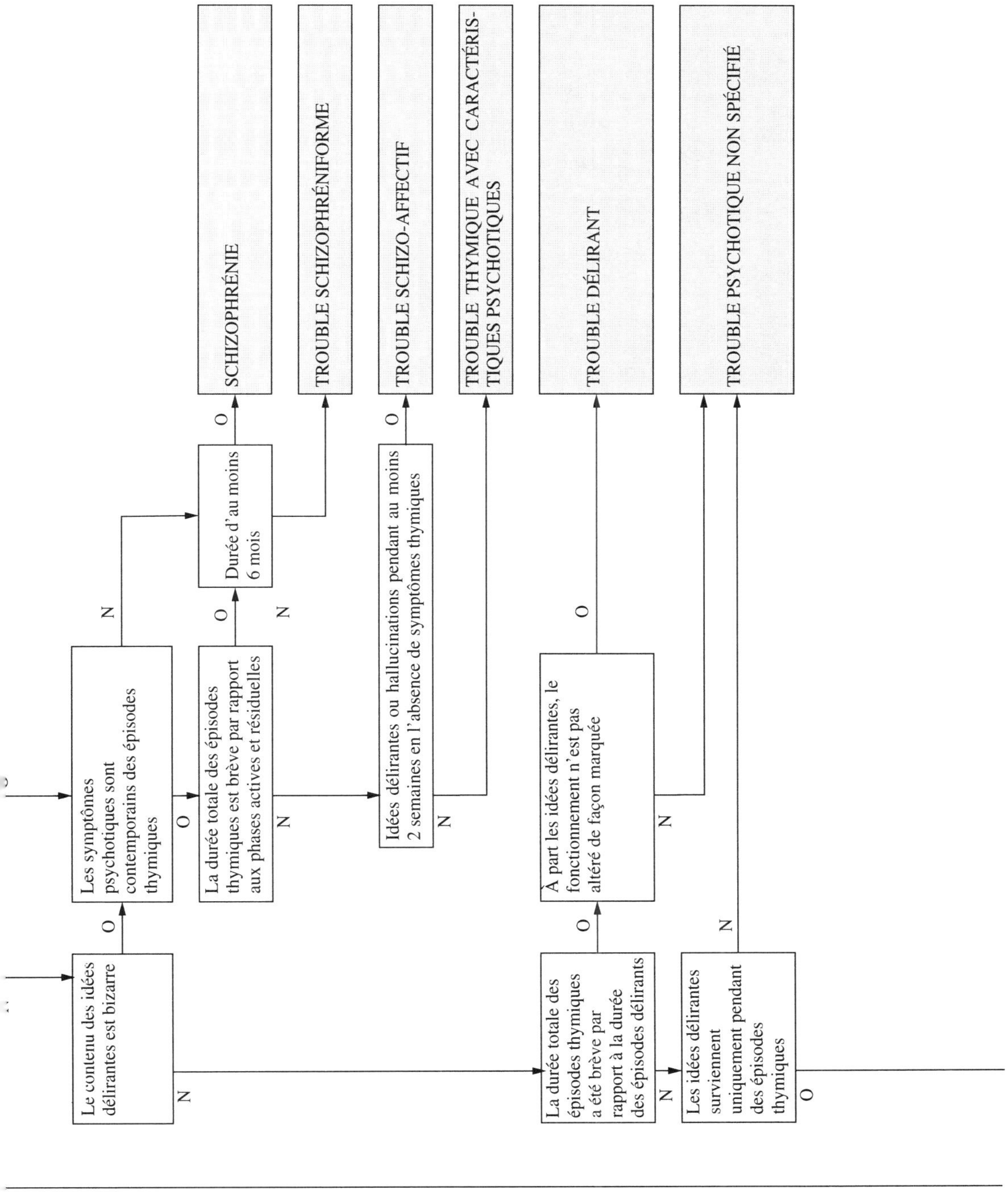
Le contenu des idées délirantes est bizarre
Les symptômes psychotiques sont contemporains des épisodes thymiques
La durée totale des épisodes thymiques est brève par rapport aux phases actives et résiduelles
Durée d'au moins 6 mois
SCHIZOPHRÉNIE
TROUBLE SCHIZOPHRÉNIFORME
Idées délirantes ou hallucinations pendant au moins 2 semaines en l'absence de symptômes thymiques
TROUBLE SCHIZO-AFFECTIF
TROUBLE THYMIQUE AVEC CARACTÉRISTIQUES PSYCHOTIQUES
La durée totale des épisodes thymiques a été brève par rapport à la durée des épisodes délirants
À part les idées délirantes, le fonctionnement n'est pas altéré de façon marquée
TROUBLE DÉLIRANT
Les idées délirantes surviennent uniquement pendant des épisodes thymiques
TROUBLE PSYCHOTIQUE NON SPÉCIFIÉ

Idées délirantes *(suite)*
Durée supérieure à une journée mais inférieure à un mois
O
N
TROUBLE DE L'HUMEUR AVEC CARACTÉRISTIQUES PSYCHOTIQUES
TROUBLE PSYCHOTIQUE BREF
TROUBLE PSYCHOTIQUE NON SPÉCIFIÉ

Arbre de décision pour idées ou tentatives de suicide

Lorsqu'on évalue le risque suicidaire, il est important de déterminer le caractère contrôlable des pensées suicidaires, à quel point des projets suicidaires ont été évoqués et mis en acte, la disponibilité de moyens permettant un geste suicidaire, le caractère létal de la méthode envisagée, le caractère contrôlable des impulsions, la présence de symptômes psychotiques, l'existence de pensées et de tentatives de suicide antérieures, une histoire familiale de comportements suicidaires et l'utilisation de substances actuelle ou passée. Le risque suicidaire se situe dans un continuum qui va des souhaits récurrents de mourir, aux sentiments que les autres seraient soulagés par sa propre mort (« pensées suicidaires passives »), à l'expression de projets suicidaires et jusqu'aux comportements suicidaires.

La plupart des individus associent le suicide aux Troubles de l'humeur, peut-être du fait même que les comportements suicidaires contribuent à définir les Épisodes dépressifs majeurs. Bien que le suicide soit sans aucun doute une complication importante des Troubles de l'humeur, comme l'illustre cet arbre de décision, le risque de suicide doit être pris en compte dans de nombreux troubles du DSM-IV. De plus, le risque de suicide augmente beaucoup quand le patient présente plus d'un trouble, car chacun de ces troubles peut contribuer indépendamment au risque (par ex. un tableau particulièrement fréquent et à risque suicidaire associe Trouble dépressif majeur, Dépendance à l'alcool et Trouble de la personnalité borderline).

Le comportement suicidaire peut être la conséquence de symptômes autres que l'humeur dépressive. Par exemple, un comportement suicidaire peut être la conséquence d'un délire ou d'hallucinations infligeant des ordres (comme dans la Schizophrénie ou les Troubles de l'humeur avec caractéristiques psychotiques), peut être lié à une confusion ou à d'autres altérations cognitives (comme dans le Delirium, la Démence, l'Intoxication ou le Sevrage d'une substance), ou peut être encore le résultat d'une désinhibition (comme dans l'Épisode maniaque, l'Intoxication par une substance ou le Trouble de la personnalité antisociale).

Les Troubles de la personnalité borderline et antisociale ont un risque de mort par suicide de 5 % à 10 %, résultant probablement de l'impulsivité, de l'humeur labile, d'une faible tolérance à la frustration et d'une appétence élevée pour les substances. De même, le Trouble des conduites est un important prédicteur du suicide chez les adolescents, particulièrement lorsqu'il est associé à l'utilisation de substances et à des symptômes thymiques.

Certains patients considèrent le suicide comme une solution à une situation qui leur semble sans solution (par ex. symptômes comme douleur, insomnie, attaques de panique ou bien problèmes tels chômage ou divorce). Les deux stratégies cliniques qui doivent être mises en place dans ce cas sont l'institution d'un traitement rapidement efficace pour le symptôme spécifique et une évaluation extensive à la recherche d'autres complications possibles (par ex. Trouble dépressif majeur, Abus de substance).

L'évaluation d'idées et de comportements suicidaires doit prendre en compte le fait que de tels symptômes sont souvent feints pour obtenir une hospitalisation ou pour résoudre d'autres problèmes existentiels. Les patients apprennent rapidement « l'efficacité » d'une phrase telle que « Je veux me tuer » afin d'influencer les cliniciens, les membres de leur famille et d'autres individus qui comptent dans leur vie. Dans la Simulation, la motivation est un gain externe manifeste (par ex. être transféré de la prison à l'hôpital, trouver un endroit où passer la nuit). En revanche, la motivation du Trouble factice est un besoin psychologique de jouer le rôle de malade, spécialement pour les individus qui tentent de faire de l'hôpital leur domicile plus ou moins permanent.

Les Troubles de l'adaptation concernent les sujets qui présentent des idées ou comportements suicidaires en réponse à des stress psychosociaux et en l'absence d'autres symptômes qui pourraient justifier un diagnostic de trouble spécifique du DSM-IV. Ce diagnostic est le plus souvent utilisé pour décrire les comportements suicidaires de l'adolescent.

Bien qu'il s'agisse d'un sujet controversé, il nous semble qu'il existe certaines circonstances extrêmes (par ex. une maladie incurable en phase terminale) dans lesquelles le désir de se tuer ne relève pas nécessairement d'un trouble mental. Cependant, avant d'arriver à cette conclusion, il est indispensable d'avoir réalisé une évaluation approfondie en ayant éliminé toutes les autres causes d'idées suicidaires pouvant bénéficier d'un traitement (par ex. Dépression, Douleur, Insomnie, Psychose, Delirium).

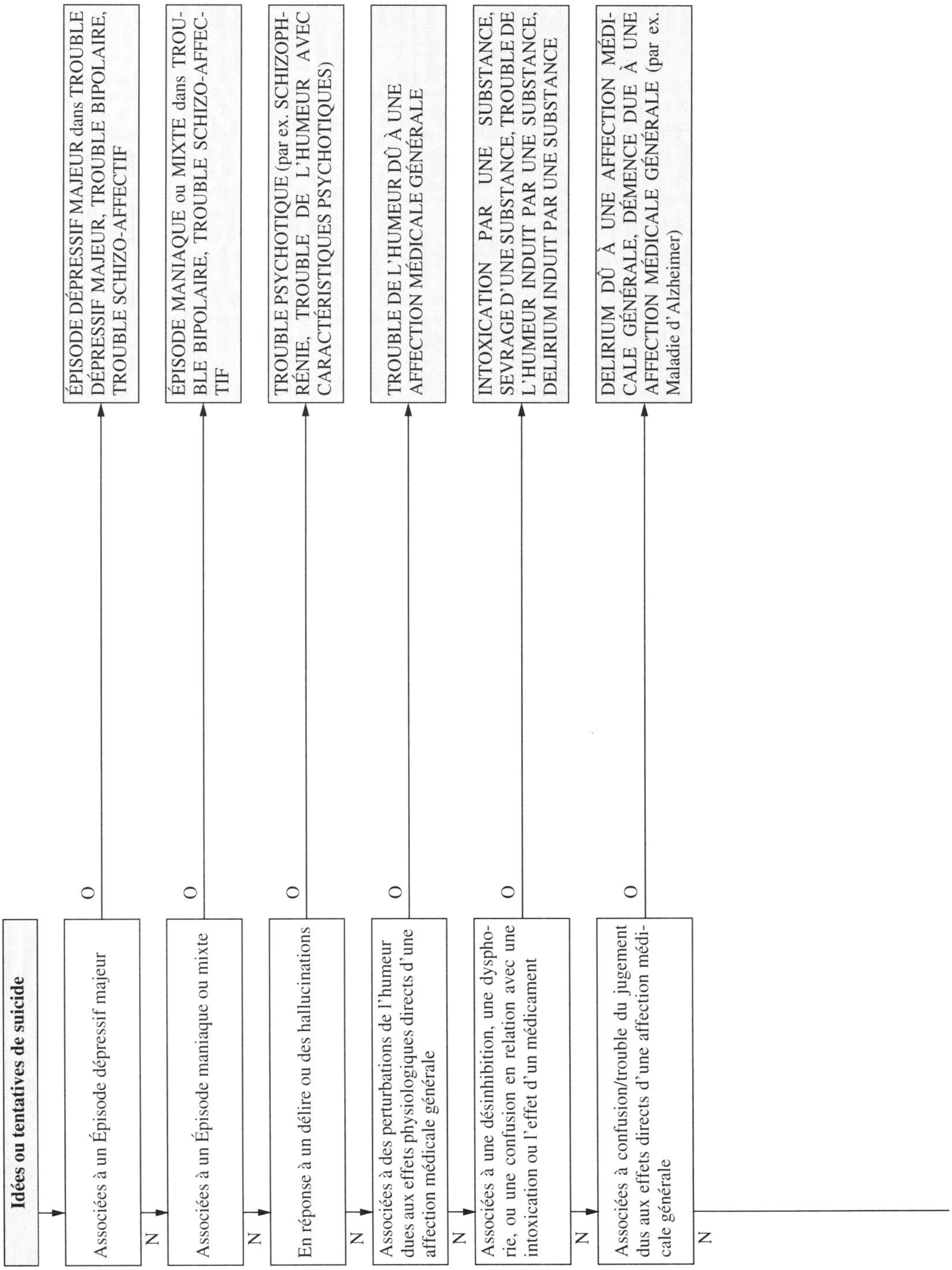
Idées ou tentatives de suicide
Associées à un Épisode dépressif majeur
O
ÉPISODE DÉPRESSIF MAJEUR dans TROUBLE DÉPRESSIF MAJEUR, TROUBLE BIPOLAIRE, TROUBLE SCHIZO-AFFECTIF
N
Associées à un Épisode maniaque ou mixte
O
ÉPISODE MANIAQUE ou MIXTE dans TROUBLE BIPOLAIRE, TROUBLE SCHIZO-AFFECTIF
N
En réponse à un délire ou des hallucinations
O
TROUBLE PSYCHOTIQUE (par ex. SCHIZOPHRÉNIE, TROUBLE DE L'HUMEUR AVEC CARACTÉRISTIQUES PSYCHOTIQUES)
N
Associées à des perturbations de l'humeur dues aux effets physiologiques directs d'une affection médicale générale
O
TROUBLE DE L'HUMEUR DÛ À UNE AFFECTION MÉDICALE GÉNÉRALE
N
Associées à une désinhibition, une dysphorie, ou une confusion en relation avec une intoxication ou l'effet d'un médicament
O
INTOXICATION PAR UNE SUBSTANCE, SEVRAGE D'UNE SUBSTANCE, TROUBLE DE L'HUMEUR INDUIT PAR UNE SUBSTANCE, DELIRIUM INDUIT PAR UNE SUBSTANCE
N
Associées à confusion/trouble du jugement dus aux effets directs d'une affection médicale générale
O
DELIRIUM DÛ À UNE AFFECTION MÉDICALE GÉNÉRALE, DÉMENCE DUE À UNE AFFECTION MÉDICALE GÉNÉRALE (par ex. Maladie d'Alzheimer)
N

Idées ou tentatives de suicide *(suite)*

- La motivation est de mettre fin à des symptômes psychiatriques sans solution (par ex. insomnie, attaques de panique) — O → TROUBLE DOULOUREUX, TROUBLE DU SOMMEIL, TROUBLE PANIQUE
- N ↓ Liées à une irritabilité, une agressivité, une impulsivité et des problèmes légaux — O → TROUBLE DES CONDUITES, PERSONNALITÉ ANTISOCIALE
- N ↓ Liées à un tableau chronique associant une peur de l'abandon, une angoisse intense, et un faible contrôle des impulsions — O → TROUBLE DE LA PERSONNALITÉ BORDERLINE
- N ↓ La motivation est un gain externe ou le besoin de jouer le rôle de malade — O → TROUBLE FACTICE, SIMULATION
- N ↓ Perte de moral associée avec un trouble mental ou une affection médicale générale — O → TROUBLE DE L'ADAPTATION
- N ↓ En réponse à un stress psychosocial et comportement non expliqué par un autre trouble mental spécifique — O → TROUBLE DE L'ADAPTATION
- N ↓ La motivation est de mettre fin à des symptômes physiques sans solution ou à leurs conséquences (par ex. cancer en phase terminale) — O → Pas de nécessité d'un diagnostic de trouble mental

Arbre de décision pour impulsivité

Le comportement impulsif est une complication non spécifique de nombreux troubles psychiatriques. Il requiert un diagnostic et un traitement urgents, car il peut induire une morbidité et une mortalité considérables. Néanmoins, il faut savoir qu'un certain degré « d'impulsivité » est normal (et même souhaitable). Ainsi, un manque total de spontanéité est lui-même considéré comme un symptôme de plusieurs pathologies (par ex. Schizophrénie, Trouble de la personnalité obsessionnel-compulsif). Pour être considérée comme pathologique, l'impulsivité doit être persistante, sévère et doit induire une souffrance et un dysfonctionnement cliniquement significatifs. Nous mettons aussi en garde contre la tendance à « médicaliser » à outrance le comportement impulsif et à le considérer trop facilement comme la manifestation d'un trouble mental. De nombreux exemples extrêmes de perte de contrôle de l'impulsivité (comme le meurtre) ne sont en effet pas nécessairement des indices de pathologie mentale et peuvent simplement traduire par exemple un comportement criminel.

L'utilisation de substances est probablement la cause la plus fréquente et la plus délétère de l'impulsivité dans notre société. Devant tout comportement impulsif, elle doit être considérée tant comme une cause unique éventuelle que comme un facteur contributif. Les affections médicales générales peuvent aussi conduire à la perte du contrôle des impulsions : l'impulsivité s'accompagne alors souvent de troubles du jugement et d'autres symptômes cognitifs, qui permettent de porter le diagnostic de Delirium ou de Démence. Quand une affection médicale générale conduit à une impulsivité qui survient en l'absence de troubles cognitifs cliniquement significatifs, le diagnostic de Modification de la personnalité due à une affection médicale générale (habituellement de type désinhibé ou agressif) doit être retenu.

Certains troubles sont caractérisés par une impulsivité qui ne survient qu'au cours d'épisodes aigus. Quand on a pu éliminer les diagnostics d'utilisation de substances et l'affection médicale générale, l'étape suivante est de déterminer si le tableau comporte des symptômes qui pourraient conduire au diagnostic de Trouble de l'humeur, de Schizophrénie ou d'un autre Trouble psychotique. L'impulsivité chronique à début précoce est plus fréquemment associée à un Trouble : Déficit de l'attention/hyperactivité, à un Troubles des conduites, à un Trouble de la personnalité de type antisocial ou à un Trouble de la personnalité de type borderline. D'autres troubles sont caractérisés par des comportements spécifiques, parfois conceptualisés comme une altération du contrôle des impulsions : Paraphilies, Troubles des conduites alimentaires, Dépendance à une substance, Jeu pathologique et Trouble explosif intermittent.

Le DSM-IV comporte une section résiduelle pour les Troubles des contrôles des impulsions non classés ailleurs, qui comprend Kleptomanie, Pyromanie et Trichotillomanie. Le point commun de ces troubles est une altération des capacités à contrôler des impulsions spécifiques (conduisant à voler, mettre le feu ou s'arracher les cheveux), qui présente les caractéristiques suivantes : le sujet ressent une tension, suivie par un sentiment de plaisir ou de diminution de la tension lorsque l'acte est accompli. Le DSM-IV distingue le comportement impulsif, dans lequel la motivation est le plaisir ou la diminution de la tension, du comportement compulsif (comme dans le Trouble obsessionnel-compulsif) dans lequel la motivation est la diminution de la souffrance et de l'anxiété. En pratique, cependant, il est souvent difficile de distinguer la diminution de la tension de la diminution de l'anxiété, et les rapports entre comportements impulsifs et compulsifs sont loin d'être clairs. Cette ambiguïté explique l'usage incorrect fréquent du mot « compulsif » pour des comportements qui sont habituellement considérés comme impulsifs, tels le jeu, l'alimentation, l'absorption de médicaments, les dépenses ou les comportements sexuels à caractère compulsif.

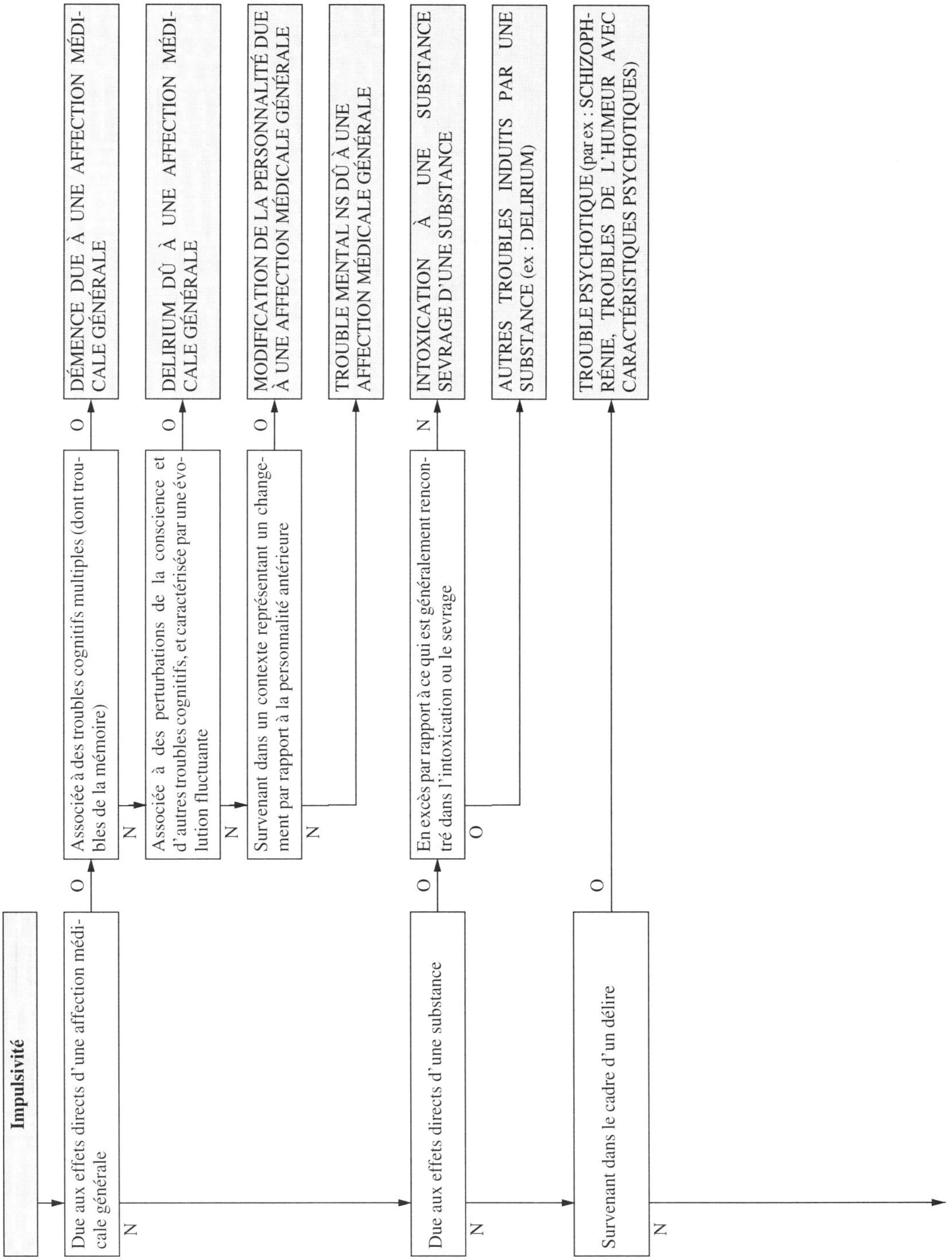
Impulsivité
Due aux effets directs d'une affection médicale générale
O
Associée à des troubles cognitifs multiples (dont troubles de la mémoire)
O
DÉMENCE DUE À UNE AFFECTION MÉDICALE GÉNÉRALE
N
Associée à des perturbations de la conscience et d'autres troubles cognitifs, et caractérisée par une évolution fluctuante
O
DELIRIUM DÛ À UNE AFFECTION MÉDICALE GÉNÉRALE
N
Survenant dans un contexte représentant un changement par rapport à la personnalité antérieure
O
MODIFICATION DE LA PERSONNALITÉ DUE À UNE AFFECTION MÉDICALE GÉNÉRALE
N
TROUBLE MENTAL NS DÛ À UNE AFFECTION MÉDICALE GÉNÉRALE
N
Due aux effets directs d'une substance
O
En excès par rapport à ce qui est généralement rencontré dans l'intoxication ou le sevrage
N
INTOXICATION À UNE SUBSTANCE SEVRAGE D'UNE SUBSTANCE
O
AUTRES TROUBLES INDUITS PAR UNE SUBSTANCE (ex : DELIRIUM)
N
Survenant dans le cadre d'un délire
O
TROUBLE PSYCHOTIQUE (par ex : SCHIZOPHRÉNIE, TROUBLES DE L'HUMEUR AVEC CARACTÉRISTIQUES PSYCHOTIQUES)
N

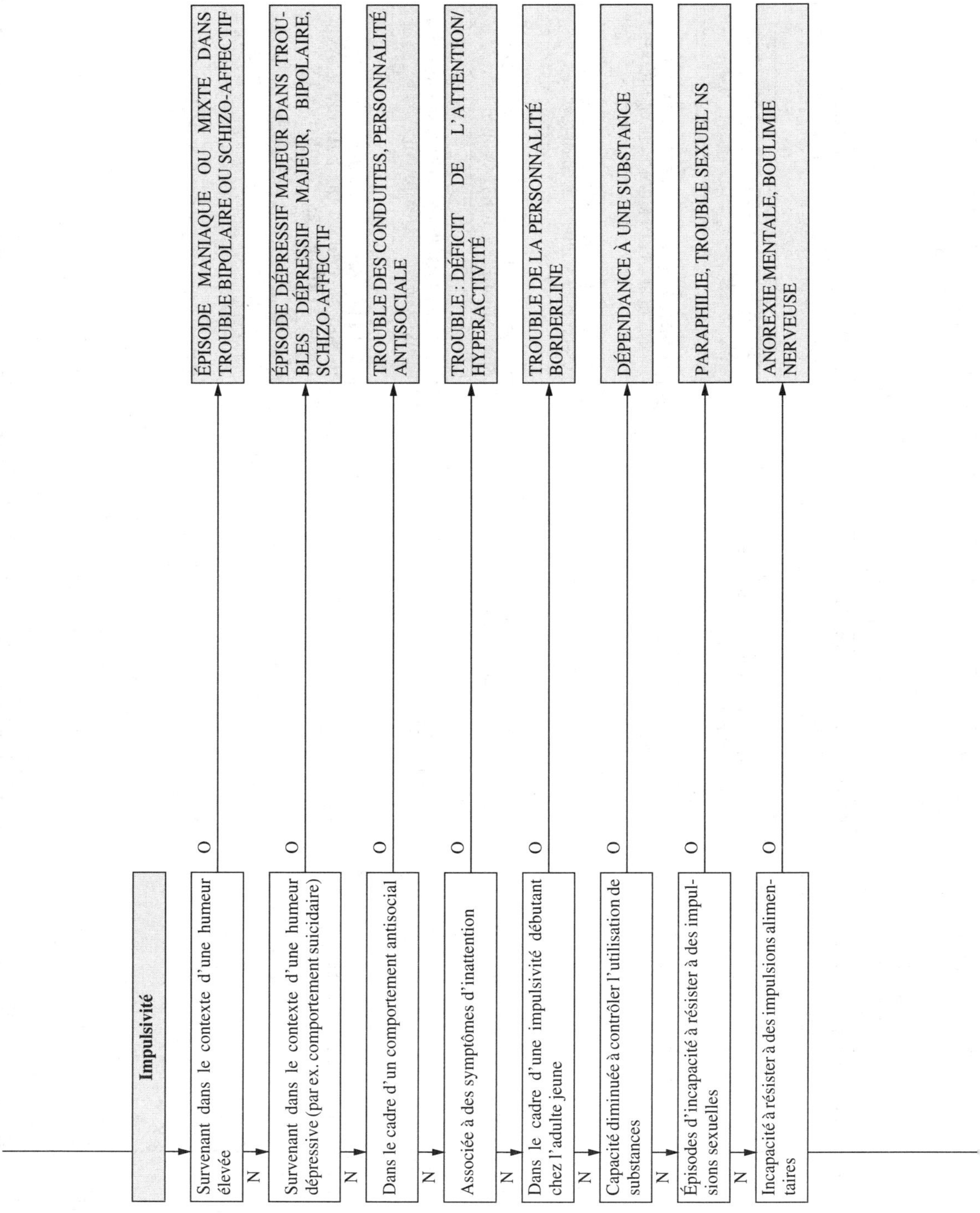
Impulsivité
Survenant dans le contexte d'une humeur élevée
O
ÉPISODE MANIAQUE OU MIXTE DANS TROUBLE BIPOLAIRE OU SCHIZO-AFFECTIF
N
Survenant dans le contexte d'une humeur dépressive (par ex. comportement suicidaire)
O
ÉPISODE DÉPRESSIF MAJEUR DANS TROUBLES DÉPRESSIF MAJEUR, BIPOLAIRE, SCHIZO-AFFECTIF
N
Dans le cadre d'un comportement antisocial
O
TROUBLE DES CONDUITES, PERSONNALITÉ ANTISOCIALE
N
Associée à des symptômes d'inattention
O
TROUBLE : DÉFICIT DE L'ATTENTION/ HYPERACTIVITÉ
N
Dans le cadre d'une impulsivité débutant chez l'adulte jeune
O
TROUBLE DE LA PERSONNALITÉ BORDERLINE
N
Capacité diminuée à contrôler l'utilisation de substances
O
DÉPENDANCE À UNE SUBSTANCE
N
Épisodes d'incapacité à résister à des impulsions sexuelles
O
PARAPHILIE, TROUBLE SEXUEL NS
N
Incapacité à résister à des impulsions alimentaires
O
ANOREXIE MENTALE, BOULIMIE NERVEUSE

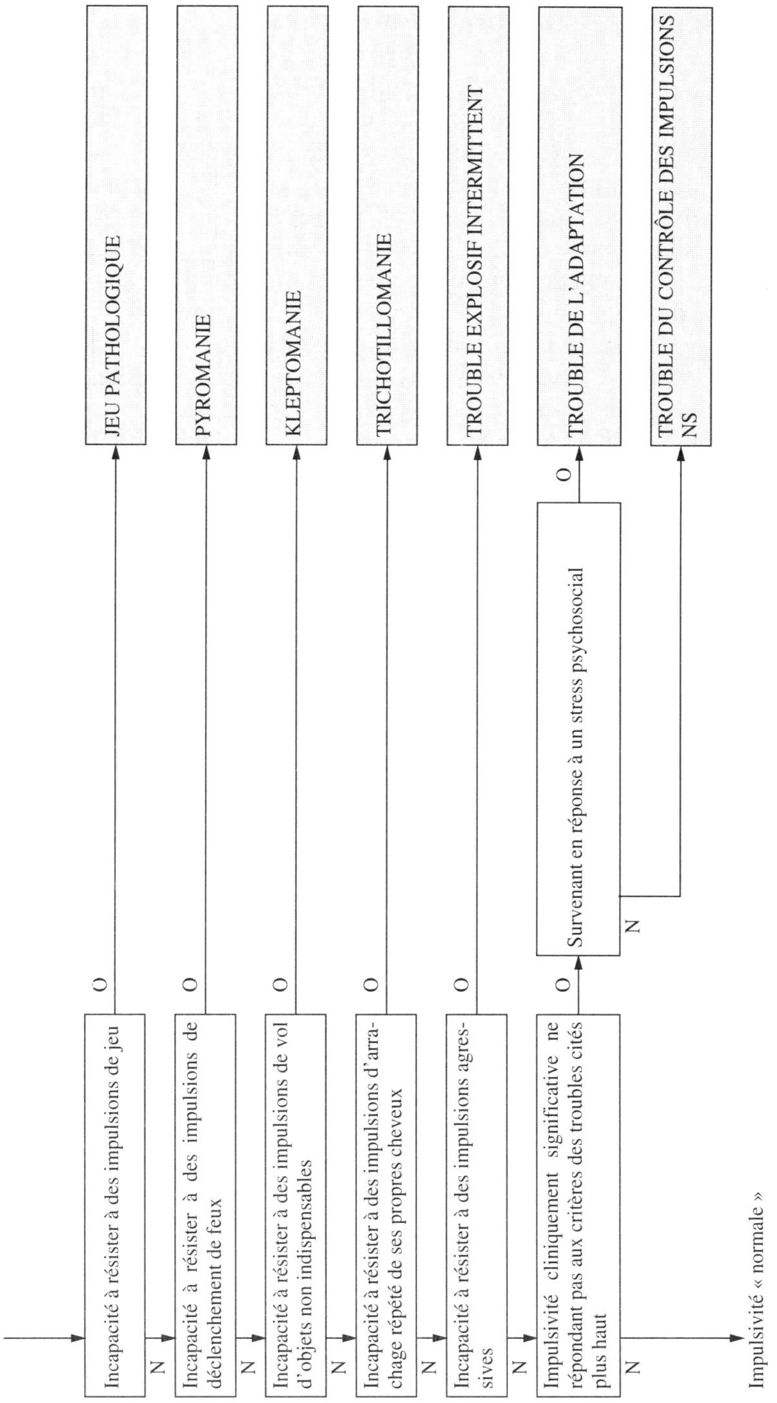
Incapacité à résister à des impulsions de jeu
O
JEU PATHOLOGIQUE
N
Incapacité à résister à des impulsions de déclenchement de feux
O
PYROMANIE
N
Incapacité à résister à des impulsions de vol d'objets non indispensables
O
KLEPTOMANIE
N
Incapacité à résister à des impulsions d'arrachage répété de ses propres cheveux
O
TRICHOTILLOMANIE
N
Incapacité à résister à des impulsions agressives
O
TROUBLE EXPLOSIF INTERMITTENT
N
Impulsivité cliniquement significative ne répondant pas aux critères des troubles cités plus haut
O
Survenant en réponse à un stress psychosocial
O
TROUBLE DE L'ADAPTATION
N
TROUBLE DU CONTRÔLE DES IMPULSIONS NS
N
Impulsivité « normale »

Arbre de décision pour insomnie

L'insomnie est définie dans le DSM-IV comme une « difficulté à s'endormir ou une difficulté à rester endormi ou par un sommeil de qualité médiocre ». Après avoir éliminé une affection médicale générale ou l'utilisation de substances (en particulier caféine, alcool ou médicaments) comme étiologies de l'insomnie, vous devez vous demander si l'insomnie est un symptôme d'un autre trouble mental. En effet, différents troubles mentaux peuvent avoir l'insomnie comme symptôme de premier plan, particulièrement le Trouble dépressif majeur, les Troubles bipolaires I et II, la Schizophrénie, les États de stress post-traumatique et d'autres Troubles anxieux. Un diagnostic séparé d'insomnie liée à un autre trouble mental, associé au diagnostic d'un autre trouble psychiatrique n'est habituellement pas nécessaire et ne doit être envisagé que si l'insomnie est suffisamment sévère pour justifier un examen clinique particulier. L'insomnie peut aussi traduire un trouble du sommeil plus spécifique (par ex. Parasomnies et Trouble du sommeil lié au rythme circadien), et dans ce cas ne justifie pas un diagnostic séparé.

Comme pour l'hypersomnie primaire, la place de l'insomnie primaire à la fin de l'arbre de décision souligne qu'il s'agit d'un diagnostic d'exclusion, c'est-à-dire un diagnostic qui ne peut être retenu qu'après avoir éliminé toutes les autres causes d'insomnie. Les sujets présentant une insomnie primaire ont souvent une hygiène de sommeil médiocre (par ex. siestes au cours de la journée, caféine ou activités stimulantes avant le coucher) et/ou ont développé une peur conditionnée de ne pas pouvoir dormir lorsqu'ils sont couchés.

Des difficultés d'endormissement (ou de maintien du sommeil) peuvent survenir au cours de la vie de tout un chacun, particulièrement en rapport avec des facteurs de stress psychosociaux ou avec l'âge. L'insomnie ne doit être considérée comme un symptôme d'un trouble mental que si elle est sévère, prolongée, et si elle induit une souffrance ou un dysfonctionnement cliniquement significatifs.

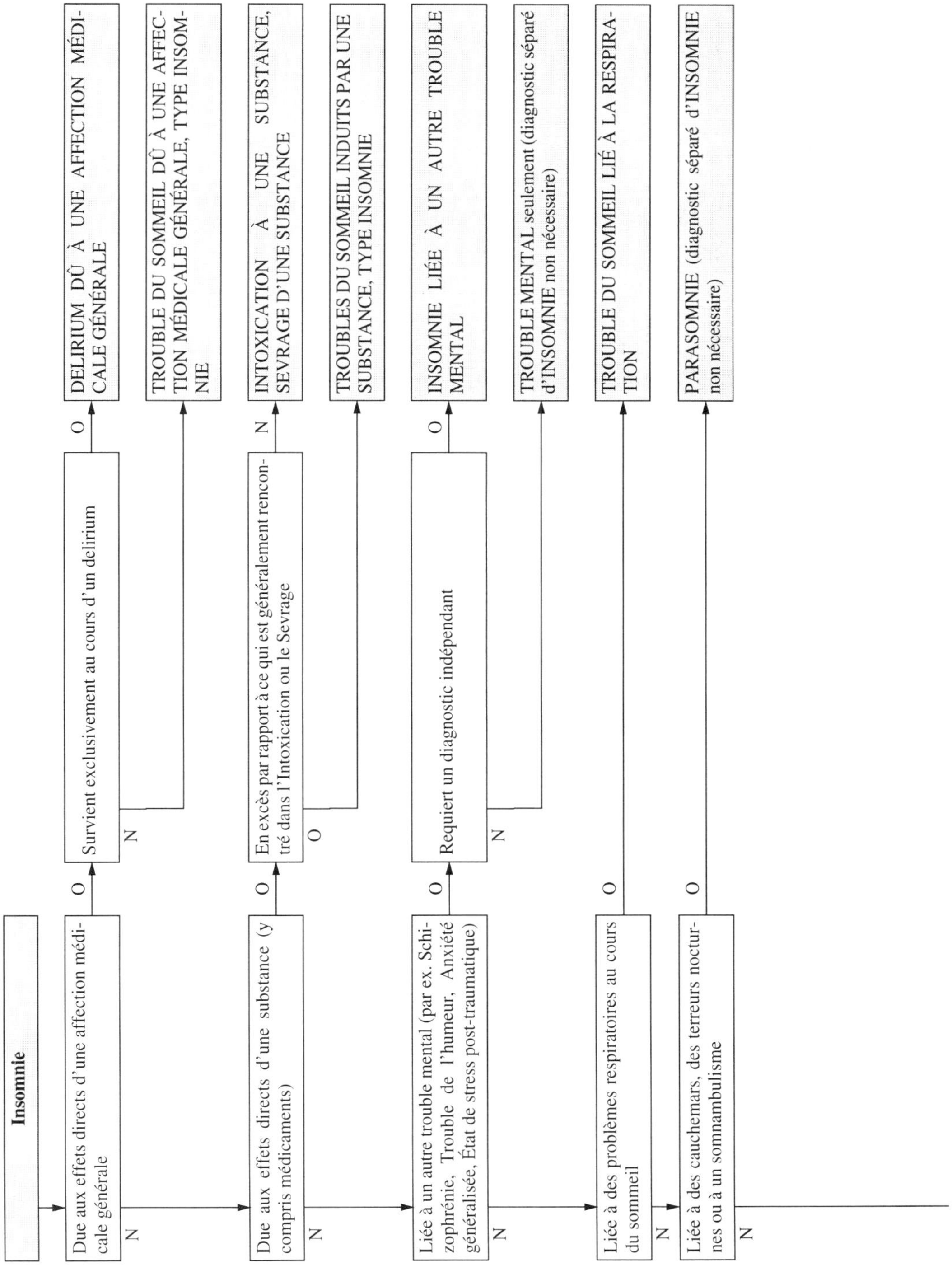
Insomnie
Due aux effets directs d'une affection médicale générale
O
N
Survient exclusivement au cours d'un delirium
O
N
DELIRIUM DÛ À UNE AFFECTION MÉDICALE GÉNÉRALE
TROUBLE DU SOMMEIL DÛ À UNE AFFECTION MÉDICALE GÉNÉRALE, TYPE INSOMNIE
Due aux effets directs d'une substance (y compris médicaments)
O
N
En excès par rapport à ce qui est généralement rencontré dans l'Intoxication ou le Sevrage
N
O
INTOXICATION À UNE SUBSTANCE, SEVRAGE D'UNE SUBSTANCE
TROUBLES DU SOMMEIL INDUITS PAR UNE SUBSTANCE, TYPE INSOMNIE
Liée à un autre trouble mental (par ex. Schizophrénie, Trouble de l'humeur, Anxiété généralisée, État de stress post-traumatique)
O
N
Requiert un diagnostic indépendant
O
N
INSOMNIE LIÉE À UN AUTRE TROUBLE MENTAL
TROUBLE MENTAL seulement (diagnostic séparé d'INSOMNIE non nécessaire)
Liée à des problèmes respiratoires au cours du sommeil
O
N
TROUBLE DU SOMMEIL LIÉ À LA RESPIRATION
Liée à des cauchemars, des terreurs nocturnes ou à un somnambulisme
O
N
PARASOMNIE (diagnostic séparé d'INSOMNIE non nécessaire)

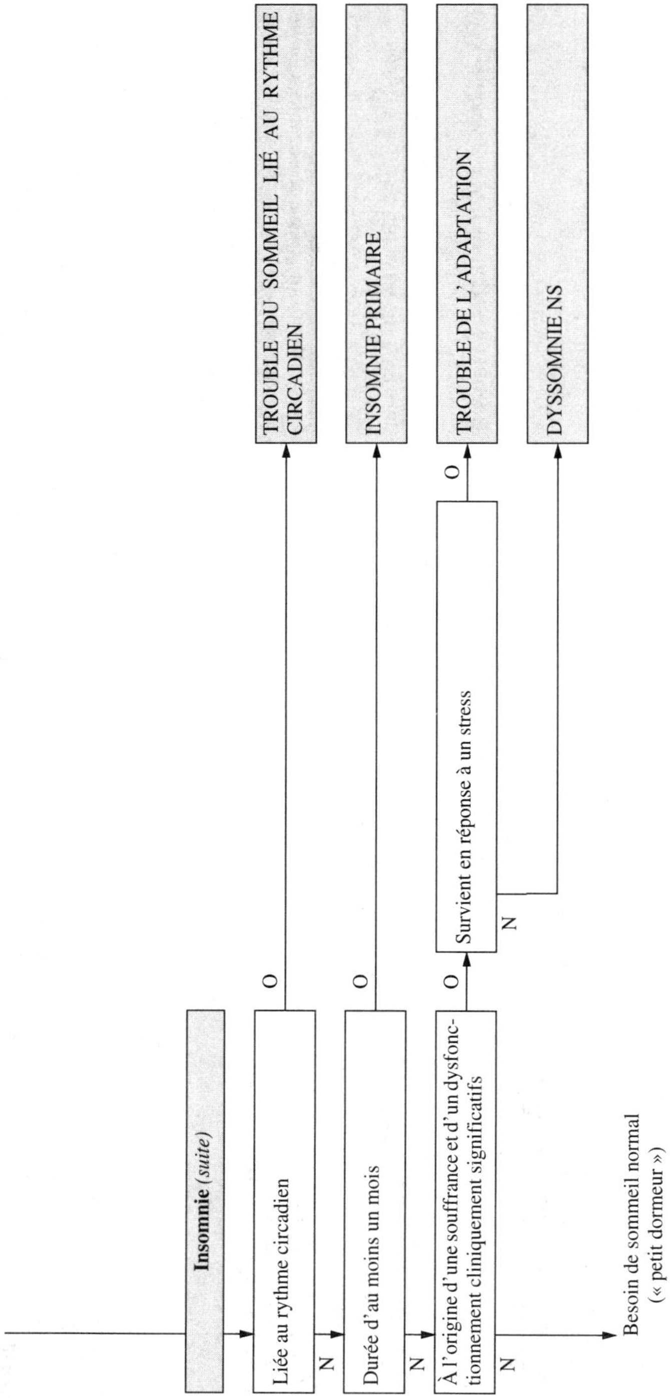
Insomnie (suite)
Liée au rythme circadien
O
TROUBLE DU SOMMEIL LIÉ AU RYTHME CIRCADIEN
N
Durée d'au moins un mois
O
INSOMNIE PRIMAIRE
N
À l'origine d'une souffrance et d'un dysfonctionnement cliniquement significatifs
O
Survient en réponse à un stress
O
TROUBLE DE L'ADAPTATION
N
DYSSOMNIE NS
N
Besoin de sommeil normal
(« petit dormeur »)

Arbre de décision pour mauvais résultats scolaires

Les mauvais résultats scolaires sont communs et très peu spécifiques chez l'enfant et l'adolescent. D'une part, on ne doit certainement pas considérer que tout élève ou étudiant qui a des résultats scolaires faibles a un trouble mental les expliquant. D'autre part, la plupart des troubles mentaux (si ce n'est tous) survenant chez l'enfant peuvent avoir un impact négatif sur les résultats scolaires. Les difficultés scolaires constituent même souvent la plainte essentielle lorsqu'il existe un trouble mental chez l'enfant.

L'évaluation des causes de l'échec scolaire comporte habituellement la mesure du QI et la recherche de déficiences dans des domaines particuliers (par ex. lecture, mathématiques, écriture, langage réceptif et expressif). Un diagnostic DSM-IV définitif de Trouble du développement nécessite que les notes obtenues à un test passé individuellement soient significativement au dessous des notes normales (c'est-à-dire deux déviations standard). L'étape suivante est une recherche attentive d'autres troubles psychiatriques, qui pourraient avoir pour conséquence un échec scolaire. Cela nécessite de reconstituer l'histoire (en s'aidant des points de vue des parents, des enseignants et des pédiatres), de réaliser un examen clinique et d'évaluer le rôle d'une éventuelle substance. Par exemple, existe-t-il des symptômes cliniquement significatifs d'inattention et/ou de comportement hyperactif-impulsif survenant dans au moins deux types d'environnement différents (comme dans le trouble : Déficit de l'attention/hyperactivité) ? Y a-t-il des comportements antisociaux, comme des actes de petite délinquance (comme dans le Trouble des conduites) ? Y a-t-il une humeur dépressive cliniquement significative (comme dans le Trouble dépressif majeur) ? Y a-t-il un refus scolaire motivé par une incapacité de se séparer des personnes ou lieux auxquels le sujet est attaché (comme dans le Trouble : Anxiété de séparation) ?, etc. Comme les Troubles du développement et les autres troubles mentaux sont souvent associés, il est important d'évaluer tous les cas possibles de l'arbre de décision et de retenir tous les diagnostics qui paraissent adéquats.

La présence d'un trouble psychiatrique ne garantit pas que celui-ci soit à l'origine des mauvais résultats scolaires. D'autres facteurs (par ex. de mauvaises habitudes de travail, le trop grand nombre d'heures passées devant la télévision, le manque de motivation, un enseignement de mauvaise qualité, un environnement familial instable) peuvent aussi jouer un rôle significatif. Dans certains cas, le trouble psychiatrique (par ex. Trouble de l'adaptation, Trouble oppositionnel avec provocation, Trouble dépressif majeur) est plutôt une conséquence des mauvais résultats scolaires que la cause de ceux-ci.

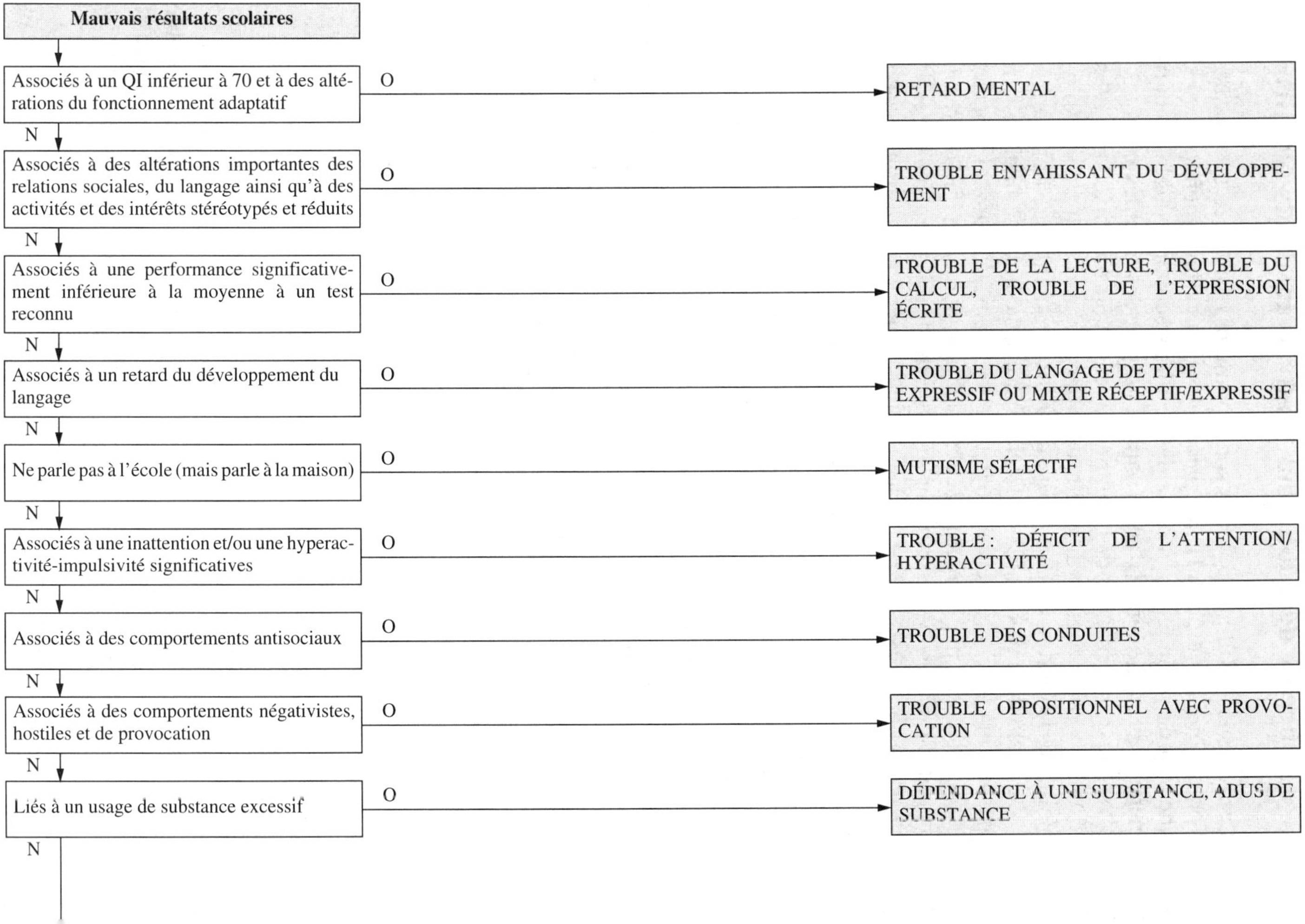
Mauvais résultats scolaires
Associés à un QI inférieur à 70 et à des altérations du fonctionnement adaptatif
O
RETARD MENTAL
N
Associés à des altérations importantes des relations sociales, du langage ainsi qu'à des activités et des intérêts stéréotypés et réduits
O
TROUBLE ENVAHISSANT DU DÉVELOPPEMENT
N
Associés à une performance significativement inférieure à la moyenne à un test reconnu
O
TROUBLE DE LA LECTURE, TROUBLE DU CALCUL, TROUBLE DE L'EXPRESSION ÉCRITE
N
Associés à un retard du développement du langage
O
TROUBLE DU LANGAGE DE TYPE EXPRESSIF OU MIXTE RÉCEPTIF/EXPRESSIF
N
Ne parle pas à l'école (mais parle à la maison)
O
MUTISME SÉLECTIF
N
Associés à une inattention et/ou une hyperactivité-impulsivité significatives
O
TROUBLE : DÉFICIT DE L'ATTENTION/HYPERACTIVITÉ
N
Associés à des comportements antisociaux
O
TROUBLE DES CONDUITES
N
Associés à des comportements négativistes, hostiles et de provocation
O
TROUBLE OPPOSITIONNEL AVEC PROVOCATION
N
Liés à un usage de substance excessif
O
DÉPENDANCE À UNE SUBSTANCE, ABUS DE SUBSTANCE
N

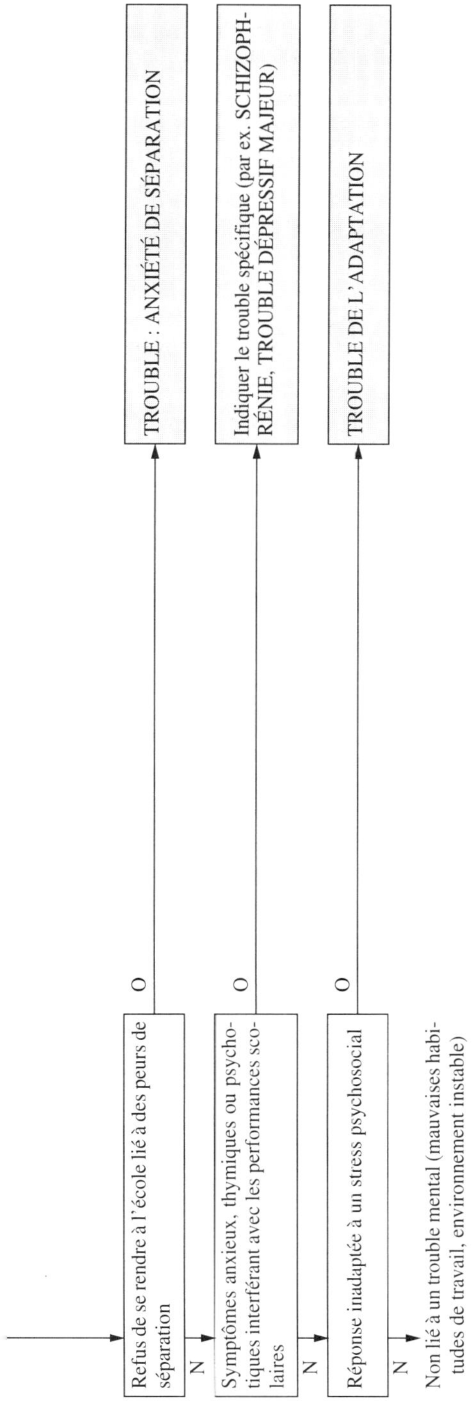
Refus de se rendre à l'école lié à des peurs de séparation
O
TROUBLE : ANXIÉTÉ DE SÉPARATION
N
Symptômes anxieux, thymiques ou psychotiques interférant avec les performances scolaires
O
Indiquer le trouble spécifique (par ex. SCHIZOPHRÉNIE, TROUBLE DÉPRESSIF MAJEUR)
N
Réponse inadaptée à un stress psychosocial
O
TROUBLE DE L'ADAPTATION
N
Non lié à un trouble mental (mauvaises habitudes de travail, environnement instable)

Arbre de décision pour modifications d'appétit ou comportement alimentaire inhabituel

Cet arbre de décision traite de plusieurs symptômes disparates associés à l'alimentation : modifications du poids et de l'appétit, crises de Boulimie nerveuse, Trouble : Mérycisme, et Pica. Comme les modifications de l'appétit et du poids sont fréquemment causées par des affections médicales générales, la première préoccupation est d'éliminer un cancer, des troubles endocriniens, des infections chroniques, et d'autres pathologies médicales avant d'affirmer que les symptômes sont psychiatriques. Ceci est particulièrement le cas lorsque la variation de poids est importante et survient en même temps que d'autres symptômes physiques.

De plus, des modifications d'appétit et de poids (dans les deux sens) sont aussi fréquemment causées par l'utilisation de certaines substances donnant lieu à un abus (spécialement les stimulants et le cannabis) et de certains médicaments. De fait, l'une des raisons majeures de la non-observance de nombreux médicaments psychotropes (par ex. les antidépresseurs tricycliques, le lithium, les inhibiteurs de la monoamine oxydase, les neuroleptiques) réside dans la crainte d'une prise de poids fréquemment associée à l'usage de ces produits. Attribuer ces modifications de poids à de tels médicaments peut être difficile du fait que, précisément, la plupart des affections traitées par ces psychotropes sont associées à des modifications de poids indépendantes du médicament. Par exemple si un sujet déprimé grossit alors qu'il est traité par un antidépresseur, ceci peut être un effet latéral de l'antidépresseur, un symptôme caractéristique de la dépression, ou un effet recherché du médicament (par ex. une amélioration de l'appétit chez une personne ayant perdu l'appétit).

Comme les modifications d'appétit et les variations de poids sont présentes dans de nombreux Troubles psychiatriques, elles sont relativement peu informatives dans la détermination du diagnostic différentiel. Par conséquent, vous devez compter sur le tableau symptomatique, et la chronologie des troubles afin de déterminer le trouble qui explique le mieux la modification d'appétit ou de poids. Par exemple le sujet ne mange-t-il pas du fait d'une conviction délirante que la nourriture est empoisonnée (comme dans un Trouble délirant), du fait d'un sentiment d'indignité ou de perte du plaisir de manger (comme dans l'Épisode dépressif majeur), ou du fait d'une diminution de l'appétit ou d'une impression d'être « trop occupé » pour consacrer du temps aux repas (comme dans un Épisode maniaque) ?

Chez certains sujets, la perte de poids est associée à une forme spécifique de distorsions de l'image corporelle et/ou de crises de Boulimie nerveuse. Le DSM-IV comporte une section séparée pour les Troubles du comportement alimentaire (l'Anorexie et la Boulimie nerveuse) caractérisés par des comportements alimentaires spécifiques et des préoccupations inadaptées à propos de l'image corporelle. Dans l'Anorexie, la crainte pathologique d'être (ou de devenir) gros a pour conséquence un poids faible qui peut menacer la santé physique du patient. Certains sujets anorexiques présentent des crises de Boulimie nerveuse et une prise de laxatifs, alors que d'autres parviennent à maintenir un poids bas uniquement en jeûnant et en effectuant des exercices physiques de façon excessive. À la différence de l'Anorexie, les sujets boulimiques ont un poids soit normal soit supérieur à la normale. Ils présentent des périodes de crises de Boulimie nerveuse avec des comportements compensatoires inappropriés afin de limiter les effets des prises caloriques excessives (par ex. vomissements provoqués, abus de laxatifs, jeûne, exercices physiques excessifs).

L'arbre de décision contient également plusieurs perturbations alimentaires survenant principalement dans l'enfance, chez les jeunes enfants, ou les sujets présentant un Retard mental. La Pica est une conduite – inadaptée compte tenu du stade de développement du sujet – d'absorption de substances non nutritives (par ex. éclats de peinture, bouts de ficelle, terre, excréments d'animaux). Le Trouble : Mérycisme est la régurgitation répétée de nourriture suivie de remastication. Le Trouble de l'alimentation de la première ou de la deuxième enfance est une catégorie résiduelle pour les pertes de poids liées généralement à la combinaison de difficultés à nourrir un enfant et d'une inexpérience parentale.

Enfin, il est important d'avoir présent à l'esprit que des préoccupations concernant l'apparence physique, le gain ou la perte de poids, et l'engouement pour les régimes sont des aspects fréquemment retrouvés dans les sociétés développées et ne nécessitent pas en eux-mêmes un diagnostic de Trouble mental. De plus, il faut noter que l'obésité n'est pas considérée comme un Trouble mental car le rôle des facteurs psychologiques dans sa pathogénie n'est pas encore éclairci.

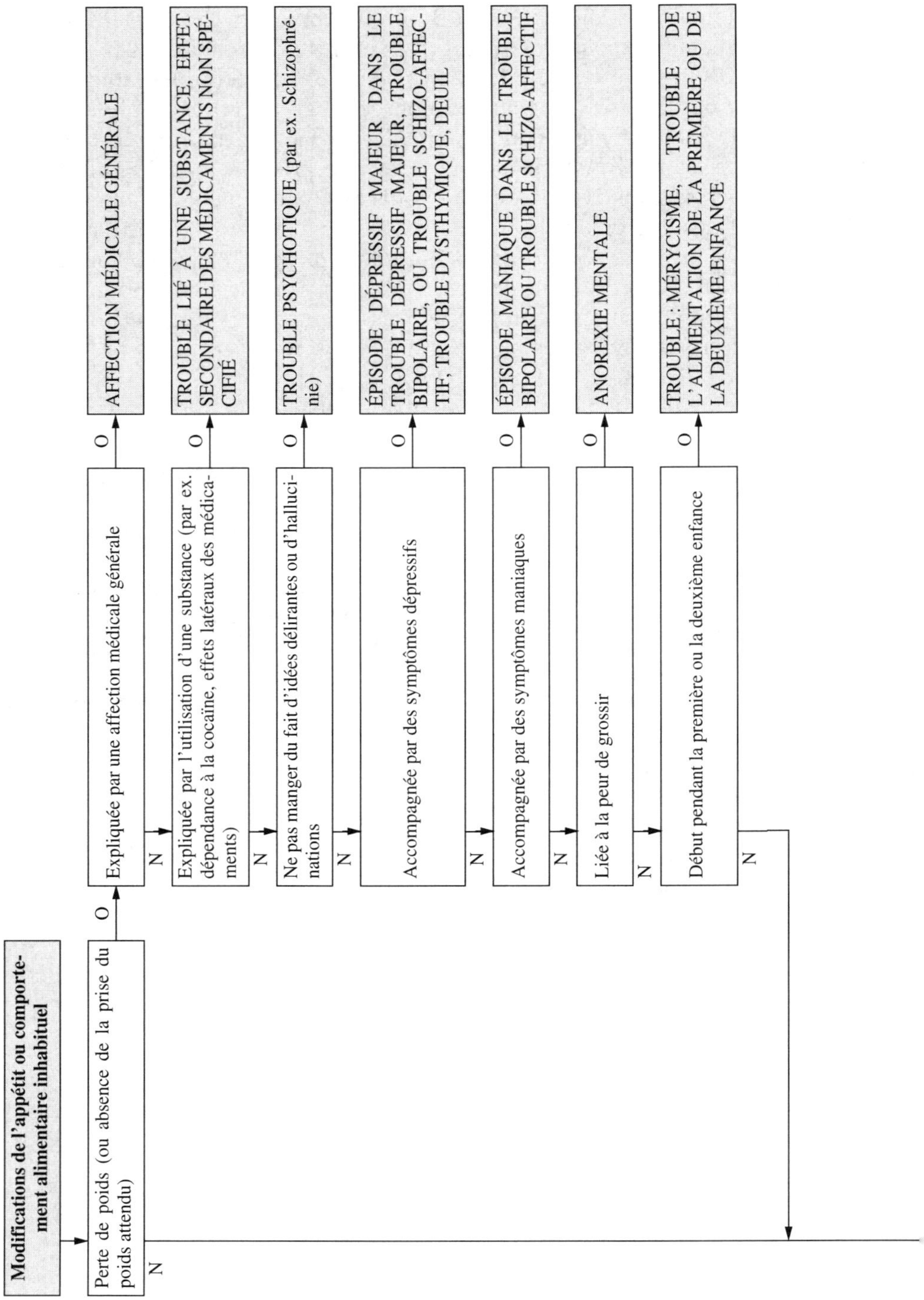
Modifications de l'appétit ou comportement alimentaire inhabituel
Perte de poids (ou absence de la prise du poids attendu)
N
O
Expliquée par une affection médicale générale
O
AFFECTION MÉDICALE GÉNÉRALE
N
Expliquée par l'utilisation d'une substance (par ex. dépendance à la cocaïne, effets latéraux des médicaments)
O
TROUBLE LIÉ À UNE SUBSTANCE, EFFET SECONDAIRE DES MÉDICAMENTS NON SPÉCIFIÉ
N
Ne pas manger du fait d'idées délirantes ou d'hallucinations
O
TROUBLE PSYCHOTIQUE (par ex. Schizophrénie)
N
Accompagnée par des symptômes dépressifs
O
ÉPISODE DÉPRESSIF MAJEUR DANS LE TROUBLE DÉPRESSIF MAJEUR, TROUBLE BIPOLAIRE, OU TROUBLE SCHIZO-AFFECTIF, TROUBLE DYSTHYMIQUE, DEUIL
N
Accompagnée par des symptômes maniaques
O
ÉPISODE MANIAQUE DANS LE TROUBLE BIPOLAIRE OU TROUBLE SCHIZO-AFFECTIF
N
Liée à la peur de grossir
O
ANOREXIE MENTALE
N
Début pendant la première ou la deuxième enfance
O
TROUBLE : MÉRYCISME, TROUBLE DE L'ALIMENTATION DE LA PREMIÈRE OU DE LA DEUXIÈME ENFANCE
N

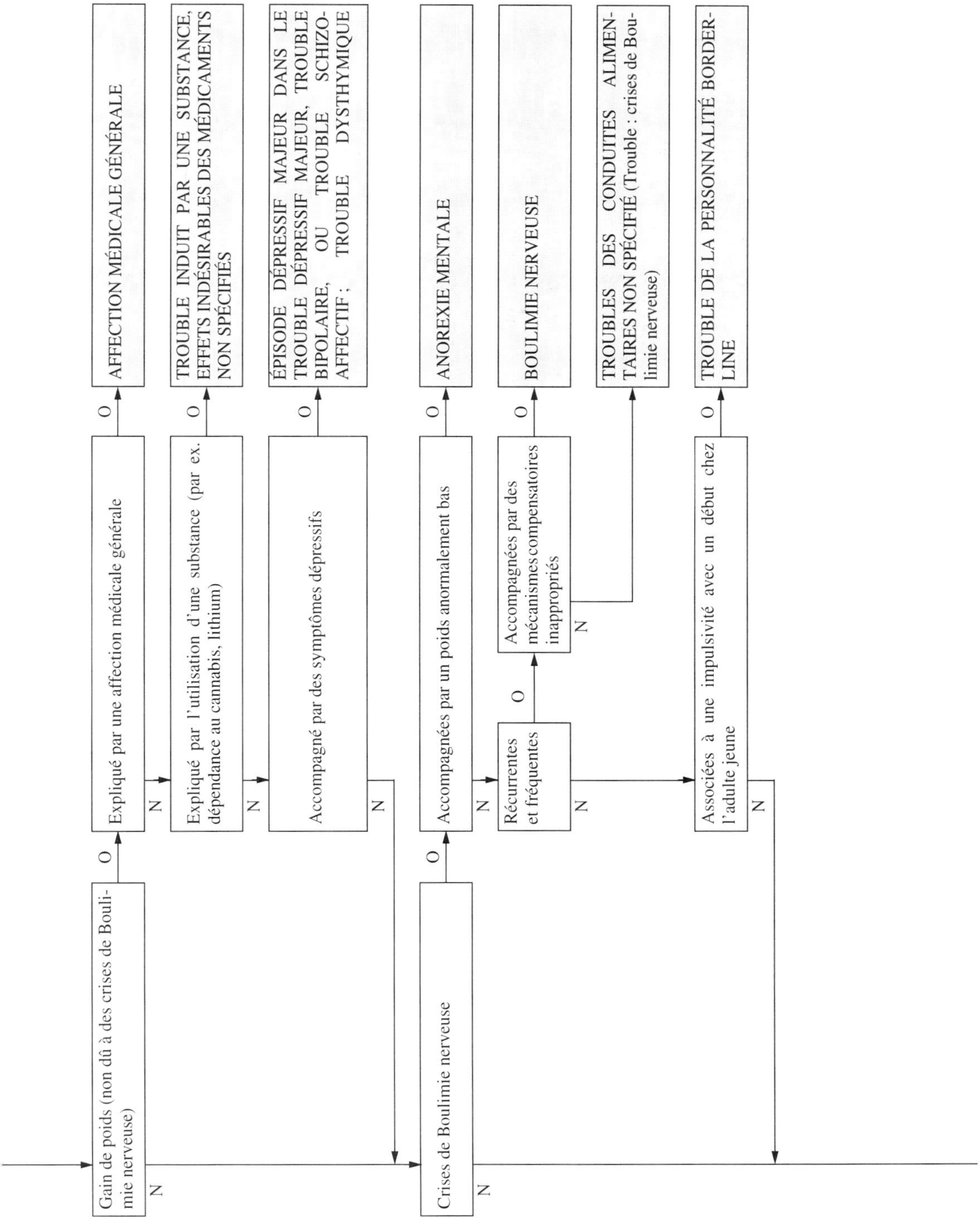
Gain de poids (non dû à des crises de Boulimie nerveuse)
Expliqué par une affection médicale générale
AFFECTION MÉDICALE GÉNÉRALE
Expliqué par l'utilisation d'une substance (par ex. dépendance au cannabis, lithium)
TROUBLE INDUIT PAR UNE SUBSTANCE, EFFETS INDÉSIRABLES DES MÉDICAMENTS NON SPÉCIFIÉS
Accompagné par des symptômes dépressifs
ÉPISODE DÉPRESSIF MAJEUR DANS LE TROUBLE DÉPRESSIF MAJEUR, TROUBLE BIPOLAIRE, OU TROUBLE SCHIZO-AFFECTIF ; TROUBLE DYSTHYMIQUE
Crises de Boulimie nerveuse
Accompagnées par un poids anormalement bas
ANOREXIE MENTALE
Récurrentes et fréquentes
Accompagnées par des mécanismes compensatoires inappropriés
BOULIMIE NERVEUSE
TROUBLES DES CONDUITES ALIMENTAIRES NON SPÉCIFIÉ (Trouble : crises de Boulimie nerveuse)
Associées à une impulsivité avec un début chez l'adulte jeune
TROUBLE DE LA PERSONNALITÉ BORDERLINE
O
N

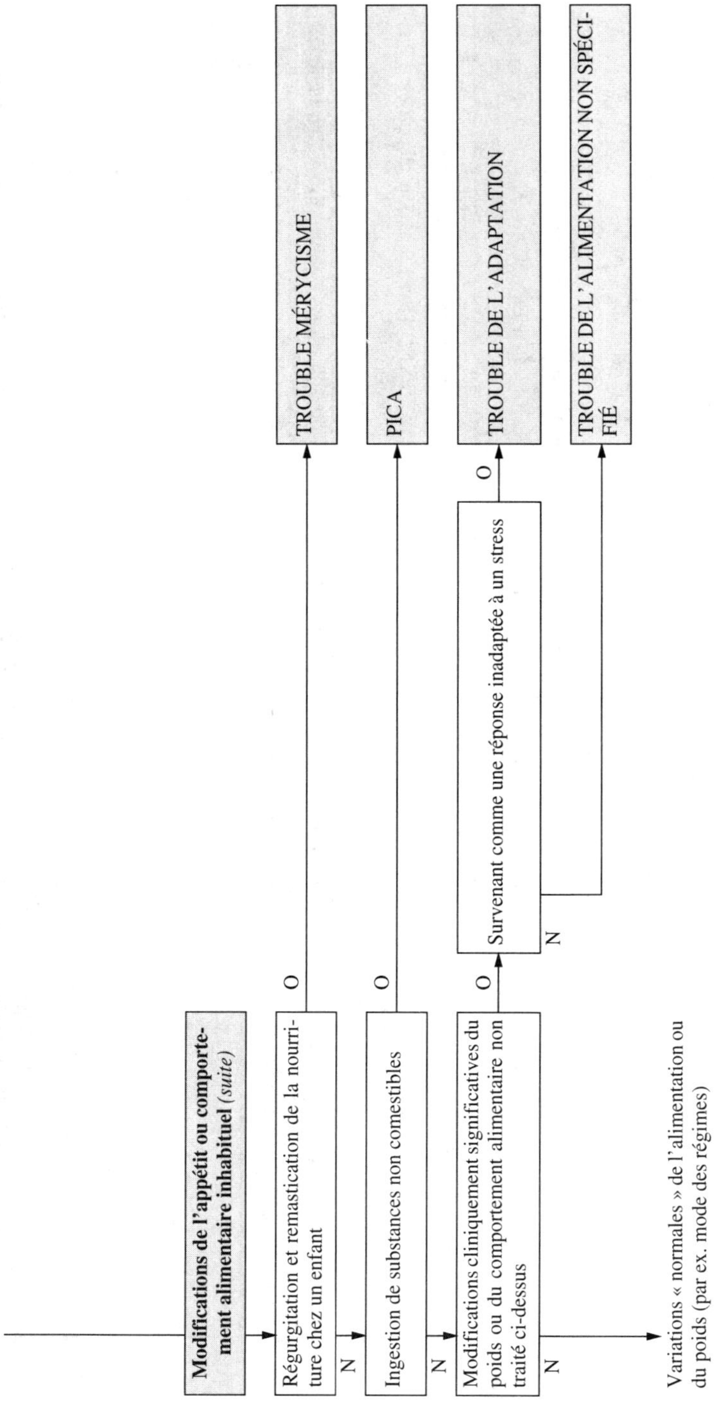
Modifications de l'appétit ou comportement alimentaire inhabituel (suite)
Régurgitation et remastication de la nourriture chez un enfant
O
TROUBLE MÉRYCISME
N
Ingestion de substances non comestibles
O
PICA
N
Modifications cliniquement significatives du poids ou du comportement alimentaire non traité ci-dessus
O
Survenant comme une réponse inadaptée à un stress
O
TROUBLE DE L'ADAPTATION
N
TROUBLE DE L'ALIMENTATION NON SPÉCIFIÉ
N
Variations « normales » de l'alimentation ou du poids (par ex. mode des régimes)

Arbre de décision pour les plaintes somatiques ou l'anxiété irrationnelle concernant l'apparence physique

Les problèmes abordés par cet arbre de décision sont à la frontière des affections médicales générales et des troubles mentaux et sont ainsi insuffisamment pris en compte dans chacun des deux domaines. Cela peut conduire à des erreurs diagnostiques (avec des conséquences potentiellement dramatiques) ; par exemple, un individu présentant un Trouble Somatisation peut faire l'objet d'interventions chirurgicales multiples inutiles, alors qu'un patient présentant une sclérose en plaques peut être diagnostiqué à tort comme un Trouble de conversion. Il y a trois façons de comprendre les symptômes physiques inexpliqués : 1) ils sont justifiés par une affection médicale générale sous-jacente, qui ne s'est pas encore manifestée d'une façon claire et objective (sclérose en plaques), 2) ils s'expliquent par un trouble du DSM-IV (Trouble de conversion, Trouble panique, Trouble dépressif majeur, Sevrage cocaïnique) ou 3) ils sont intentionnellement produits par le sujet (Trouble factice, Simulation).

Pour déterminer si un symptôme physique inexpliqué est attribuable à un Trouble somatoforme, une affection médicale générale doit d'abord être considérée puis éliminée. Un contact avec le médecin généraliste est habituellement essentiel, au même titre qu'un examen minutieux des antécédents médicaux. Finalement, déterminer si une affection médicale générale rend entièrement compte du tableau est particulièrement difficile. En effet, même si le clinicien pense que l'affection médicale générale rend compte des symptômes d'un patient, les facteurs psychologiques peuvent jouer un rôle majeur dans l'initiation et l'évolution de la maladie comme dans la réponse thérapeutique.

Les cliniciens oublient souvent que les individus ayant des troubles psychiatriques peuvent présenter, et présentent souvent, un tableau clinique au premier plan duquel figurent des plaintes somatiques. En fait, on passe souvent à côté du diagnostic DSM-IV pertinent, soit parce que le sujet se focalise sur ses symptômes physiques, soit parce que le clinicien surestime les symptômes psychiatriques les moins évidents et déforme l'ensemble du tableau. De nombreux cas de Dépression majeure, de Trouble panique, d'Anxiété généralisée et de Troubles induits par des substances se présentant avec des symptômes physiques ne sont pas pour les raisons précédentes diagnostiqués, particulièrement en médecine générale, mais aussi en psychiatrie. Quand un patient présente des symptômes physiques atypiques ou inexpliqués, vous devez être particulièrement attentif à la recherche d'un trouble mental du DSM-IV. Par exemple, devant tout patient qui présente des symptômes inexpliqués tels un essoufflement, un malaise et des palpitations, il est essentiel de se demander si les symptômes surviennent au cours d'attaques de panique (voir *Arbre de décision pour attaques de panique*, p. 23).

Le diagnostic différentiel du Trouble factice et de la Simulation repose sur la feinte consciente des symptômes. Par exemple, un patient se présente dans un service d'urgences avec une paralysie du membre inférieur et une anesthésie du tronc qui ne correspondent pas à un trajet anatomique connu. S'il s'agit d'un Trouble factice ou d'une Simulation, le patient est conscient de feindre les symptômes (par conséquent, il pourra probablement feindre un tableau clinique de façon plus convaincante après avoir lu des manuels médicaux). Le diagnostic de Trouble de conversion est plus adapté si l'individu croit vraiment que les symptômes neurologiques sont présents et se sent incapable de mobiliser sa jambe. En pratique, il peut être difficile d'évaluer ses motivations et de définir, au sein du continuum, le seuil entre la production intentionnelle de symptômes et la production inconsciente de symptômes.

Le reste de l'arbre de décision décrit les relations entre les différents troubles somatoformes du DSM-IV. Le Trouble somatisation est le plus caractéristique de ces troubles (il requiert un ensemble de plaintes somatiques récurrentes, avec au moins quatre symptômes douloureux, deux symptômes gastro-intestinaux, un symptôme sexuel et un symptôme de conversion). Le Trouble de conversion, le Trouble douloureux et le Trouble somatoforme indifférencié correspondent à des tableaux cliniques plus limités et ne doivent pas être diagnostiqués séparément si les critères du Trouble somatisation sont réunis. L'Hypochondrie est davantage caractérisée par la crainte d'avoir une maladie sous-jacente sérieuse que par une préoccupation liée au symptôme lui-même. Le Trouble : peur d'une dysmorphie corporelle est une préoccupation pathologique concernant un défaut de l'apparence physique.

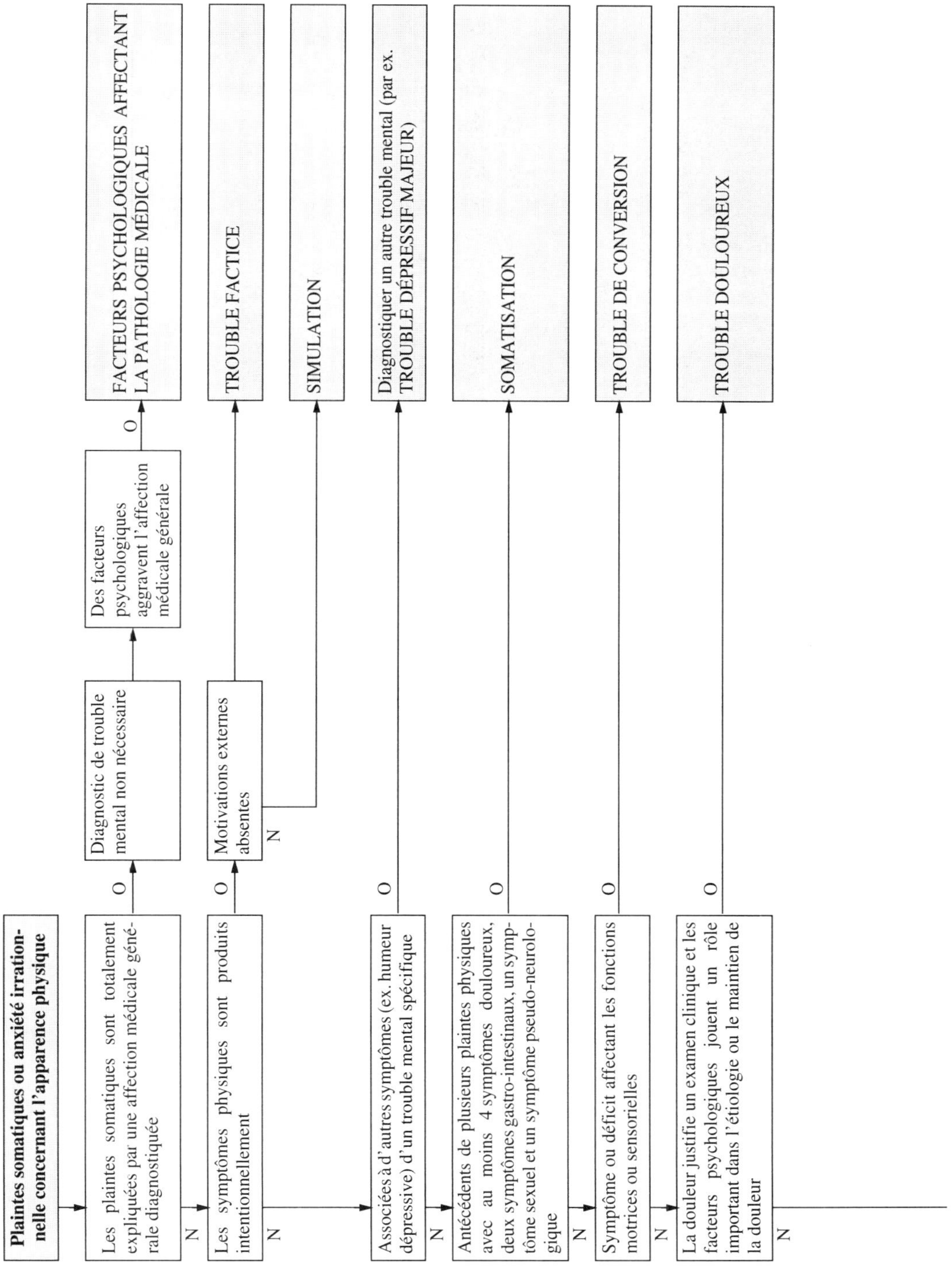
Plaintes somatiques ou anxiété irrationnelle concernant l'apparence physique
Les plaintes somatiques sont totalement expliquées par une affection médicale générale diagnostiquée
O
Diagnostic de trouble mental non nécessaire
Des facteurs psychologiques aggravent l'affection médicale générale
O
FACTEURS PSYCHOLOGIQUES AFFECTANT LA PATHOLOGIE MÉDICALE
N
Les symptômes physiques sont produits intentionnellement
O
Motivations externes absentes
TROUBLE FACTICE
N
SIMULATION
N
Associées à d'autres symptômes (ex. humeur dépressive) d'un trouble mental spécifique
O
Diagnostiquer un autre trouble mental (par ex. TROUBLE DÉPRESSIF MAJEUR)
N
Antécédents de plusieurs plaintes physiques avec au moins 4 symptômes douloureux, deux symptômes gastro-intestinaux, un symptôme sexuel et un symptôme pseudo-neurologique
O
SOMATISATION
N
Symptôme ou déficit affectant les fonctions motrices ou sensorielles
O
TROUBLE DE CONVERSION
N
La douleur justifie un examen clinique et les facteurs psychologiques jouent un rôle important dans l'étiologie ou le maintien de la douleur
O
TROUBLE DOULOUREUX
N

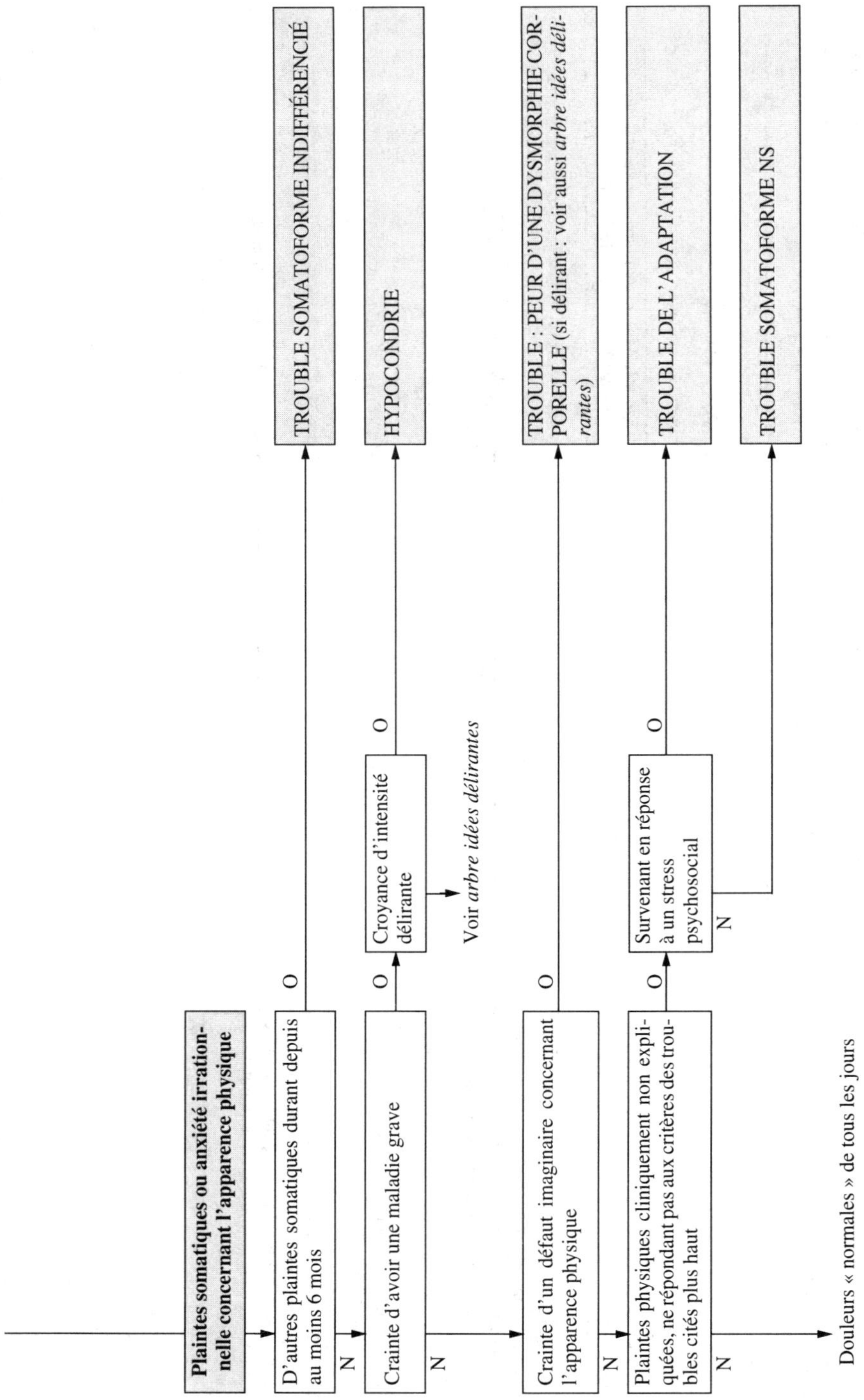
Plaintes somatiques ou anxiété irrationnelle concernant l'apparence physique
D'autres plaintes somatiques durant depuis au moins 6 mois
O
N
TROUBLE SOMATOFORME INDIFFÉRENCIÉ
Crainte d'avoir une maladie grave
O
N
Croyance d'intensité délirante
O
Voir *arbre idées délirantes*
HYPOCONDRIE
Crainte d'un défaut imaginaire concernant l'apparence physique
O
N
TROUBLE : PEUR D'UNE DYSMORPHIE CORPORELLE (si délirant : voir aussi *arbre idées délirantes*)
Plaintes physiques cliniquement non expliquées, ne répondant pas aux critères des troubles cités plus haut
O
N
Survenant en réponse à un stress psychosocial
O
N
TROUBLE DE L'ADAPTATION
TROUBLE SOMATOFORME NS
Douleurs « normales » de tous les jours

Arbre de décision pour problèmes de comportement chez l'enfant ou l'adolescent

Lorsqu'un enfant ou un adolescent est adressé à un professionnel de santé mentale, la demande est fréquemment une évaluation et un éventuel traitement pour un « problème comportemental ». Toutefois, il va sans dire que de nombreux problèmes comportementaux survenant dans l'enfance ou l'adolescence ne relèvent pas d'un trouble mental. En effet, dans certains cas, les comportements ne sont pas suffisamment sévères ou durables pour justifier un tel diagnostic. Dans d'autres cas, la perturbation est liée davantage aux relations familiales qu'à l'enfant lui-même. Il existe aussi quelques problèmes comportementaux très graves (par ex. meurtre, agression, viol) qui surviennent pour des raisons extérieures au domaine des Troubles mentaux du DSM-IV (par ex. gain financier, prestige, vengeance).

Des problèmes comportementaux avec un début dans la petite enfance ou le jeune âge, sont très souvent associés à un Trouble Déficit de l'attention/Hyperactivité, à un Trouble envahissant du développement, à un Retard mental, et à un Trouble des mouvements stéréotypés. La différence entre ceux-ci est généralement nette et déterminée par la prise en compte des symptômes associés.

Des problèmes de comportement débutant pendant l'adolescence doivent faire évoquer le rôle possible des substances. Les problèmes de comportement peuvent résulter de l'effet direct de la substance sur le cerveau (comme dans l'Intoxication par une substance), ils peuvent être une conséquence d'une Dépendance à une substance ou d'un Abus (par ex. activités illégales associées à l'obtention de la substance) ou peuvent être motivés par un gain (par ex. s'enrichir rapidement en étant « dealer »). Les autres Troubles débutant pendant l'adolescence comprennent des formes de meilleur pronostic de Troubles des conduites, de Troubles dépressifs majeurs, de Troubles bipolaires, et de Schizophrénies. Un Troubles des conduites peut aussi avoir un début dans l'enfance (c'est-à-dire avant 10 ans). Cette forme de Troubles des conduites est particulièrement préoccupante et est associée à une incidence plus élevée de violence, à des relations avec les pairs plus pauvres et une tendance élevée pour l'enfant d'évoluer vers un Trouble de personnalité antisociale.

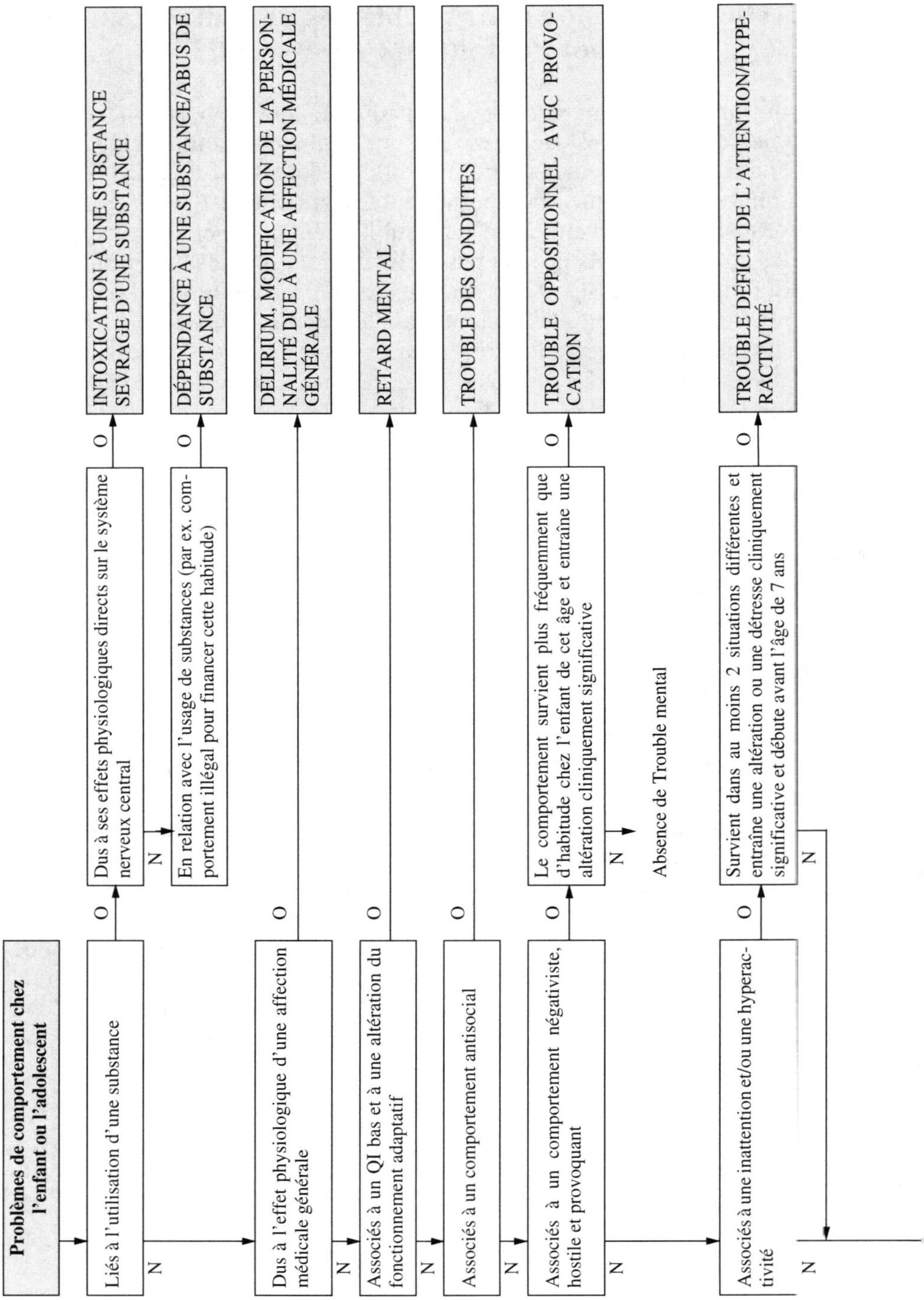
Problèmes de comportement chez l'enfant ou l'adolescent
Liés à l'utilisation d'une substance
O
N
Dus à ses effets physiologiques directs sur le système nerveux central
O
INTOXICATION À UNE SUBSTANCE
SEVRAGE D'UNE SUBSTANCE
N
En relation avec l'usage de substances (par ex. comportement illégal pour financer cette habitude)
O
DÉPENDANCE À UNE SUBSTANCE/ABUS DE SUBSTANCE
Dus à l'effet physiologique d'une affection médicale générale
O
DELIRIUM, MODIFICATION DE LA PERSONNALITÉ DUE À UNE AFFECTION MÉDICALE GÉNÉRALE
N
Associés à un QI bas et à une altération du fonctionnement adaptatif
O
RETARD MENTAL
N
Associés à un comportement antisocial
O
TROUBLE DES CONDUITES
N
Associés à un comportement négativiste, hostile et provoquant
O
Le comportement survient plus fréquemment que d'habitude chez l'enfant de cet âge et entraîne une altération cliniquement significative
O
TROUBLE OPPOSITIONNEL AVEC PROVOCATION
N
Absence de Trouble mental
N
Associés à une inattention et/ou une hyperactivité
O
Survient dans au moins 2 situations différentes et entraîne une altération ou une détresse cliniquement significative et débute avant l'âge de 7 ans
O
TROUBLE DÉFICIT DE L'ATTENTION/HYPERACTIVITÉ
N
N

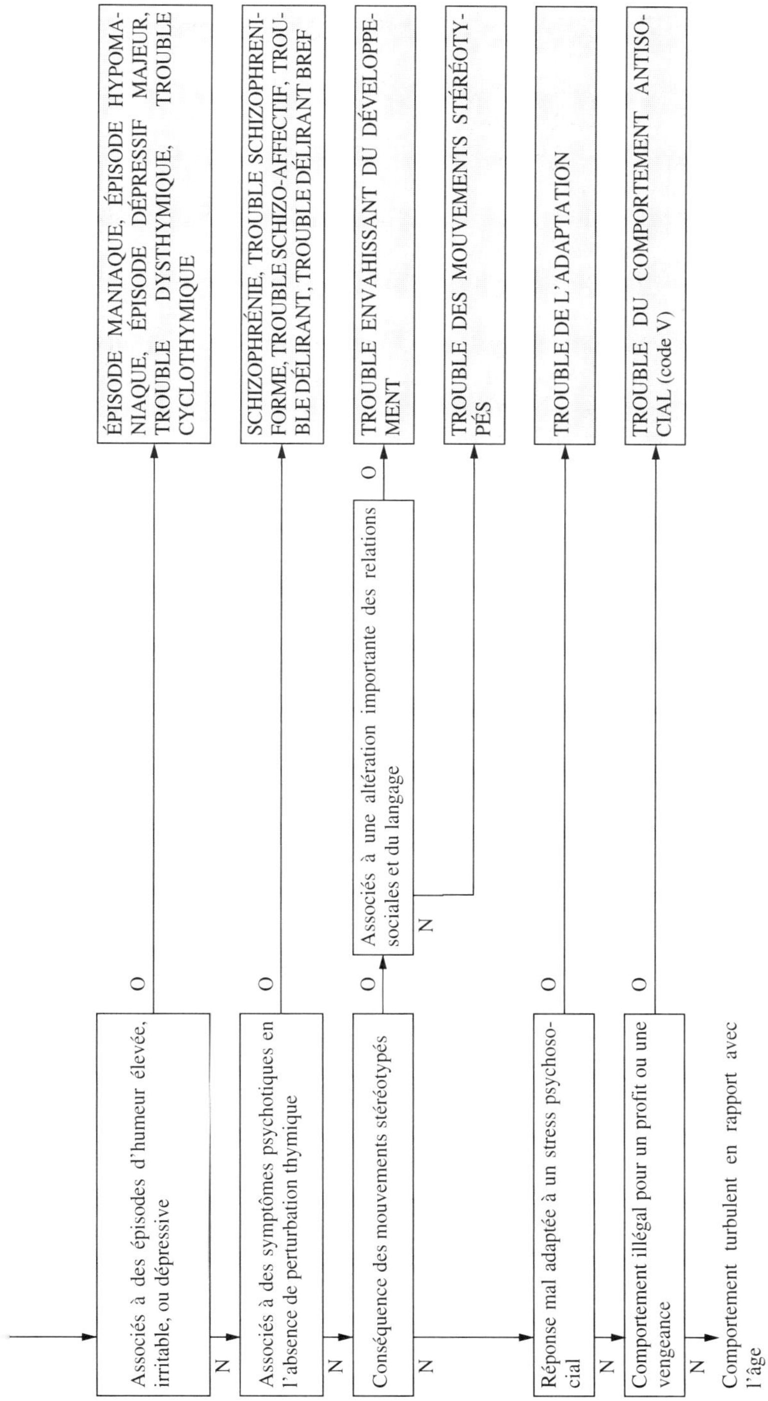
Associés à des épisodes d'humeur élevée, irritable, ou dépressive
O
ÉPISODE MANIAQUE, ÉPISODE HYPOMANIAQUE, ÉPISODE DÉPRESSIF MAJEUR, TROUBLE DYSTHYMIQUE, TROUBLE CYCLOTHYMIQUE
N
Associés à des symptômes psychotiques en l'absence de perturbation thymique
O
SCHIZOPHRÉNIE, TROUBLE SCHIZOPHRENIFORME, TROUBLE SCHIZO-AFFECTIF, TROUBLE DÉLIRANT, TROUBLE DÉLIRANT BREF
N
Conséquence des mouvements stéréotypés
O
Associés à une altération importante des relations sociales et du langage
O
TROUBLE ENVAHISSANT DU DÉVELOPPEMENT
N
TROUBLE DES MOUVEMENTS STÉRÉOTYPÉS
N
Réponse mal adaptée à un stress psychosocial
O
TROUBLE DE L'ADAPTATION
N
Comportement illégal pour un profit ou une vengeance
O
TROUBLE DU COMPORTEMENT ANTISOCIAL (code V)
N
Comportement turbulent en rapport avec l'âge

Arbre de décision pour ralentissement psychomoteur

Le ralentissement psychomoteur est défini dans le glossaire du DSM-IV comme « un ralentissement généralisé et visible des mouvements et du discours ». Dans sa forme extrême, le ralentissement psychomoteur peut être caractérisé par une absence de réponse et un mutisme impossibles à distinguer de la stupeur catatonique. Ce symptôme doit être distingué de plusieurs autres symptômes voisins. La fatigue est une sensation subjective de manque d'énergie ou d'asthénie permanente, mais elle ne s'accompagne pas de mouvements ralentis constatés de visu. La sensation subjective d'avoir les bras et les jambes aussi lourds que du plomb appartient aux caractéristiques atypiques d'un Épisode dépressif majeur. L'avolition (un des symptômes négatifs de la schizophrénie) est caractérisée par un manque de motivation plutôt qu'un ralentissement physique.

Les affections médicales générales peuvent être à l'origine d'un ralentissement psychomoteur qui ne justifie pas habituellement un diagnostic indépendant de trouble mental. Il est important de se souvenir des modifications psychomotrices associées au Delirium dans ses deux formes différentes. Très peu de cliniciens passent à côté du diagnostic des tableaux spectaculaires de Delirium associé à une agitation psychomotrice (par ex. le patient arrachant sa perfusion). En revanche, les cas non agités de Delirium avec ralentissement psychomoteur ont plus de risques de ne pas être diagnostiqués.

Une autre cause fréquente et non diagnostiquée de ralentissement des mouvements est le Parkinsonisme induit par les neuroleptiques. La différenciation est rendue plus difficile par le fait que de nombreux troubles pour lesquels la prescription de neuroleptiques est justifiée peuvent être eux-mêmes à l'origine d'un ralentissement psychomoteur (par ex. Schizophrénie, Trouble de l'humeur avec caractéristiques psychotiques, Delirium). Une modification du traitement (par ex. une diminution des doses de neuroleptiques ou l'introduction d'un traitement anticholinergique) peut aider à faire la part des choses entre ces deux étiologies.

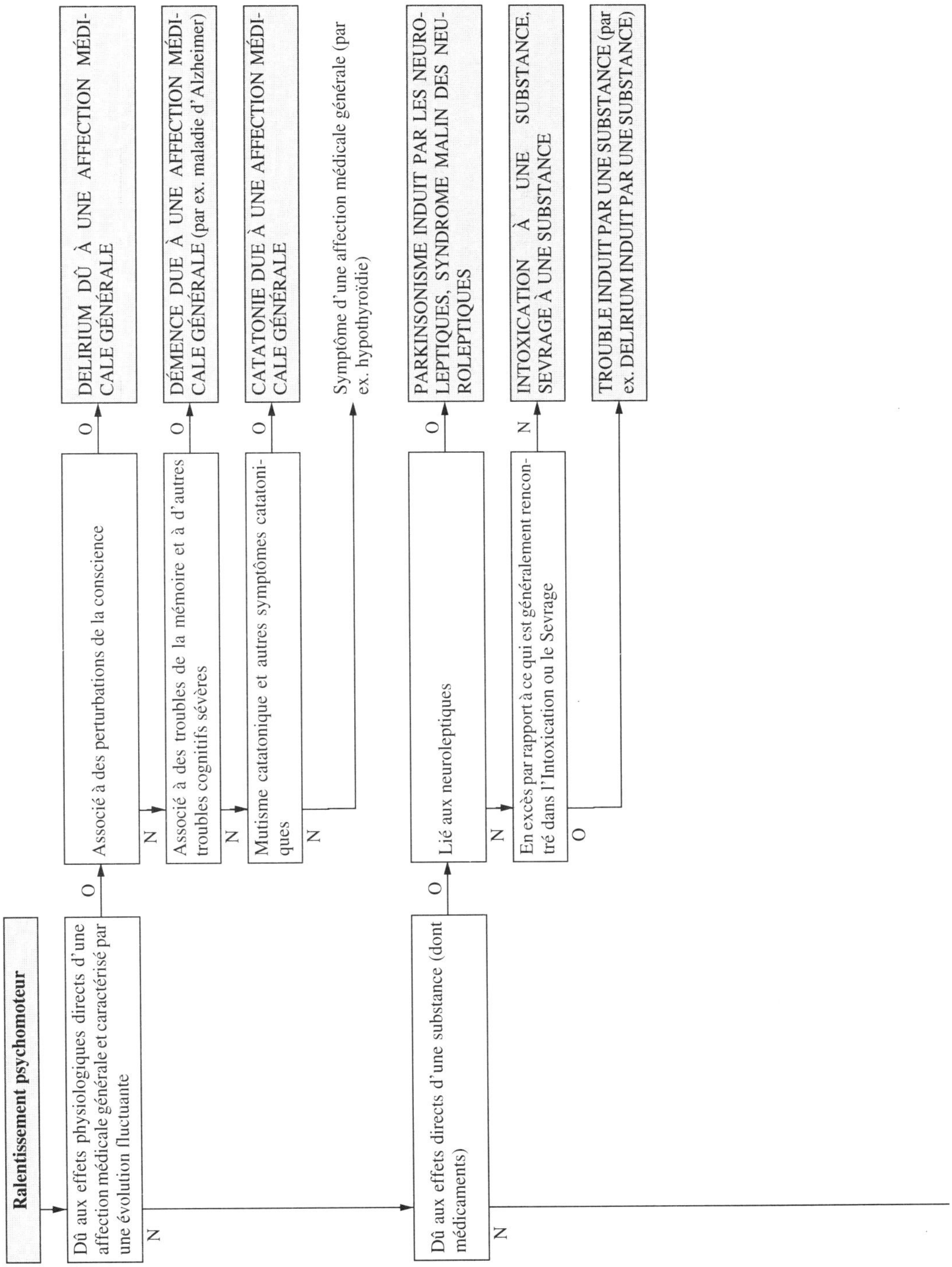
Ralentissement psychomoteur
Dû aux effets physiologiques directs d'une affection médicale générale et caractérisé par une évolution fluctuante
O
N
Associé à des perturbations de la conscience
O
DELIRIUM DÛ À UNE AFFECTION MÉDICALE GÉNÉRALE
N
Associé à des troubles de la mémoire et à d'autres troubles cognitifs sévères
O
DÉMENCE DUE À UNE AFFECTION MÉDICALE GÉNÉRALE (par ex. maladie d'Alzheimer)
N
Mutisme catatonique et autres symptômes catatoniques
O
CATATONIE DUE À UNE AFFECTION MÉDICALE GÉNÉRALE
N
Symptôme d'une affection médicale générale (par ex. hypothyroïdie)
Dû aux effets directs d'une substance (dont médicaments)
O
N
Lié aux neuroleptiques
O
PARKINSONISME INDUIT PAR LES NEUROLEPTIQUES, SYNDROME MALIN DES NEUROLEPTIQUES
N
En excès par rapport à ce qui est généralement rencontré dans l'Intoxication ou le Sevrage
N
INTOXICATION À UNE SUBSTANCE, SEVRAGE À UNE SUBSTANCE
O
TROUBLE INDUIT PAR UNE SUBSTANCE (par ex. DELIRIUM INDUIT PAR UNE SUBSTANCE)

Ralentissement psychomoteur *(suite)*

- Associé à une humeur dépressive depuis au moins 2 semaines et à d'autres symptômes
  - O → ÉPISODE DÉPRESSIF MAJEUR dans TROUBLE DÉPRESSIF MAJEUR, TROUBLE BIPOLAIRE I ou II, TROUBLE SCHIZO-AFFECTIF
  - N → Associé à un délire ou à des hallucinations
    - O → Au moins deux symptômes caractéristiques de catatonie
      - O → SCHIZOPHRÉNIE CATATONIQUE
      - N → TROUBLE PSYCHOTIQUE (par ex. autres sous-types de SCHIZOPHRÉNIE)
    - N → Lenteur « normale »

Arbre de décision pour troubles de la mémoire

Les troubles de la mémoire sont caractérisés par des difficultés à apprendre des informations nouvelles ou à se souvenir des informations apprises antérieurement. Les différents aspects du fonctionnement mnésique peuvent être évalués séparément. Ils comprennent 1) l'enregistrement (la capacité du patient à répéter des mots juste après les avoir entendus), 2) le rappel à court terme (la capacité du patient à répéter les noms de trois objets n'entretenant aucun lien entre eux, après une période de plusieurs minutes), 3) la reconnaissance (la capacité du patient à se souvenir de noms antérieurement oubliés, si on lui fournit des indices), et 4) la mémoire des événements (la capacité du patient à se souvenir d'événements personnels ou historiques importants). Les éléments du diagnostic différentiel de cet arbre reposent sur la question de savoir si l'étiologie des troubles de la mémoire est liée aux effets physiologiques directs sur le SNC d'une affection médicale générale ou de l'utilisation de substances, s'ils sont une caractéristique associée d'un autre trouble mental ou si les troubles de la mémoire correspondent à un phénomène dissociatif (comme dans l'État de stress post-traumatique ou l'un des Troubles dissociatifs).

Les troubles de la mémoire sont un symptôme du Delirium, de la Démence et des Troubles amnésiques dus à une affection médicale générale. Ces trois troubles diffèrent par les symptômes associés. Le Delirium est caractérisé par un obscurcissement de la conscience, rendant impossible le maintien et l'adaptation de l'attention. Dans la Démence, les troubles mnésiques sont sévères et associés à d'autres troubles cognitifs cliniquement significatifs (par ex. aphasie, apraxie, agnosie ou altération des fonctions exécutives). Des troubles mnésiques en l'absence d'autres troubles cognitifs cliniquement significatifs doivent faire évoquer un diagnostic de Trouble amnésique. Les troubles mnésiques associés à l'utilisation de substances peuvent être temporaires (comme dans l'Intoxication par une substance, le Sevrage d'une substance, le Delirium induit par une substance et les Effets secondaires des médicaments NS) ou permanents (comme dans la Démence persistante induite par une substance et le Trouble amnésique persistant).

Les troubles de la mémoire constituent aussi une caractéristique associée de nombreux troubles mentaux. Par exemple, les troubles de la mémoire survenant au cours d'un Épisode dépressif majeur sont parfois si importants qu'ils peuvent conduire à évoquer le diagnostic de processus démentiel irréversible. Fréquemment, c'est seulement quand les troubles de la mémoire s'améliorent après un traitement antidépresseur qu'on conclut à l'absence d'une démence associée. Cet aspect du diagnostic différentiel est compliqué par le fait que les traitements médicamenteux (par ex. le lithium) pris par le patient peuvent contribuer aux troubles mnésiques.

La dissociation est définie dans le glossaire du DSM-IV comme une « rupture des fonctions – habituellement intégrées – de conscience, de mémoire, du sens de l'identité ou de la perception de l'environnement ». Les troubles de la mémoire, qui concernent spécifiquement les événements traumatiques, caractérisent les Troubles dissociatifs, les États de stress post-traumatiques et les États de stress aigus. En particulier, quand un individu a été exposé à un événement physiquement et psychologiquement traumatisant (par ex. un accident de voiture), il peut être difficile de faire la part des choses entre des troubles de la mémoire dus à la réaction psychologique aux événements et des troubles de la mémoire dus à un traumatisme crânien. De plus, notamment dans les situations d'expertise, les plaintes mnésiques abusives peuvent être utilisées par un patient pour tenter de détourner sa propre responsabilité.

On doit aussi constater que tout un chacun souhaite voir sa mémoire améliorée par rapport à ce qu'elle est habituellement et que ce désir s'accroît quand les individus vieillissent et commencent à avoir des difficultés mnésiques. Avant de prendre en compte les troubles décrits dans cet arbre de décision, on doit déterminer si les troubles mnésiques sont suffisamment sévères pour être cliniquement significatifs et s'ils sont plus sévères que ce à quoi l'on pourrait s'attendre compte tenu du fonctionnement mnésique antérieur et de l'âge actuel du sujet. Dans les situations où l'on souhaite mentionner un fonctionnement mnésique altéré mais dans les limites de la normale compte tenu de l'âge, on peut retenir la catégorie « déclin cognitif lié à l'âge » (dans le chapitre *Autres situations qui peuvent faire l'objet d'un examen clinique*).

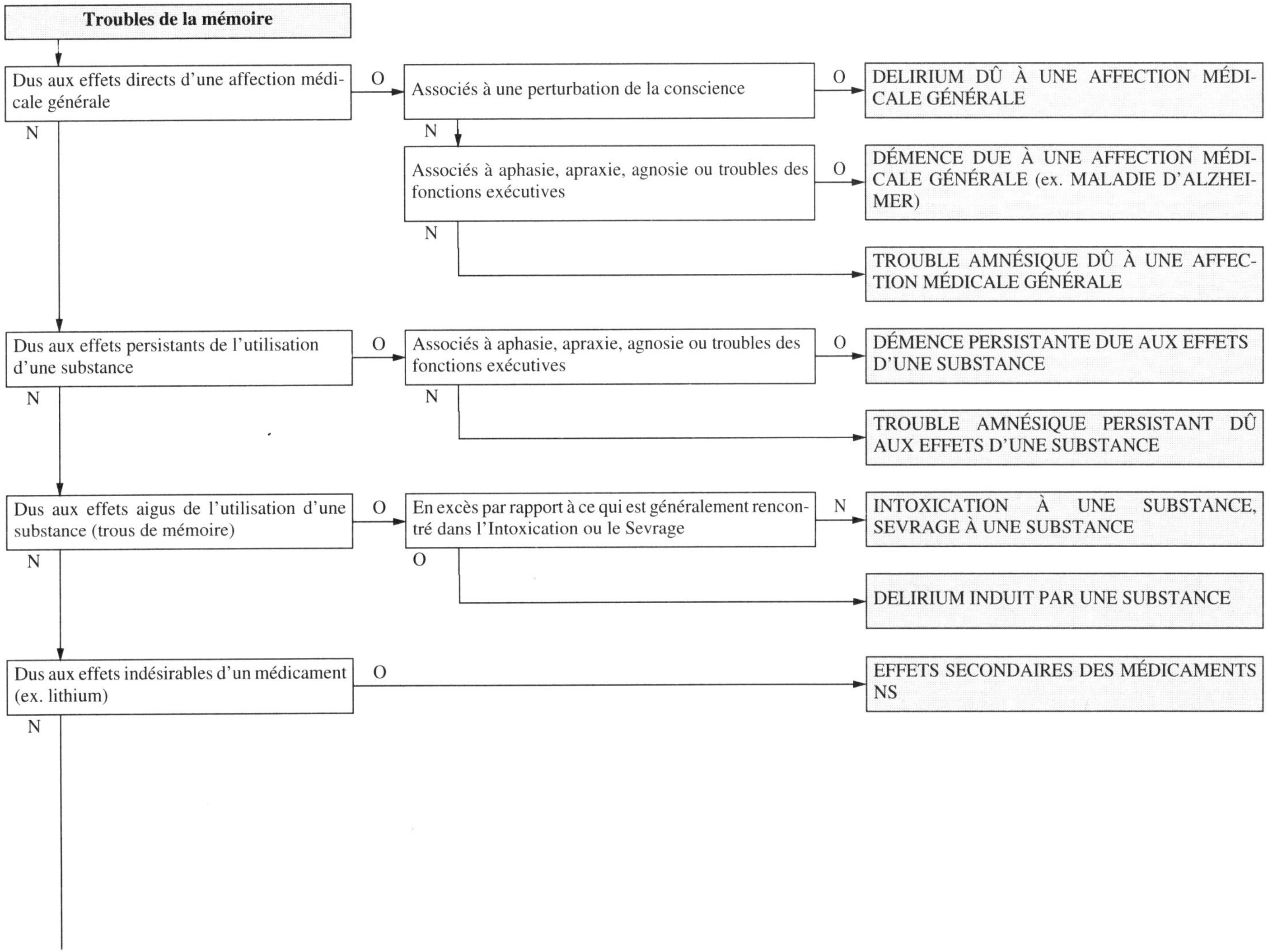
Troubles de la mémoire
Dus aux effets directs d'une affection médicale générale
O
Associés à une perturbation de la conscience
O
DELIRIUM DÛ À UNE AFFECTION MÉDICALE GÉNÉRALE
N
Associés à aphasie, apraxie, agnosie ou troubles des fonctions exécutives
O
DÉMENCE DUE À UNE AFFECTION MÉDICALE GÉNÉRALE (ex. MALADIE D'ALZHEIMER)
N
TROUBLE AMNÉSIQUE DÛ À UNE AFFECTION MÉDICALE GÉNÉRALE
N
Dus aux effets persistants de l'utilisation d'une substance
O
Associés à aphasie, apraxie, agnosie ou troubles des fonctions exécutives
O
DÉMENCE PERSISTANTE DUE AUX EFFETS D'UNE SUBSTANCE
N
TROUBLE AMNÉSIQUE PERSISTANT DÛ AUX EFFETS D'UNE SUBSTANCE
N
Dus aux effets aigus de l'utilisation d'une substance (trous de mémoire)
O
En excès par rapport à ce qui est généralement rencontré dans l'Intoxication ou le Sevrage
N
INTOXICATION À UNE SUBSTANCE, SEVRAGE À UNE SUBSTANCE
O
DELIRIUM INDUIT PAR UNE SUBSTANCE
N
Dus aux effets indésirables d'un médicament (ex. lithium)
O
EFFETS SECONDAIRES DES MÉDICAMENTS NS
N

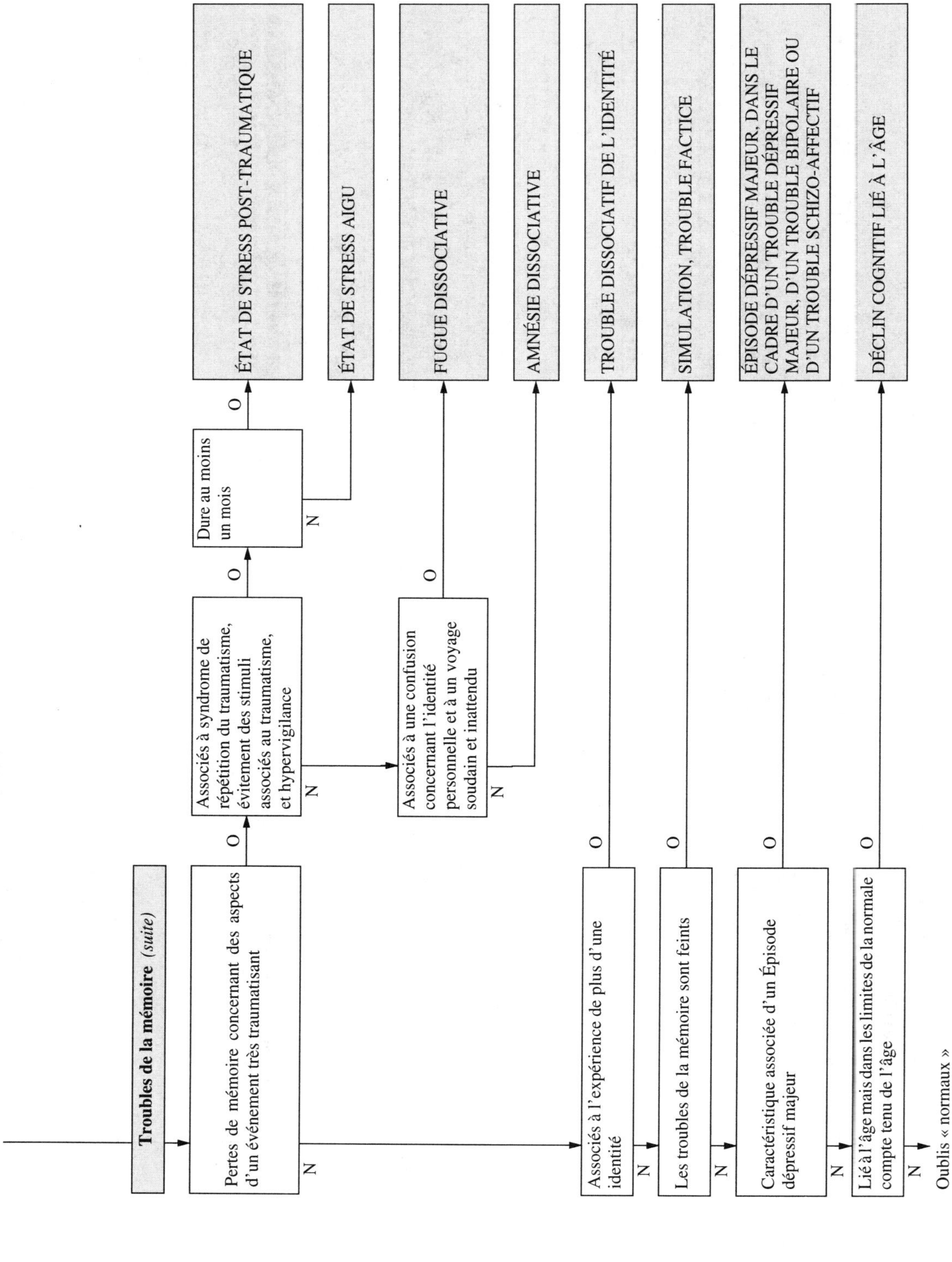
Troubles de la mémoire (suite)
Pertes de mémoire concernant des aspects d'un événement très traumatisant
O
N
Associés à syndrome de répétition du traumatisme, évitement des stimuli associés au traumatisme, et hypervigilance
O
N
Dure au moins un mois
O
N
ÉTAT DE STRESS POST-TRAUMATIQUE
ÉTAT DE STRESS AIGU
Associés à une confusion concernant l'identité personnelle et à un voyage soudain et inattendu
O
N
FUGUE DISSOCIATIVE
AMNÉSIE DISSOCIATIVE
Associés à l'expérience de plus d'une identité
O
N
TROUBLE DISSOCIATIF DE L'IDENTITÉ
Les troubles de la mémoire sont feints
O
N
SIMULATION, TROUBLE FACTICE
Caractéristique associée d'un Épisode dépressif majeur
O
N
ÉPISODE DÉPRESSIF MAJEUR, DANS LE CADRE D'UN TROUBLE DÉPRESSIF MAJEUR, D'UN TROUBLE BIPOLAIRE OU D'UN TROUBLE SCHIZO-AFFECTIF
Lié à l'âge mais dans les limites de la normale compte tenu de l'âge
O
N
DÉCLIN COGNITIF LIÉ À L'ÂGE
Oublis « normaux »

Arbres reposant sur une étiologie possible

Arbre de décision pour les troubles mentaux dus à une affection médicale générale

Il est essentiel de considérer pour tout patient que les symptômes peuvent être dus aux effets physiologiques directs d'une affection médicale générale (voir étape 3 dans le chapitre 1). En fait, les symptômes psychiatriques sont parfois les premiers signes d'une affection médicale générale. Établir qu'une affection médicale générale est à l'origine de la psychopathologie a des conséquences thérapeutiques importantes : en effet, le traitement de l'affection médicale générale en question est essentiel et conduit souvent à la rémission des symptômes psychiatriques.

Tous les symptômes comportementaux ayant pour origine une affection médicale générale ne justifient pas un diagnostic de trouble mental dû à une affection médicale générale. La plupart des patients qui sont un peu anxieux, tristes, fatigués ou qui ont eu des nuits écourtées du fait d'une affection médicale générale ne relèvent assurément pas d'un diagnostic de trouble mental au sens de ceux qui sont décrits dans cet arbre. Ainsi, les troubles décrits ici ne doivent être pris en considération que lorsque les symptômes sont suffisamment sévères et prolongés pour nécessiter un examen clinique spécifique. Souvent, les tableaux psychiatriques dus à des affections médicales générales sont caractérisés par une association de symptômes issus de plusieurs registres (par ex. humeur, anxiété et sommeil). Dans la plupart des cas, il convient de choisir le diagnostic qui correspond au tableau symptomatique prédominant.

Le Delirium dû à des étiologies multiples et la Démence due à des étiologies multiples ont été inclus dans le DSM-IV (et dans cet arbre de décision) pour souligner que ces troubles ont très souvent des étiologies multiples intriquées. De plus, les médicaments utilisés pour traiter les affections médicales générales ont souvent des effets indésirables comportementaux, qui peuvent être confondus avec des symptômes psychiatriques primaires et avec des manifestations psychiatriques de l'affection médicale générale elle-même. Cela est particulièrement fréquent chez les sujets âgés, qui peuvent être polymédiqués et avoir un métabolisme altéré.

Enfin, lorsque l'on communique ou l'on enregistre le diagnostic, le nom de l'affection médicale générale causale doit être mentionné sur l'axe I (ex. 293.84 Trouble de l'humeur dû à une hyperthyroïdie, avec caractéristiques maniaques). De plus, l'affection médicale générale causale doit être codée sur l'axe III (ex. 244.9 Hypothyroïdie). Pour simplifier votre tâche de codage, le DSM-IV comprend en annexe (annexe G) des codes d'une sélection des affections médicales générales.

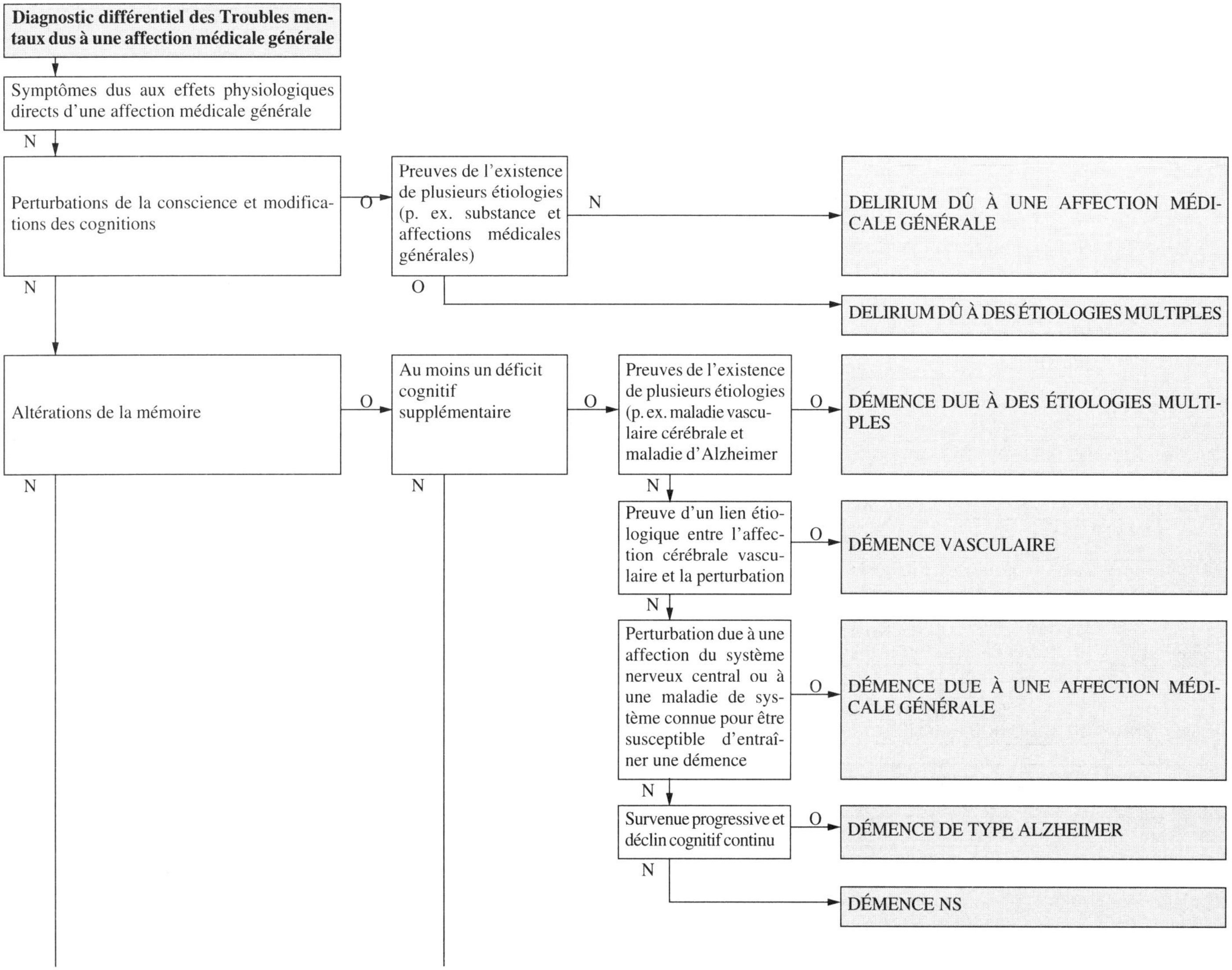
Diagnostic différentiel des Troubles mentaux dus à une affection médicale générale
Symptômes dus aux effets physiologiques directs d'une affection médicale générale
N
Perturbations de la conscience et modifications des cognitions
O
Preuves de l'existence de plusieurs étiologies (p. ex. substance et affections médicales générales)
N
DELIRIUM DÛ À UNE AFFECTION MÉDICALE GÉNÉRALE
O
DELIRIUM DÛ À DES ÉTIOLOGIES MULTIPLES
N
Altérations de la mémoire
O
Au moins un déficit cognitif supplémentaire
O
Preuves de l'existence de plusieurs étiologies (p. ex. maladie vasculaire cérébrale et maladie d'Alzheimer
O
DÉMENCE DUE À DES ÉTIOLOGIES MULTIPLES
N
Preuve d'un lien étiologique entre l'affection cérébrale vasculaire et la perturbation
O
DÉMENCE VASCULAIRE
N
Perturbation due à une affection du système nerveux central ou à une maladie de système connue pour être susceptible d'entraîner une démence
O
DÉMENCE DUE À UNE AFFECTION MÉDICALE GÉNÉRALE
N
Survenue progressive et déclin cognitif continu
O
DÉMENCE DE TYPE ALZHEIMER
N
DÉMENCE NS
N
N

Diagnostic différentiel des Troubles mentaux dus à une affection médicale générale *(suite)*

- Des idées délirantes ou des hallucinations au premier plan prédominent — O → TROUBLE PSYCHOTIQUE DÛ À UNE AFFECTION MÉDICALE GÉNÉRALE
- N ↓ Une perturbation de l'humeur au premier plan persiste et prédomine — O → TROUBLE DE L'HUMEUR DÛ À UNE AFFECTION MÉDICALE GÉNÉRALE
- N ↓ Une anxiété, des attaques de panique, des obsessions ou des compulsions au premier plan prédominent — O → TROUBLE ANXIEUX DÛ À UNE AFFECTION MÉDICALE GÉNÉRALE
- N ↓ Dysfonction sexuelle cliniquement significative, entièrement due à une affection médicale générale — O → DYSFONCTION SEXUELLE DUE À UNE AFFECTION MÉDICALE GÉNÉRALE
- N ↓ Perturbation du sommeil suffisamment sévère pour justifier à elle seule un examen clinique — O → TROUBLE DU SOMMEIL DÛ À UNE AFFECTION MÉDICALE GÉNÉRALE
- N ↓ Catatonie — O → TROUBLE CATATONIQUE DÛ À UNE AFFECTION MÉDICALE GÉNÉRALE
- N ↓ Modification du type de fonctionnement de la personnalité — O → MODIFICATION DE LA PERSONNALITÉ DUE À UNE AFFECTION MÉDICALE GÉNÉRALE
- N ↓ Symptômes cliniquement significatifs et étiologiquement liés à une affection médicale générale qui ne répondent pas aux critères d'un Trouble mental spécifique dû à une affection médicale générale — O → TROUBLE MENTAL NON DÛ À UNE AFFECTION MÉDICALE GÉNÉRALE
- N ↓ Absence de Trouble mental (symptômes qui ne sont pas cliniquement significatifs)

(Branche provenant de la page précédente) → TROUBLE AMNÉSIQUE DÛ À UNE AFFECTION MÉDICALE GÉNÉRALE

Arbre de décision pour les troubles mentaux dus au stress

Les facteurs de stress psychosocial sont importants dans la pathogenèse de tous les troubles du DSM-IV, mais ils ne sont retenus comme critères de définition des troubles que pour un petit nombre d'entre eux. Dans le DSM-IV, il existe deux troubles qui peuvent être diagnostiqués si le sujet a été exposé à un stress extrême. L'État de stress post-traumatique est caractérisé par des souvenirs et des rêves répétitifs et persistants de la situation traumatisante, un évitement des stimuli associés au traumatisme et un ensemble de symptômes traduisant une activation neurovégétative. On porte le diagnostic d'État de stress aigu devant des symptômes similaires survenant dans les moments qui suivent l'exposition à un facteur de stress et dont la durée est inférieure à un mois. Si la réaction à un stress extrême revêt une dimension psychotique, c'est le diagnostic de Trouble psychotique bref avec facteurs de stress marqués qui doit être retenu plutôt que celui des troubles précédemment cités. L'Amnésie dissociative est un autre trouble qui peut survenir en réaction à une expérience stressante.

Beaucoup de cliniciens n'établissent pas de distinction claire entre les Troubles de l'adaptation et d'autres troubles du DSM-IV souvent précipités par un facteur de stress psychosocial. On fait le diagnostic de Trouble de l'adaptation pour des tableaux dans lesquels la réponse inadaptée au stress est à l'origine d'une souffrance ou d'un dysfonctionnement significatifs, mais sans atteindre le seuil qui permet de diagnostiquer un trouble spécifique du DSM-IV. En revanche, quand les critères d'un trouble spécifique du DSM-IV sont réunis, c'est ce trouble qui est diagnostiqué qu'il y ait ou pas des facteurs de stress associés. Par exemple, si une réaction dépressive survient en réponse à une perte d'emploi ou à la révélation d'une maladie grave, le diagnostic est Trouble dépressif majeur si les critères d'un épisode dépressif majeur sont remplis. Une réaction dépressive moins sévère mais néanmoins cliniquement significative, sera retenue sous la forme d'un Trouble de l'adaptation avec humeur dépressive. Dans le DSM-IV, l'axe IV fournit la possibilité de spécifier le facteur de stress.

Le Deuil est une réaction à un facteur de stress psychosocial spécifique (ex. la perte d'un être aimé), mais il n'est pas considéré comme un trouble mental car de telles réactions sont considérées comme « normales », même si elles sont cliniquement significatives. Toutefois, quand la peine est plus intense ou prolongée que celle qui caractérise habituellement le Deuil, un diagnostic de Trouble dépressif majeur (ou de Trouble de l'adaptation) peut être approprié.

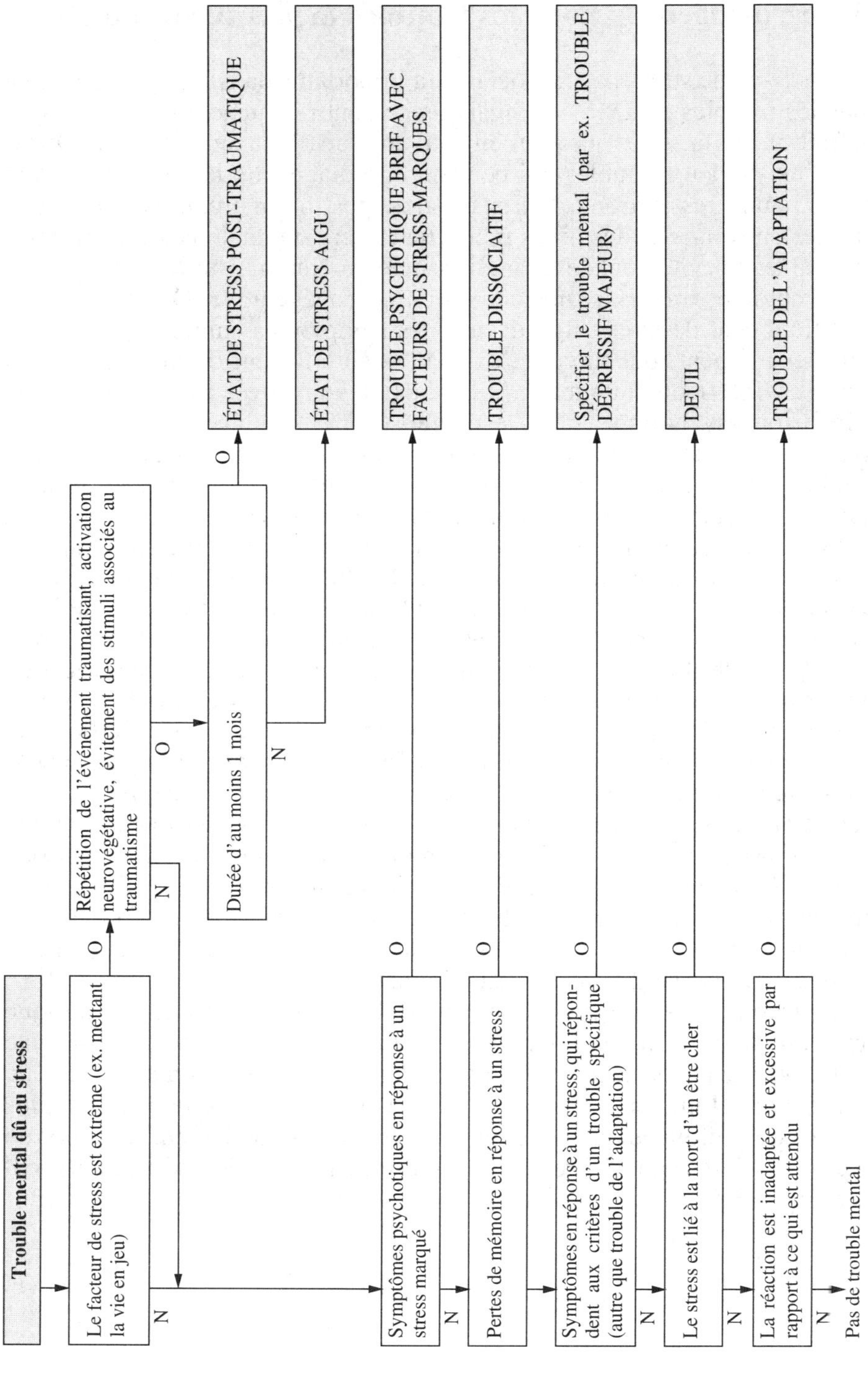
Trouble mental dû au stress
Le facteur de stress est extrême (ex. mettant la vie en jeu)
O
N
Répétition de l'événement traumatisant, activation neurovégétative, évitement des stimuli associés au traumatisme
O
N
Durée d'au moins 1 mois
O
N
ÉTAT DE STRESS POST-TRAUMATIQUE
ÉTAT DE STRESS AIGU
Symptômes psychotiques en réponse à un stress marqué
O
N
TROUBLE PSYCHOTIQUE BREF AVEC FACTEURS DE STRESS MARQUES
Pertes de mémoire en réponse à un stress
O
N
TROUBLE DISSOCIATIF
Symptômes en réponse à un stress, qui répondent aux critères d'un trouble spécifique (autre que trouble de l'adaptation)
O
N
Spécifier le trouble mental (par ex. TROUBLE DÉPRESSIF MAJEUR)
Le stress est lié à la mort d'un être cher
O
N
DEUIL
La réaction est inadaptée et excessive par rapport à ce qui est attendu
O
N
TROUBLE DE L'ADAPTATION
Pas de trouble mental

Arbre de décision pour les troubles mentaux induits par une substance

De nombreux individus peuvent utiliser des substances sans jamais avoir de troubles cliniquement significatifs qui relèveraient d'un diagnostic DSM-IV. Cependant, les troubles induits par des substances sont parmi les troubles mentaux les plus communs et les plus invalidants. Un trouble induit par une substance doit toujours être évoqué dans le processus d'un diagnostic différentiel car les tableaux induits par des substances sont fréquents tant en santé mentale que dans les unités de traitement des toxicomanies et en médecine générale. Dans notre expérience ces troubles sont parmi ceux qui sont le plus souvent non diagnostiqués.

Dans le DSM-IV, l'expression « induit par une substance » fait référence à des troubles associés à des drogues, aux effets indésirables des médicaments et aux états induits par des substances toxiques. Il y a deux types de diagnostics liés à des substances dans le DSM-IV : les troubles liés à l'utilisation de substances qui font référence à des comportements d'utilisation de substances ayant des conséquences psychopathologiques (par ex. Dépendance à une substance et Abus d'une substance) ; et les Troubles induits par des substances, qui font référence à des syndromes comportementaux dus aux effets directs d'une substance sur le SNC. Cet arbre de décision se limite aux troubles induits par des substances cités dans la colonne droite de l'arbre. On doit noter que les troubles induits par des substances surviennent le plus souvent dans le contexte d'un trouble lié à l'utilisation d'une substance. Quand c'est le cas, les deux diagnostics doivent être retenus (ex. Sevrage alcoolique et Alcoolodépendance).

L'Intoxication par une substance et le Sevrage d'une substance peuvent s'exprimer par une psychopathologie qui ressemble à celle d'autres troubles du DSM-IV. Ces diagnostics doivent systématiquement être envisagés dans le diagnostic différentiel de tout trouble (voir étape 2 du chapitre 1). Les autres troubles induits par des substances (Troubles de l'humeur induits par des substances, Démences persistantes induites par des substances) ont été inclus dans le DSM-IV pour offrir la possibilité de rendre compte des tableaux symptomatiques induits par des substances lesquels se distinguent des tableaux typiques d'Intoxication ou de Sevrage habituellement rencontrés avec cette substance. De plus, le diagnostic de ces Troubles spécifiques induits par des substances doivent être retenus plutôt que ceux de l'Intoxication par une substance ou de Sevrage d'une substance, lorsque les symptômes nécessitent un examen clinique particulier. Par exemple, tout individu en sevrage cocaïnique est susceptible de présenter une humeur dysphorique, et dans la plupart des cas, le diagnostic de Sevrage à la cocaïne suffit. Cependant, si le patient est déprimé et suicidaire, le diagnostic de Trouble de l'humeur induit par la cocaïne peut être justifié. Souvent, plusieurs symptômes (ex. humeur dépressive et anxiété) sont suffisamment marqués pour justifier un examen clinique. Dans de telles situations, il est généralement préférable de n'indiquer que le diagnostic du Trouble induit par une substance qui correspond au symptôme prédominant.

Les séquelles psychiatriques de l'utilisation de substances peuvent survenir dans quatre contextes différents : 1) comme un effet aigu de l'intoxication par la substance, 2) comme un effet aigu du sevrage de la substance, 3) comme un effet indésirable d'un médicament (sans nécessairement de lien avec l'Intoxication ou le Sevrage), et 4) comme un effet qui persiste même en l'absence de la substance (un Trouble persistant induit par une substance). Le terme « persistant » signifie que la psychopathologie n'est pas la conséquence des effets aigus d'une substance ou d'une substance toxique, mais plutôt de lésions cérébrales causées par la substance. Le DSM-IV comporte trois troubles de type persistant : la Démence persistante induite par une substance, le Trouble amnésique persistant induit par une substance et le Trouble perceptuel persistant induit par les hallucinogènes.

Le Delirium dû à des étiologies multiples et la Démence due à des étiologies multiples ont été inclus dans le DSM-IV (et dans cet arbre de décision) pour souligner que Delirium et Démence ont très souvent des étiologies multiples et intriquées. Une erreur commune (et souvent grave) consiste à penser que votre travail est terminé quand vous avez identifié une substance impliquée dans l'étiologie d'un Delirium ou d'une Démence, sans penser à des étiologies associées comme un traumatisme crânien ou d'autres Affections médicales générales.

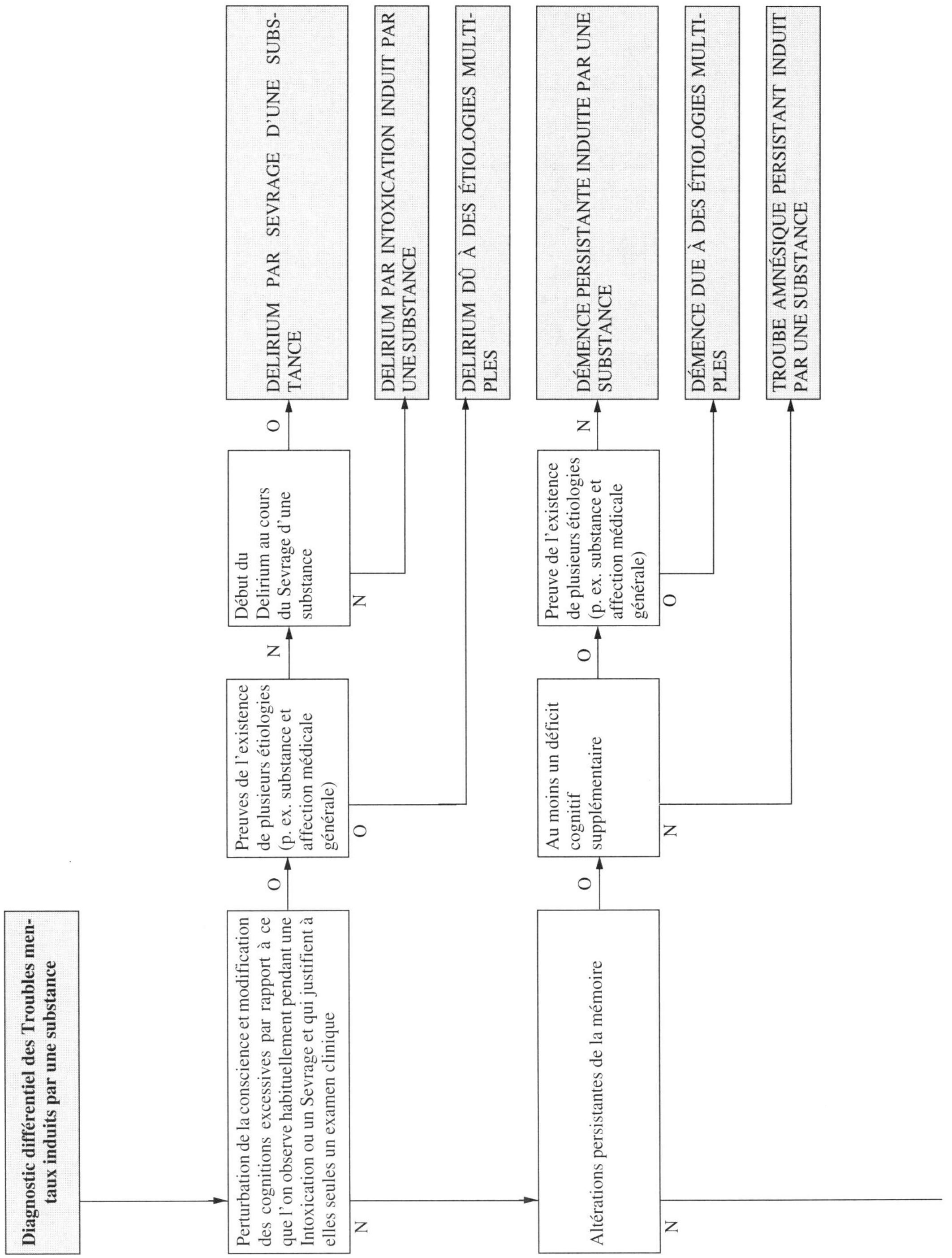
Diagnostic différentiel des Troubles mentaux induits par une substance
Perturbation de la conscience et modification des cognitions excessives par rapport à ce que l'on observe habituellement pendant une Intoxication ou un Sevrage et qui justifient à elles seules un examen clinique
O
Preuves de l'existence de plusieurs étiologies (p. ex. substance et affection médicale générale)
O
DELIRIUM DÛ À DES ÉTIOLOGIES MULTIPLES
N
Début du Delirium au cours du Sevrage d'une substance
O
DELIRIUM PAR SEVRAGE D'UNE SUBSTANCE
N
DELIRIUM PAR INTOXICATION INDUIT PAR UNE SUBSTANCE
N
Altérations persistantes de la mémoire
O
Au moins un déficit cognitif supplémentaire
O
Preuve de l'existence de plusieurs étiologies (p. ex. substance et affection médicale générale)
O
DÉMENCE DUE À DES ÉTIOLOGIES MULTIPLES
N
DÉMENCE PERSISTANTE INDUITE PAR UNE SUBSTANCE
N
TROUBE AMNÉSIQUE PERSISTANT INDUIT PAR UNE SUBSTANCE
N

Diagnostic différentiel des Troubles mentaux induits par une substance *(suite)*

Critère		Diagnostic (si O)
Des idées délirantes ou des hallucinations prédominent et sont excessives par rapport à ce qu'on observe habituellement pendant une Intoxication ou un Servrage et justifient à elles seules un examen clinique	O →	TROUBE PSYCHOTIQUE INDUIT PAR UNE SUBSTANCE Spécifier si survenue pendant l'Intoxication ou le Sevrage
N ↓ Une perturbation de l'humeur prédomine, excessive par rapport à ce qu'on observe habituellement pendant une Intoxication ou un Sevrage et justifie à elle seule un examen clinique	O →	TROUBLE DE L'HUMEUR INDUIT PAR UNE SUBSTANCE. Spécifier si survenu pendant l'Intoxication ou le Sevrage
N ↓ Une anxiété, des attaques de panique ou des obsessions ou des compulsions prédominent et sont excessives par rapport à ce qu'on observe habituellement pendant une Intoxication ou un Sevrage et justifient à elle seules un examen clinique	O →	TROUBLE ANXIEUX INDUIT PAR UNE SUBSTANCE Spécifier si survenue pendant l'Intoxication ou le Sevrage
N ↓ Une dysfonction sexuelle, cliniquement significative, entièrement due à une substance est excessive par rapport à ce qu'on observe habituellement au cours d'une Intoxication et justifie à elle seule un examen clinique	O →	DYSFONCTION SEXUELLE INDUITE PAR UNE SUBSTANCE
N ↓ Perturbation du sommeil suffisamment sévère pour justifier à elle seule un examen clinique, excessive par rapport à ce qu'on observe habituellement au cours d'une Intoxication ou d'un Sevrage	O →	TROUBLE DU SOMMEIL INDUIT PAR UNE SUBSTANCE Spécifier si survenue pendant l'Intoxication ou le Sevrage
N ↓ Développement d'un syndrome réversible dû à l'utilisation récente d'une substance	O →	INTOXICATION PAR UNE SUBSTANCE
N ↓ Développement d'un syndrome réversible dû à une réduction ou à un arrêt d'utilisation d'une substance	O →	SEVRAGE À UNE SUBSTANCE
N ↓ Symptômes cliniquement significatifs dus à une substance qui ne répondent aux critères d'aucun des Troubles induits par une substance	O →	TROUBLE LIÉ À UNE SUBSTANCE

N ↓

Absence de Trouble induit par une substance (symptômes induits par une substance qui ne sont pas cliniquement

Chapitre 3

Diagnostic différentiel reposant sur les tableaux

Le diagnostic différentiel est au cœur de toute démarche clinique et thérapeutique. Le clinicien doit déterminer quels troubles doivent être pris en considération et ensuite choisir parmi ces différents troubles le diagnostic qui rend le mieux compte des symptômes présents. Le plus grand problème rencontré dans le processus du diagnostic différentiel est la tendance à vouloir aboutir trop rapidement à un diagnostic définitif. De nombreuses études ont montré que les cliniciens établissent habituellement leur diagnostic au cours des cinq premières minutes de l'entretien. Certes, les impressions cliniques initiales peuvent être utiles pour orienter les questions qui devront être posées et les hypothèses diagnostiques qui méritent d'être envisagées. Cependant, malheureusement, les impressions initiales sont souvent erronées, particulièrement parce que l'état du patient en début d'entretien n'est pas toujours un bon reflet de l'évolution diachronique. L'élaboration précise du diagnostic nécessite de considérer systématiquement toutes les possibilités diagnostiques. L'utilisation des tableaux de diagnostic différentiel présentés dans ce chapitre vous permettront de réaliser des évaluations systématiques et complètes. 62 tableaux sont présentés qui correspondent aux troubles les plus importants du DSM-IV. La table des matières fournit une liste des tableaux de diagnostic différentiel contenus dans ce chapitre. Chaque tableau comprend deux colonnes. La colonne de gauche cite les troubles qui doivent être évoqués dans le processus du diagnostic différentiel. La colonne de droite rappelle les caractéristiques distinctives qui peuvent être utiles pour écarter certains de ces diagnostics candidats. À moins que cela ne soit spécifié autrement, si les critères sont remplis pour deux diagnostics les deux diagnostics doivent être retenus. Il nous semble que la meilleure façon d'utiliser ces tableaux est de considérer les pathologies décrites dans la colonne de gauche pour avoir une vue d'ensemble des différents diagnostics différentiels. L'étape suivante consiste à prendre en compte les caractéristiques spécifiques de chaque diagnostic dans le cadre du diagnostic différentiel.

Nous voudrions aussi attirer votre attention sur la prudence requise dans l'utilisation des tableaux. Vous constaterez que les catégories Non Spécifié ne figurent pas dans les tableaux de diagnostic différentiel, bien qu'elles soient importantes en pratique dans le processus du diagnostic différentiel de toute pathologie. Tout clinicien expérimenté sait combien la complexité clinique conduit à des tableaux qui ne correspondent pas strictement à des troubles définis dans le DSM-IV. Beaucoup de patients présentent en effet un tableau clinique qui correspond, selon les cas, soit à la frontière de deux troubles, soit conjointement à plusieurs troubles possibles. Il est important de bien identifier un patient frontière comme tel et de ne pas vouloir le faire rentrer à tout prix dans une catégorie diagnostique qui ne lui correspond pas vraiment. De tels patients peuvent nécessiter des tests thérapeutiques pour identifier d'une part celui des diagnostics envisagés qui s'avère le plus adapté, d'autre part la meilleure prise en charge thérapeutique.

De plus, les tableaux de diagnostic différentiel ont tendance à se focaliser sur des symptômes transversaux puisque ce sont les plus faciles à définir et à identifier. Il existe d'autres facteurs utiles au processus du diagnostic différentiel, comme l'histoire du patient, l'histoire familiale, l'évolution, les résultats des examens para-cliniques et les résultats des traitements antérieurs. Dans les cas qui posent des problèmes en termes de diagnostic différentiel, ces facteurs peuvent contribuer à orienter le diagnostic.

Diagnostic différentiel du Retard mental

Le Retard mental doit être distingué…	**À la différence du Retard mental, l'autre affection…**
des Trouble des apprentissages	est caractérisée par une perturbation limitée à un domaine spécifique des activités scolaires (par ex. la lecture, le calcul, l'expression écrite), plutôt qu'une altération générale du fonctionnement intellectuel.
des Troubles de la communication	est limitée à une altération du discours ou du langage.
des Troubles envahissants du développement	comprend une altération qualitative des compétences sociales et un répertoire restreint d'intérêts ou d'activités ; toutefois, le Retard mental est fréquemment comorbide des Troubles envahissants du développement.
de la Démence	est caractérisée par un déclin significatif du fonctionnement intellectuel. Démence et Retard mental peuvent être diagnostiqués s'ils débutent avant 18 ans.
du Fonctionnement intellectuel limite	est caractérisée par un moindre degré d'altération intellectuelle (QI au dessus de 70) ou bien par l'absence d'anomalie des comportements adaptatifs si le QI est inférieur à 70.

Diagnostic différentiel du Trouble des apprentissages

Le Trouble des apprentissages (par ex. le Trouble de la lecture, le Trouble du calcul, le Trouble de l'expression écrite) doit être distingué…	**À la différence du Trouble des apprentissages, l'autre affection…**
des variations de la normale concernant la réussite scolaire	n'est pas cliniquement significative ou n'est pas substantiellement en deçà des attentes compte tenu du QI et des conditions scolaires.
de l'absence des conditions nécessaires au travail, d'un mauvais enseignement, des facteurs culturels	est due aux facteurs externes à l'individu.
des mauvaises performances scolaires dues à un Trouble de la vision ou de l'audition	n'est pas plus importante que ce qui est attendu compte tenu du déficit sensoriel. Le diagnostic de Trouble des apprentissages peut être porté en présence de ce type de déficits sensoriels uniquement si les difficultés d'apprentissage sont plus importantes que celles habituellement associées à ces déficits.
du Retard mental	consiste en une altération générale du fonctionnement intellectuel, non limitée à une compétence scolaire particulière.
des Troubles envahissants du développement	comprend des altérations qualitatives des compétences sociales et un répertoire restreint d'intérêts et d'activités et n'est pas limitée à un domaine scolaire particulier.
des Troubles de la communication	est limitée à une altération du discours ou des aptitudes au langage (les compétences scolaires ne sont pas concernées).

Diagnostic différentiel du Trouble de la communication

Le Trouble de la communication (par ex. Trouble du langage de type expressif, Trouble du langage de type mixte réceptif-expressif, Trouble phonologique, et Bégaiement) doit être distinguée…	**À la différence des Troubles de la communication, l'autre affection…**
du Retard mental	consiste en une altération générale du fonctionnement intellectuel, contrairement à l'altération du langage. Si les difficultés du langage dépassent celles qui sont habituellement associées au Retard mental, on peut porter le diagnostic simultané de Trouble de la communication.
des difficultés de communication liées aux déficits sensoriels ou aux déficits de la parole	ne dépasse pas ce qui est attendu compte tenu du déficit sensoriel ou du déficit de la parole. Un Trouble de la communication est diagnostiqué si les difficultés du langage dépassent celles qui sont habituellement associées à ces déficits.
des altérations normales de la fluence ou des difficultés articulatoires des jeunes enfants	est appropriée d'un point de vue développemental.

Diagnostic différentiel du Trouble autistique

Le Trouble autistique doit être distingué…	À la différence du Trouble autistique, l'autre affection…
du Syndrome de Rett	survient uniquement chez la fille et présente des caractéristiques particulières (par ex. décélération de la croissance crânienne, perte des compétences manuelles intentionnelles acquises antérieurement, manque de coordination).
du Trouble désintégratif de l'enfance	fait suite à un développement normal ayant duré au moins 2 ans et représente un mode de régression développementale.
du Syndrome d'Asperger	ne comporte pas de retard significatif de développement du langage.
de la Schizophrénie à début infantile	a un âge de début plus tardif et présente des particularités caractéristiques (par ex. idées délirantes, hallucinations). Chez un individu aux antécédents de Trouble autistique ou d'un autre Trouble envahissant du développement, le diagnostic de Schizophrénie peut être porté s'il existe des idées délirantes ou des hallucinations manifestes.
du Mutisme sélectif	est caractérisée par un discours et des aptitudes sociales normales dans certaines situations.
du Trouble du langage	implique l'absence de perturbation dans les interactions sociales tandis que le champ des intérêts et des comportements n'est pas restreint. On ne fait pas le diagnostic de Trouble du langage si les critères d'un Trouble envahissant du développement sont réunis.

(suite)

Diagnostic différentiel du Trouble autistique *(suite)*

Le Trouble autistique doit être distingué...	**À la différence du Trouble autistique, l'autre affection...**
Du Retard mental	implique une perturbation générale du fonctionnement intellectuel, est fréquemment associée au Trouble autistique.
Du Trouble de mouvements stéréotypés	survient en l'absence d'une perturbation des interactions sociales et du développement du langage. On ne fait pas le diagnostic de Trouble de mouvements stéréotypés si la stéréotypie s'intègre dans un Trouble envahissant du développement.

Diagnostic différentiel du Trouble : Déficit de l'attention/hyperactivité

Le Trouble : Déficit de l'attention/hyperactivité doit être distingué…	À la différence du Trouble : Déficit de l'attention/hyperactivité, l'autre affection…
des comportements appropriés à l'âge chez des enfants actifs	n'entraîne pas de perturbation cliniquement significative.
des environnements scolaires insuffisamment stimulants	conduit à une inattention en relation avec l'ennui.
de l'inattention dans le Trouble oppositionnel avec provocation	résulte du refus de se conformer aux demandes d'autrui.
de l'impulsivité dans le Trouble des conduites	est associée à un mode de comportement antisocial.
de l'inattention ou de l'hyperactivité associée aux Troubles envahissants du développement	a une présentation symptomatique caractéristique avec une carence marquée dans les interactions sociales, un retard de langage important et un champ restreint des intérêts et comportements.
de l'inattention ou de l'hyperactivité causée par l'abus de drogues ou de médicaments (par ex. bronchodilatateur)	disparaît lorsque l'abus de drogues ou de médicaments s'arrête, et est diagnostiquée comme Trouble non spécifié induit par une substance ou comme Effets indésirables d'un médicament non spécifié.
des symptômes d'inattention dus à d'autres Troubles mentaux (par ex. Troubles de l'humeur ou Troubles anxieux)	a les manifestations caractéristiques de l'autre trouble mental, et le début est typiquement après 7 ans. On ne fait pas le diagnostic de Trouble : Déficit de l'attention/hyperactivité si l'inattention survient exclusivement lors de l'évolution d'un Trouble envahissant du développement, d'une Schizophrénie ou d'un autre Trouble psychotique, ou si elle est mieux expliquée par un autre trouble mental.

Diagnostic différentiel du Trouble des conduites

Le Trouble des conduites doit être distingué…	À la différence du Trouble des conduites, l'autre affection…
du comportement perturbateur du Trouble oppositionnel avec provocation	est centrée sur des symptômes négativistes et provoquants qui sont moins sévères et moins antisociaux dans leur nature.
du comportement perturbateur du Trouble déficit de l'attention/hyperactivité	est centrée sur des symptômes d'hyperactivité et de contrôle des impulsions qui sont moins antisociaux dans leur nature.
du comportement antisocial survenant au cours d'un Épisode maniaque	est accompagnée d'une élévation de l'humeur ou d'une irritabilité (et d'autres symptômes associés caractéristiques) et survient le plus souvent pendant des périodes limitées.
du comportement antisocial lié à un Trouble psychotique	survient uniquement en réponse à des idées délirantes ou à des hallucinations.
du Trouble de l'adaptation	est au-dessous du seuil de sévérité pour le Trouble des conduites et survient clairement en réponse à un facteur de stress psychosocial, contrairement à un mode évolutif de longue durée.
du comportement antisocial de l'enfant ou de l'adolescent	est au-dessous du seuil de sévérité pour le Trouble des conduites ou ne persiste pas de façon prolongée (par ex. actes antisociaux isolés).
du Trouble de la personnalité antisociale	ne peut être diagnostiquée que chez des sujets âgés de plus de 18 ans. On ne fait pas le diagnostic de Trouble des conduites si le sujet a plus de 18 ans et si les critères de Trouble de la personnalité antisociale sont réunis.

Diagnostic différentiel du Trouble oppositionnel avec provocation

Le Trouble oppositionnel avec provocation doit être distingué…	**À la différence du Trouble oppositionnel avec provocation, l'autre affection…**
du comportement oppositionnel non pathologique caractéristique de certains stades du développement	n'est pas cliniquement significative ou ne persiste pas.
du Trouble de l'adaptation avec perturbation des conduites	est une réponse inadaptée à un agent stressant et ne réunit pas les critères pour un Trouble oppositionnel avec provocation.
du Trouble des conduites	est plus sévère et se caractérise par des comportements agressifs et antisociaux. On ne fait pas le diagnostic de Trouble oppositionnel avec provocation si les critères d'un Trouble des conduites sont réunis.
du comportement oppositionnel lié aux Troubles de l'humeur ou aux Troubles psychotiques	survient uniquement dans un contexte de perturbation de l'humeur ou en relation avec des idées délirantes ou des hallucinations.
du Trouble oppositionnel lié au Trouble Déficit de l'attention/hyperactivité	survient secondairement à la frustration provoquée par les problèmes liés à l'inattention et à l'hyperactivité.
du comportement oppositionnel du Retard mental	est moins sévère et est accompagnée d'un retard général dans le développement intellectuel.
de l'incapacité à suivre les consignes due à un défaut de compréhension du langage	ne survient pas lorsque la communication se fait dans la langue maternelle à un niveau que le sujet peut comprendre.
du Trouble de la personnalité antisociale	peut uniquement être diagnostiquée chez des individus âgés de plus de 18 ans.

Diagnostic différentiel des Tics

Les Tics (par ex. le syndrome de Gilles de la Tourette) doivent être distingués...	**À la différence des Tics, l'autre affection...**
des mouvements anormaux qui peuvent accompagner des affections médicales générales	est due aux effets physiologiques directs de l'affection médicale générale.
des tics causés par l'abus de substances ou de médicaments	disparaît lorsque l'abus de substance ou de médicament est interrompu et est diagnostiquée Trouble des mouvements lié à une substance non spécifié ou Trouble des mouvements induit par un médicament non spécifié.
du Trouble : Mouvements stéréotypés, des Stéréotypies des Troubles envahissants du développement	est caractérisée par des comportements non fonctionnels, d'ordinaire rythmiques apparemment imposés qui sont généralement plus complexes que les tics.
des compulsions du Trouble obsessionnel-compulsif	survient en réponse à une obsession ou selon des règles appliquées de façon rigide.
des vocalisations ou comportements désorganisés ou bizarres de la Schizophrénie	est accompagnée par d'autres symptômes (par ex. idées délirantes, symptômes négatifs) et une évolution caractéristiques (par ex. déclin marqué du fonctionnement).

Diagnostic différentiel du Trouble : Anxiété de séparation

Le Trouble : Anxiété de séparation doit être distingué…	**À la différence du Trouble : Anxiété de séparation, l'autre affection…**
du refus scolaire dans la Phobie sociale	est due à la peur d'être embarrassé à l'école plus qu'à la peur d'être séparé de la maison.
des Troubles envahissants du développement	est caractérisée par une réduction marquée des interactions sociales qui survient dans toutes les relations notamment celles avec les membres proches de la famille. On ne fait pas le diagnostic de Trouble : Anxiété de séparation si le comportement survient exclusivement lors de l'évolution d'un Trouble envahissant du développement.
des Troubles psychotiques	survient plus tardivement, et la maladresse sociale est liée aux peurs délirantes ou aux symptômes négatifs. On ne fait pas le diagnostic de Trouble : Anxiété de séparation si le comportement survient exclusivement lors de l'évolution d'une Schizophrénie ou d'un autre Trouble psychotique.
du Trouble : Anxiété généralisée	est caractérisée par une anxiété et des soucis concernant une multitude de domaines différents et n'est pas limitée aux conséquences d'une séparation d'avec la famille.

(suite)

Diagnostic différentiel du Trouble : Anxiété de séparation *(suite)*

Le Trouble : Anxiété de séparation doit être distingué…	À la différence du Trouble : Anxiété de séparation, l'autre affection…
du Trouble panique avec Agoraphobie, de l'Agoraphobie sans antécédent de Trouble panique	survient plus tardivement et la peur, l'anxiété et l'évitement sont maximum dans les situations où une Attaque de panique (ou des symptômes invalidants) peuvent survenir. Chez les adolescents et les adultes, on ne fait pas le diagnostic de Trouble : Anxiété de séparation si la perturbation est mieux expliquée par un Trouble panique avec Agoraphobie.
de l'absentéisme dans le Trouble des conduites	n'est pas liée à une incapacité à se séparer des figures d'attachement et est associée à d'autres symptômes de Trouble des conduites.
du refus scolaire dans les Troubles de l'humeur	est due à une perte d'intérêt, à une fatigue ou à la crainte de pleurer en public.
des degrés d'anxiété de séparation appropriés au stade du développement	n'est pas cliniquement significative.

Delirium, Démence, Trouble amnésique

Diagnostic différentiel du Delirium

Le Delirium (caractérisé par une perturbation de la conscience) doit être distingué…	À la différence du Delirium, l'autre affection…
des altérations cognitives de la Démence	est caractérisée par une évolution relativement progressive, habituellement d'une durée plus longue et, bien que caractérisée par un certain nombre d'altérations cognitives, la capacité de maintenir l'attention n'est pas altérée. Des épisodes de Delirium peuvent survenir au cours d'une Démence préexistante. On ne fait pas le diagnostic de Démence si les déficits surviennent exclusivement lors de l'évolution d'un Delirium. Quand un Delirium survient dans un contexte de Démence préexistante, il doit être diagnostiqué séparément.
de la perturbation de la conscience survenant au cours d'une Intoxication par une substance ou dans un Sevrage à une substance	n'a pas une symptomatologie plus marquée que celle d'une Intoxication par une substance ou d'un Sevrage ou n'est pas suffisamment sévère pour justifier un diagnostic indépendant. On fait le diagnostic de Delirium induit par une substance au lieu d'Intoxication par une substance ou de Sevrage à une substance si la perturbation est plus marquée qu'habituellement et si elle est suffisamment sévère pour justifier un diagnostic indépendant.

(suite)

Diagnostic différentiel du Delirium *(suite)*

Le Delirium (caractérisé par une perturbation de la conscience) doit être distingué…	**À la différence du Delirium, l'autre affection…**
des hallucinations ou des idées délirantes dans le Trouble psychotique induit par une substance ou dans le Trouble psychotique dû à une affection médicale générale	n'est pas accompagnée par une perturbation de la conscience et d'autres altérations cognitives caractéristiques du Delirium. Un Trouble psychotique induit par une substance et un Trouble psychotique dû à une affection médicale générale ne sont pas diagnostiqués si les symptômes psychotiques surviennent uniquement au cours d'un Delirium.
des hallucinations ou des idées délirantes des Troubles psychotiques ou des Troubles de l'humeur avec caractéristiques psychotiques	n'est pas due aux effets directs d'une affection médicale générale ou de l'utilisation d'une substance.
de l'agitation de l'Épisode maniaque ou de l'Épisode dépressif majeur ou du Trouble psychotique	n'est pas due aux effets directs d'une affection médicale générale ou de l'utilisation d'une substance.

Diagnostic différentiel d'une Démence

Une Démence (déficit de la mémoire et autres altérations cognitives) doit être distinguée...	À la différence de la Démence, l'autre affection...
du Delirium	est caractérisée par une perturbation de la conscience et une évolution fluctuante. On ne fait pas le diagnostic de Démence si les altérations cognitives surviennent exclusivement au cours d'un Delirium. Toutefois, des périodes de Delirium peuvent survenir dans un contexte de Démence et doivent être diagnostiquées si elles sont présentes.
du Trouble amnésique	est caractérisée par une altération de la mémoire survenant en l'absence d'autres altérations cognitives (par ex. aphasie, agnosie, apraxie). On ne fait pas le diagnostic de Trouble amnésique si la perturbation de la mémoire survient exclusivement au cours d'une Démence.
de l'altération cognitive d'une Intoxication par une substance ou d'un Sevrage à une substance	régresse quand les effets aigus de l'Intoxication ou du Sevrage s'estompent. En revanche, une Démence persistante induite par une substance peut être diagnostiquée si les signes persistent longtemps après la période d'Intoxication ou de Sevrage.
du Retard mental	doit débuter avant l'âge de 18 ans.

(suite)

Diagnostic différentiel d'une Démence *(suite)*

Une Démence (déficit de la mémoire et autres altérations cognitives) doit être distinguée...	À la différence de la Démence, l'autre affection...
des altérations cognitives et de l'altération du fonctionnement de la Schizophrénie	débute en général plus précocément, présente des altérations cognitives moins sévères, un tableau symptomatique particulier (par ex. idées délirantes et hallucinations) et n'est pas due aux effets directs d'une affection médicale générale ou de l'utilisation d'une substance.
des déficits mnésiques et des difficultés de concentration au cours du Trouble dépressif majeur	s'améliore quand la dépression régresse, est associée à d'autres symptômes dépressifs caractéristiques, est souvent associée à des antécédents personnels ou familiaux de dépression et n'est pas due aux effets directs d'une affection médicale générale ou de l'utilisation d'une substance.
du déclin cognitif lié à l'âge	est caractérisée par une altération cognitive proche de ce qui serait habituel pour l'âge du sujet, et n'est pas due aux effets directs d'une affection médicale générale ou de l'utilisation d'une substance.
du Trouble neurocognitif léger (c.-à-d. Trouble cognitif non spécifié)	ne correspond pas à la sévérité requise pour une Démence.

Diagnostic différentiel d'un Trouble amnésique

Le Trouble amnésique doit être distingué...	À la différence du Trouble amnésique, l'autre affection...
du Delirium	est caractérisée par une perturbation de la conscience et une évolution fluctuante. Un Trouble amnésique ne peut pas être diagnostiqué si la perturbation de la mémoire survient exclusivement au cours de l'évolution d'un Delirium.
de la Démence	est caractérisée par la présence d'altérations cognitives (c.-à-d. agnosie, aphasie, apraxie) associées aux troubles mnésiques. Un Trouble amnésique ne peut pas être diagnostiqué si la perturbation de la mémoire survient exclusivement au cours de l'évolution d'une Démence.
de l'Amnésie dissociative, de l'amnésie survenant dans d'autres Troubles dissociatifs	nécessite habituellement une incapacité limitée au rappel d'événements traumatisants et n'est pas due aux effets directs d'une affection médicale générale ou de l'utilisation d'une substance.
de l'altération de la mémoire dans l'Intoxication par une substance ou dans le Sevrage à une substance	régresse quand les effets aigus de l'intoxication ou du sevrage diminuent. Au contraire, le Trouble amnésique persistant induit par une substance peut être diagnostiqué si l'altération de la mémoire persiste longtemps après la période de l'intoxication ou du sevrage.

(suite)

Diagnostic différentiel d'un Trouble amnésique *(suite)*

Le Trouble amnésique doit être distingué...	**À la différence du Trouble amnésique, l'autre affection...**
des déficits mnésiques du Trouble dépressif majeur	s'améliore avec la dépression, est souvent associée à des antécédents personnels (ou familiaux) ou de dépression et n'est pas due aux effets directs d'une affection médicale générale ou de l'utilisation d'une substance.
de la Simulation, du Trouble factice	est caractérisée par la feinte de la perte de la mémoire.
du Déclin cognitif lié à l'âge	est caractérisée par une altération du fonctionnement de la mémoire qui se situe dans les normes correspondant à l'âge du sujet et n'est pas due aux effets directs d'une affection médicale générale ou de l'utilisation d'une substance.

Troubles mentaux dus à une affection médicale générale

Diagnostic différentiel d'un Trouble catatonique dû à une affection médicale générale

Le Trouble catatonique dû à une affection médicale générale doit être distingué…	**À la différence du Trouble catatonique dû à une affection médicale générale, l'autre affection…**
du mutisme et de l'attitude figée du Delirium	est caractérisée par une perturbation de la conscience et par d'autres altérations cognitives. On ne fait pas le diagnostic de Trouble cognitif si les symptômes surviennent exclusivement pendant l'évolution d'un Delirium.
de l'akinésie, de la rigidité ou de l'attitude figée du Trouble des mouvements induit par un médicament	est due aux effets physiologiques directs d'un médicament.
de la Schizophrénie de type catatonique	n'est pas due aux effets directs d'une affection médicale générale et s'accompagne d'autres symptômes caractéristiques de la Schizophrénie.
du Trouble de l'humeur avec caractéristiques catatoniques	n'est pas due aux effets directs d'une affection médicale générale et s'accompagne d'autres symptômes caractéristiques d'un Trouble de l'humeur.

Diagnostic différentiel d'une Modification de la personnalité due à une affection médicale générale

Une Modification de la personnalité due à une affection médicale générale doit être distinguée…	À la différence de la Modification de la personnalité due à une affection médicale générale, l'autre affection…
d'une Modification de la personnalité comme caractéristique associée de la Démence ou du Delirium	comprend des altérations cognitives associées aux Modifications de la personnalité. On ne fait pas le diagnostic d'une Modification de la personnalité si les critères d'une Démence sont réunis ou si la perturbation de la personnalité survient exclusivement pendant l'évolution d'un Delirium.
d'une Modification de la personnalité consécutive à une Dépendance à une substance	n'est pas due aux effets directs d'une affection médicale générale et régresse quand le sujet est abstinent.
d'une Modification de la personnalité associée à un autre Trouble mental (par ex. Trouble délirant)	n'est pas due aux effets directs d'une affection médicale générale.
du Trouble de la personnalité	a un âge de début, une évolution et des caractéristiques différentes et n'est pas due aux effets directs d'une affection médicale générale.

Schizophrénie et autres Troubles psychotiques

Diagnostic différentiel de la Schizophrénie

La Schizophrénie doit être distinguée...	À la différence de la Schizophrénie, l'autre affection...
du Trouble psychotique dû à une affection médicale générale, un Delirium ou une Démence	requiert la présence d'une affection médicale générale causale. On ne fait pas le diagnostic de Schizophrénie si les symptômes psychotiques sont tous dus aux effets physiologiques directs d'une affection médicale générale.
du Trouble psychotique induit par une substance, du Delirium induit par une substance	requiert le fait que les symptômes psychotiques ont été initiés et sont entretenus par l'utilisation d'une substance (dont les effets indésirables des médicaments). On ne fait pas le diagnostic de Schizophrénie si les symptômes psychotiques sont tous dus aux effets physiologiques directs d'une substance (dont les médicaments).
du Trouble schizo-affectif	est caractérisée par des symptômes thymiques présents pendant une part importante de la durée totale des périodes actives et résiduelles de la maladie (à l'opposé de la Schizophrénie où les symptômes thymiques ont une durée brève par rapport à la durée totale).
du Trouble de l'humeur avec caractéristiques psychotiques	est caractérisée par des symptômes psychotiques qui surviennent exclusivement pendant les périodes de perturbation de l'humeur.
du Trouble schizophréniforme	est caractérisée par une durée totale comprise entre 1 et 6 mois.

(suite)

Diagnostic différentiel de la Schizophrénie *(suite)*

La Schizophrénie doit être distinguée...	**À la différence de la Schizophrénie, l'autre affection...**
du Trouble psychotique bref	est caractérisée par une durée totale inférieure à un mois.
du Trouble délirant	est caractérisée par des idées délirantes non bizarres et l'absence d'autres symptômes psychotiques cliniquement significatifs (dont les symptômes négatifs).
des Troubles envahissants du développement	est caractérisée par un début plus précoce (par ex. début avant l'âge de 3 ans pour le Trouble autistique) et l'absence d'idées délirantes ou d'hallucinations prononcées. Un diagnostic de Schizophrénie se justifie chez les sujets présentant déjà un diagnostic de Trouble autistique seulement si des hallucinations ou des idées délirantes ont été présentes pendant au moins 1 mois.
des Troubles de la personnalité schizotypique, schizoïde, ou paranoïaque	n'est pas caractérisée par des symptômes psychotiques. Un diagnostic additionnel de Schizophrénie est approprié lorsque les symptômes sont suffisamment sévères pour satisfaire le critère A de la Schizophrénie. Dans ces cas, le Trouble de la personnalité prémorbide peut être noté sur l'axe II, suivi par « prémorbide ».

Diagnostic différentiel du Trouble schizo-affectif

Le Trouble schizo-affectif doit être distingué...	**À la différence du Trouble schizo-affectif, l'autre affection...**
du Trouble psychotique dû à une affection médicale générale, un Delirium, une Démence	requiert la présence d'une affection médicale causale. On ne fait pas le diagnostic de Trouble schizo-affectif si les symptômes psychotiques ou thymiques sont tous dus aux effets physiologiques directs d'une affection médicale générale.
du Trouble psychotique induit par une substance, du Delirium induit par une substance	requiert le fait que les symptômes psychotiques et thymiques ont été initiés et sont entretenus par l'utilisation d'une substance (dont les effets indésirables d'un médicament). On ne fait pas le diagnostic de Trouble schizo-affectif si les symptômes psychotiques ou thymiques sont tous dus aux effets physiologiques directs d'une substance (dont les médicaments).
de la Schizophrénie	est caractérisée par des symptômes thymiques qui sont brefs, compte tenu de la durée totale de la pathologie.
du Trouble de l'humeur avec caractéristiques psychotiques	est caractérisée par des symptômes psychotiques qui surviennent exclusivement pendant les épisodes thymiques.
du Trouble délirant	est caractérisée par des idées délirantes non bizarres survenant en l'absence d'autres symptômes correspondant au critère A de la Schizophrénie.

Diagnostic différentiel du Trouble délirant

Le Trouble délirant doit être distingué…	**À la différence du Trouble délirant, l'autre affection…**
du Delirium, de la Démence, et du Trouble psychotique dus à une affection médicale générale	requiert la présence d'une affection médicale générale causale. On ne fait pas le diagnostic de Trouble délirant si les idées délirantes sont toutes dues aux effets physiologiques directs d'une affection médicale générale.
du Trouble psychotique induit par une substance	requiert le fait que les symptômes psychotiques ont été initiés et entretenus par l'utilisation d'une substance (dont les médicaments). On ne fait pas le diagnostic de Trouble délirant si les idées délirantes sont toutes dues aux effets physiologiques directs d'une substance (dont les médicaments).
de la Schizophrénie, du Trouble schizophréniforme	est caractérisée par la présence d'autres symptômes (en plus d'idées délirantes importantes) qui répondent au critère A de la Schizophrénie.
du Trouble de l'humeur avec caractéristiques psychotiques	est caractérisée par des idées délirantes qui surviennent exclusivement pendant les épisodes thymiques.
du Trouble psychotique partagé	est caractérisée par des idées délirantes qui surgissent uniquement dans un contexte de relations rapprochées avec une personne dominante qui a des idées délirantes.
du Trouble psychotique bref	est caractérisée par des symptômes psychotiques qui durent moins d'un mois.

(suite)

Diagnostic différentiel du Trouble délirant *(suite)*

Le Trouble délirant doit être distingué…	**À la différence du Trouble délirant, l'autre affection…**
de l'Hypocondrie, du Trouble de la personnalité obsessionnelle-compulsive, du Trouble : peur d'une dysmorphie corporelle	est caractérisée par des idées excessives, non réalistes et déformées qui sont généralement exprimées avec une intensité qui n'atteint pas la conviction délirante.
du Trouble de la personnalité paranoïaque	est caractérisée par une idéation persécutoire sans croyances délirantes nettes ou persistantes. Lorsqu'un sujet ayant un Trouble délirant a un Trouble de la personnalité préexistant, le Trouble de la personnalité doit être répertorié sur l'axe II suivi de « prémorbide ».

Diagnostic différentiel du Trouble psychotique bref

Le Trouble psychotique bref doit être distingué...	**À la différence du Trouble psychotique bref, l'autre affection...**
du Trouble psychotique dû à une affection médicale générale, du Delirium	requiert la présence d'une affection médicale générale causale. On ne fait pas le diagnostic de Trouble psychotique bref si les symptômes psychotiques sont tous dus aux effets physiologiques directs d'une affection médicale générale.
du Trouble psychotique induit par une substance, du Delirium induit par une substance, de l'Intoxication par une substance, du Sevrage d'une substance	requiert le fait que les symptômes psychotiques ont été initiés et entretenus par l'utilisation de la substance (dont les médicaments). On ne fait pas le diagnostic de Trouble psychotique bref si les symptômes psychotiques sont tous dus aux effets physiologiques directs d'une substance (dont les médicaments).
des Troubles de l'humeur avec caractéristiques psychotiques	est caractérisée par des symptômes psychotiques survenant exclusivement durant les épisodes thymiques. On ne fait pas le diagnostic de Trouble psychotique bref si les symptômes psychotiques sont mieux expliqués par un Trouble de l'humeur.
du Trouble schizophréniforme, de la Schizophrénie, du Trouble délirant	est caractérisée par des symptômes psychotiques qui durent un mois ou plus.
des symptômes psychotiques survenant dans le contexte de certains Troubles de la personnalité (par ex. borderline)	sont généralement transitoires et durent moins d'une journée. S'ils sont cliniquement significatifs, on peut faire le diagnostic de Trouble psychotique non spécifié. Si les symptômes psychotiques persistent au moins un jour, le diagnostic additionnel de Trouble psychotique bref peut être justifié.

Troubles de l'humeur

Diagnostic différentiel du Trouble dépressif majeur

Le Trouble dépressif majeur doit être distingué…	**À la différence du Trouble dépressif majeur, l'autre affection…**
du Trouble bipolaire I ou II	comprend un ou plusieurs épisodes maniaques, mixtes ou hypomaniaques. On ne peut pas faire le diagnostic de Trouble dépressif majeur si un Épisode maniaque, mixte ou hypomaniaque a déjà existé.
du Trouble de l'humeur dû à une affection médicale générale	requiert la présence d'une affection médicale générale causale. On ne fait pas le diagnostic de Trouble dépressif majeur si les Épisodes dépressifs sont tous dus aux effets physiologiques directs d'une affection médicale générale.
du Trouble de l'humeur induit par une substance	est due aux effets physiologiques directs d'une substance. On ne fait pas le diagnostic de Trouble dépressif majeur si les Épisodes dépressifs majeurs sont tous dus aux effets directs d'une substance (dont les médicaments).
du Trouble dysthymique	est caractérisée par une humeur dépressive présente plus d'un jour sur deux durant une période d'au moins deux ans, en l'absence d'Épisodes dépressifs majeurs pendant les deux premières années de la perturbation dysthymique. Les deux troubles peuvent être diagnostiqués ensemble si les Épisodes dépressifs majeurs ont débuté après les deux premières années d'évolution du Trouble dysthymique.

(suite)

Diagnostic différentiel du Trouble dépressif majeur *(suite)*

Le Trouble dépressif majeur doit être distingué…	À la différence du Trouble dépressif majeur, l'autre affection…
du Trouble schizo-affectif	est caractérisée par une période d'au moins deux semaines d'idées délirantes ou d'hallucinations survenant en l'absence de symptômes thymiques marqués.
de la Schizophrénie, du Trouble délirant, du Trouble psychotique non spécifié	peut comprendre des symptômes thymiques qui sont brefs par rapport à la durée totale du Trouble psychotique. Les Épisodes dépressifs majeurs survenant au cours d'un Trouble psychotique doivent être diagnostiqués Trouble dépressif non spécifié.
de la Démence	est caractérisée par un déclin prémorbide du fonctionnement cognitif.
du Trouble de l'adaptation avec humeur dépressive	est caractérisée par des symptômes dépressifs survenant en réponse à un événement stressant et ne remplit pas les critères de l'Épisode dépressif majeur.
du Deuil	survient en réponse à la perte d'un être cher, est généralement moins sévère qu'un Épisode dépressif majeur. Quand le tableau complet d'un Épisode dépressif majeur survient à la suite de la perte d'un être cher, il dure moins de deux mois après la perte et n'est pas caractérisé par une altération fonctionnelle marquée, des préoccupations morbides de dévalorisation, une idéation suicidaire, des symptômes psychotiques ou un ralentissement psychomoteur.
des périodes de tristesse non pathologiques	est caractérisée par une courte durée, peu de symptômes associés et l'absence de détresse ou d'une altération significative du fonctionnement.

Diagnostic différentiel d'un Trouble dysthymique

Le Trouble dysthymique doit être distingué...	**À la différence du Trouble dysthymique, l'autre affection...**
du Trouble dépressif majeur	est caractérisée par un ou plusieurs Épisodes dépressifs majeurs. On peut faire conjointement le diagnostic de Trouble dysthymique et de Trouble dépressif majeur si les Épisodes dépressifs majeurs ont débuté après les deux premières années du Trouble dysthymique.
des symptômes dépressifs associés aux Troubles psychotiques chroniques	survient exclusivement pendant la perturbation psychotique. On ne fait pas le diagnostic de Trouble dysthymique si les symptômes dépressifs surviennent exclusivement au cours de l'évolution d'un Trouble psychotique chronique.
du Trouble de l'humeur dû à une affection médicale générale	requiert la présence d'une affection médicale générale causale. On ne fait pas le diagnostic de Trouble dysthymique si les symptômes dépressifs sont tous dus aux effets physiologiques directs d'une affection médicale générale.
du Trouble de l'humeur induit par une substance	est due aux effets physiologiques directs d'une substance. On ne fait pas le diagnostic de Trouble dysthymique si les symptômes dépressifs sont tous dus aux effets physiologiques directs d'une substance (dont les médicaments).
du Trouble cyclothymique	est caractérisée par des périodes hypomaniaques et des périodes dépressives. On ne peut pas faire le diagnostic de Trouble dysthymique si les critères ont déjà été réunis pour un Trouble cyclothymique.

(suite)

Diagnostic différentiel d'un Trouble dysthymique *(suite)*

Le Trouble dysthymique doit être distingué…	**À la différence du Trouble dysthymique, l'autre affection…**
des périodes de tristesse non pathologiques	est caractérisée par une courte durée, peu de symptômes associés et l'absence d'une altération significative du fonctionnement ou d'une détresse.

Diagnostic différentiel du Trouble bipolaire I

Le Trouble bipolaire I doit être distingué…	**À la différence du Trouble bipolaire I, l'autre affection…**
du Trouble de l'humeur dû à une affection médicale générale	requiert la présence d'une affection médicale générale causale. On ne fait pas le diagnostic de Trouble bipolaire I si les épisodes thymiques sont tous dus aux effets physiologiques directs d'une affection médicale générale.
du Trouble de l'humeur induit par une substance	est due aux effets physiologiques directs d'une substance. On ne fait pas le diagnostic de Trouble bipolaire I si les épisodes thymiques sont tous dus aux effets physiologiques directs d'une substance (dont les médicaments antidépresseurs).
du Trouble dépressif majeur, du Trouble dysthymique	est caractérisée par l'absence d'Épisodes maniaques. On ne fait pas le diagnostic de Trouble dépressif majeur ou de Trouble dysthymique si un Épisode maniaque, mixte ou hypomaniaque est déjà survenu.
du Trouble bipolaire II	est caractérisée par la présence d'Épisodes hypomaniaques et d'Épisodes dépressifs majeurs et par l'absence d'Épisodes maniaques ou mixtes. On ne fait pas le diagnostic de Trouble bipolaire II si les critères d'un Trouble bipolaire I sont réunis.

(suite)

Diagnostic différentiel du Trouble bipolaire I *(suite)*

Le Trouble bipolaire I doit être distingué…	**À la différence du Trouble bipolaire I, l'autre affection…**
du Trouble cyclothymique	est caractérisée par de nombreuses périodes où des symptômes maniaques sont présents mais ne répondent pas aux critères d'un Épisode maniaque, et des périodes où des symptômes dépressifs sont présents sans répondre aux critères d'Épisode dépressif majeur. On peut faire conjointement le diagnostic de Trouble bipolaire I et de Trouble cyclothymique si les Épisodes maniaques ou mixtes surviennent après une période d'au moins deux ans de Trouble cyclothymique.
des Troubles psychotiques (non thymiques)	est caractérisée par des périodes de symptômes psychotiques survenant en l'absence de symptômes thymiques francs. Pour les Épisodes maniaques compliquant un Trouble psychotique chronique on porte le diagnostic de Trouble bipolaire non spécifié.

Diagnostic différentiel du Trouble bipolaire II

Le Trouble bipolaire II doit être distingué…	À la différence du Trouble bipolaire II, l'autre affection…
du Trouble de l'humeur dû à une affection médicale générale	requiert la présence d'une affection médicale générale causale. On ne fait pas le diagnostic de Trouble bipolaire II si les épisodes thymiques sont tous dus aux effets physiologiques directs d'une affection médicale générale.
du Trouble de l'humeur induit par une substance	est due aux effets physiologiques directs d'une substance. On ne fait pas le diagnostic de Trouble bipolaire II si les épisodes thymiques sont tous dus aux effets physiologiques directs d'une substance (dont les médicaments antidépresseurs).
du Trouble dépressif majeur, du Trouble dysthymique	est caractérisée par l'absence d'Épisodes hypomaniaques. On ne fait pas le diagnostic de Trouble dépressif majeur ou de Trouble dysthymique si les critères d'un Trouble bipolaire II sont déjà réunis.
du Trouble bipolaire I	est caractérisée par la présence d'au moins un Épisode maniaque ou mixte. On ne fait pas le diagnostic de Trouble bipolaire II si les critères d'un Trouble bipolaire I sont déjà réunis.
du Trouble cyclothymique	est caractérisée par la présence de nombreuses périodes de symptômes dépressifs ne répondant pas aux critères d'Épisode dépressif majeur. On peut faire conjointement le diagnostic de Trouble bipolaire II et de Trouble cyclothymique si les épisodes dépressifs surviennent après deux années d'évolution du Trouble cyclothymique.

(suite)

Diagnostic différentiel du Trouble bipolaire II *(suite)*

Le Trouble bipolaire II doit être distingué…	**À la différence du Trouble bipolaire II, l'autre affection…**
des Troubles psychotiques	est caractérisée par des périodes de symptômes psychotiques survenant en l'absence de symptômes thymiques nets.

Diagnostic différentiel du Trouble cyclothymique

Le Trouble cyclothymique doit être distingué…	À la différence du Trouble cyclothymique, l'autre affection…
du Trouble bipolaire I ou II à cycles rapides	est caractérisée par au moins 4 épisodes thymiques (dont chacun répond aux critères d'un Épisode maniaque, mixte, hypomaniaque, ou dépressif majeur) pendant une période de 12 mois.
du Trouble de la personnalité borderline	est caractérisée par la coexistence de particularités de la personnalité (par ex. Trouble de l'identité, comportement automutilatoire) et d'une labilité affective.
du Trouble de l'humeur dû à une affection médicale générale	requiert la présence d'une affection médicale générale causale. On ne fait pas le diagnostic de Trouble cyclothymique si les symptômes thymiques sont tous dus aux effets physiologiques directs d'une affection médicale générale.
du Trouble de l'humeur induit par une substance	est due aux effets physiologiques directs d'une substance. On ne fait pas le diagnostic de Trouble cyclothymique si les symptômes thymiques sont tous dus aux effets physiologiques directs d'une substance (dont les médicaments).

Diagnostic différentiel d'un Trouble panique avec Agoraphobie

Le Trouble panique avec Agoraphobie doit être distingué…	À la différence du Trouble panique avec Agoraphobie, l'autre affection…
du Trouble anxieux du à une affection médicale générale	requiert que l'étiologie soit une affection médicale générale. On ne fait pas le diagnostic de Trouble panique si les attaques de panique sont toutes les conséquences des effets physiologiques directs d'une affection médicale générale.
du Trouble anxieux induit par une substance	est due à l'effet physiologique direct d'une substance. On ne fait pas le diagnostic de Trouble panique si les attaques de panique sont toutes la conséquence des effets physiologiques directs d'une substance (dont les médicaments).
des attaques de panique survenant dans le cadre d'autres Troubles anxieux (par ex. Phobie sociale, Phobie spécifique, Trouble obsessionnel-compulsif, État de stress post-traumatique)	est caractérisée par des attaques de panique qui sont liées ou favorisées par certaines situations (par opposition aux attaques de panique inattendues nécessaires au diagnostic de Trouble panique).
de l'Anxiété de séparation	doit avoir débuté dans l'enfance et se caractérise par une anxiété et un évitement de la séparation.
de l'évitement du Trouble délirant	résulte des préoccupations délirantes.

Diagnostic différentiel d'une Agoraphobie sans Trouble panique

L'Agoraphobie sans Trouble panique doit être distinguée…	**À la différence de l'Agoraphobie sans Trouble panique, l'autre affection…**
du Trouble panique avec Agoraphobie	est caractérisée par des attaques de panique récurrentes, inattendues et précédant le début de l'agoraphobie.
de la Phobie sociale	est caractérisée par l'évitement des situations sociales dans lesquelles le sujet serait exposé à l'observation d'autrui.
de la Phobie spécifique	est caractérisée par l'évitement d'un objet ou d'une situation spécifique redoutés qui, initialement du moins, ne sont pas liés à la crainte d'être incapable de s'échapper si des symptômes à type de panique survenaient.
du fait d'être confiné chez soi dans le Trouble dépressif majeur	peut résulter d'un sentiment d'apathie, de fatigue, d'anhédonie ou de la crainte de pleurer en public.
de l'évitement du Trouble délirant	résulte des préoccupations délirantes (par ex. se sentir suivi).
de l'évitement du Trouble obsessionnel-compulsif	est destinée à éviter le déclenchement d'une obsession ou d'une compulsion (par ex. évitement des objets sales lié aux craintes de contamination ou évitement d'objets susceptibles d'être utilisés comme une arme chez le sujet qui a une peur obsédante de blesser autrui).
du Trouble : anxiété de séparation	est caractérisée par l'évitement de situations impliquant un éloignement de leur domicile ou de leurs proches.

(suite)

Diagnostic différentiel d'une Agoraphobie sans Trouble panique *(suite)*

L'Agoraphobie sans Trouble panique doit être distinguée...	À la différence de l'Agoraphobie sans Trouble panique, l'autre affection...
de l'évitement dû à des craintes réalistes associées à une affection médicale générale (par ex. s'évanouir chez un sujet arythmique)	est à un niveau adapté compte tenu de la nature de l'affection médicale générale.

Diagnostic différentiel de la Phobie spécifique

La Phobie spécifique doit être distinguée...	**À la différence de la Phobie spécifique, l'autre affection...**
du Trouble panique avec Agoraphobie	est caractérisée par des attaques de panique récurrentes, inattendues et l'évitement de plusieurs situations typiquement différentes.
de la Phobie sociale	est caractérisée par la crainte et l'évitement de situations sociales.
de l'évitement de l'État de stress post-traumatique	est liée à un stimulus qui rappelle au sujet un événement passé, ayant menacé sa vie.
de l'évitement du Trouble obsessionnel-compulsif	est associée au contenu des obsessions (par ex. saleté, contamination).
de l'évitement du Trouble : anxiété de séparation	est associée à la crainte d'être séparé des parents ou des soignants.
de l'évitement des Troubles psychotiques	est une réponse à une idée délirante (sans la reconnaissance du caractère excessif ou déraisonnable de cette réaction).
de l'évitement non pathologique d'objets ou de situations circonscrits	il n'existe pas d'interférence ou de souffrance cliniquement significative (par ex. un sujet qui a peur des serpents mais qui vit à Paris).

Diagnostic différentiel de la Phobie sociale

La Phobie sociale doit être distinguée…	À la différence de la Phobie sociale, l'autre affection…
du Trouble panique avec Agoraphobie	n'est typiquement pas limitée aux situations sociales et est caractérisée par l'apparition initiale d'attaques de panique inattendues.
de l'Agoraphobie sans Trouble panique, du Trouble : Anxiété généralisée, de la Phobie spécifique	implique une anxiété ou un évitement qui n'est pas limité aux situations impliquant le regard d'autrui.
du Trouble : anxiété de séparation	est caractérisée par la crainte de la séparation des personnes qui prennent soin de soi.
du Trouble envahissant du développement, du Trouble de la personnalité schizoïde	est caractérisée par l'évitement de situations sociales du fait d'un manque d'intérêt à communiquer avec autrui.
du Trouble de la personnalité évitante	est conceptualisée comme un Trouble de la personnalité mais peut décrire le même groupe de patients comme des Phobiques sociaux de type généralisé. Pour les sujets ayant une Phobie sociale de type généralisé, le diagnostic additionnel de Trouble de la personnalité évitante doit être envisagé.
de l'Anxiété sociale et de l'évitement associés à d'autres troubles mentaux	est caractérisée par une anxiété qui survient uniquement durant l'évolution de l'autre trouble mental. Si l'anxiété est mieux expliquée par l'autre trouble mental, on ne fait pas le diagnostic additionnel de Phobie sociale.
de l'anxiété de performance non pathologique, du trac ou de la timidité	ne comporte ni déficience cliniquement significative ni souffrance marquée.

Diagnostic différentiel du Trouble obsessionnel-compulsif

Le Trouble obsessionnel-compulsif doit être distingué…	**À la différence du Trouble obsessionnel-compulsif, l'autre affection…**
du Trouble anxieux dû à une affection médicale générale	requiert la présence d'une affection médicale générale causale. On ne fait pas le diagnostic de Trouble obsessionnel-compulsif si les obsessions et les compulsions sont toutes la conséquence des effets physiologiques directs d'une affection médicale générale.
du Trouble anxieux induit par une substance	est due aux effets physiologiques directs d'une substance. On ne fait pas le diagnostic de Trouble obsessionnel-compulsif si les obsessions et les compulsions sont toutes dues aux effets physiologiques directs d'une substance (dont les médicaments).
du Trouble : peur d'une dysmorphie corporelle ou d'un Trouble du comportement alimentaire	est caractérisée par des pensées récurrentes exclusivement liées à des préoccupations concernant l'aspect physique ou le poids.
de la Phobie spécifique ou de la Phobie sociale	est caractérisée par des pensées récurrentes exclusivement liées aux craintes ou à l'évitement d'un objet ou d'une situation redoutée.
de la Trichotillomanie	est caractérisée par des pensées récurrentes et des actes liés à l'arrachage des cheveux.
de l'Hypocondrie	est caractérisée par des pensées récurrentes exclusivement liées à l'idée que l'on a une maladie sévère.
de l'Épisode dépressif majeur	est caractérisée par des ruminations congruentes à l'humeur.

(suite)

Diagnostic différentiel du Trouble obsessionnel-compulsif *(suite)*

Le Trouble obsessionnel-compulsif doit être distingué…	**À la différence du Trouble obsessionnel-compulsif, l'autre affection…**
du Trouble : anxiété généralisée	est caractérisée par des soucis excessifs à propos de circonstances réelles de la vie et n'est pas accompagnée de compulsions.
du Trouble délirant ou du Trouble psychotique non spécifié	est caractérisée par des pensées récurrentes soutenues associées à une conviction délirante.
de la Schizophrénie	est caractérisée par des pensées délirantes avec ruminations et comportements stéréotypés dont le sujet ne reconnaît pas nécessairement le caractère pathologique.
des Tics ou du Trouble : mouvements stéréotypés	est caractérisée par des mouvements moins complexes et non destinés à neutraliser une obsession.
des activités « compulsives » (par ex. : Jeu pathologique, paraphilies, dépendance à une substance)	est caractérisée par le fait que le sujet tire du plaisir de l'activité et par la volonté d'y résister uniquement du fait de ses conséquences délétères.
du Trouble de la personnalité obsessionnelle-compulsive	n'est pas caractérisée par la présence d'obsessions ou de compulsions et implique un mode envahissant de préoccupations liées à l'ordre, au perfectionnisme et au contrôle.
des superstitions non pathologiques et des comportements répétitifs de vérification	n'est pas à l'origine d'une perte de temps et n'entraîne pas une gêne ou une souffrance cliniquement significative.

Diagnostic différentiel d'un État de stress post-traumatique

L'État de stress post-traumatique doit être distingué…	À la différence de l'État de stress post-traumatique, l'autre affection…
du Trouble de l'adaptation	est caractérisée par un facteur de stress de n'importe quelle sévérité et ne comporte pas une constellation spécifique de symptômes (par ex. revivre l'expérience traumatisante).
d'autres troubles mentaux qui peuvent survenir après exposition à un stress extrême	est caractérisée par un tableau clinique remplissant les critères d'un autre trouble mental (par ex. le Trouble psychotique bref, le Trouble dépressif majeur).
de l'État de stress aigu	est caractérisée par une modalité de réponse survenant dans les quatre semaines après l'événement traumatique. Si les symptômes persistent au-delà d'un mois et remplissent les critères d'un État de stress post-traumatique, le diagnostic d'État de stress aigu est remplacé par celui d'État de stress post-traumatique.
des pensées intrusives du Trouble obsessionnel-compulsif	n'est pas liée à un événement traumatisant.
de la Simulation	est caractérisée par des symptômes feints et doit être éliminée lorsque des bénéfices légaux, financiers et autres jouent un rôle.

Diagnostic différentiel d'un État de stress aigu

L'État de stress aigu doit être distingué…	À la différence de l'État de stress aigu, l'autre affection…
du Trouble mental dû à une affection médicale générale	requiert la présence d'une affection médicale générale causale. On ne fait pas le diagnostic d'État de stress aigu si les symptômes sont tous dus aux effets physiologiques directs du traumatisme (par ex. traumatisme cérébral).
du Trouble induit par une substance	est due aux effets physiologiques directs d'une substance. On ne fait pas le diagnostic d'État de stress aigu si les symptômes sont dus aux effets physiologiques directs d'une substance (par ex. Intoxication alcoolique).
du Trouble psychotique bref	est caractérisée par des symptômes psychotiques survenant en réponse à un événement stressant. Dans ce cas, on porte plutôt le diagnostic de Trouble psychotique bref après facteur de stress extrême que celui d'État de stress aigu.
de l'exacerbation d'un Trouble mental préexistant qui était présent avant l'exposition	ne comporte pas de symptôme supplémentaire après l'événement stressant. On ne porte pas un diagnostic séparé d'État de stress aigu.
de l'État de stress post-traumatique	est caractérisée par des symptômes qui durent plus d'un mois. Si les symptômes d'un État de stress aigu persistent plus d'un mois, le diagnostic devient celui d'État de stress post-traumatique.
du Trouble de l'adaptation	est caractérisée par un tableau symptomatique qui ne remplit pas les critères d'un Trouble mental spécifique (dont celui de l'État de stress aigu).

(suite)

Diagnostic différentiel d'un État de stress aigu *(suite)*

L'État de stress aigu doit être distingué…	À la différence de l'État de stress aigu, l'autre affection…
de la Simulation	est caractérisée par la feinte des symptômes et doit être éliminée lorsque des bénéfices légaux, financiers ou autres entrent en jeu.

Diagnostic différentiel du Trouble : anxiété généralisée

Le Trouble : anxiété généralisée doit être distingué…	**À la différence du Trouble anxiété généralisée, l'autre affection…**
du Trouble anxieux dû à une affection médicale générale	requiert la présence d'une affection médicale causale. On ne fait pas le diagnostic de Trouble : anxiété généralisée si l'anxiété généralisée est due aux effets physiologiques directs d'une affection médicale générale.
du Trouble anxieux induit par une substance	est due aux effets physiologiques directs d'une substance. On ne fait pas le diagnostic de Trouble : anxiété généralisée si l'anxiété généralisée est due aux effets physiologiques directs d'une substance (dont les médicaments).
de l'anxiété associée à un autre Trouble mental (par ex. l'Hypocondrie, la Phobie sociale)	est caractérisée par une anxiété excessive et des soucis centrés exclusivement sur les symptômes de l'autre Trouble (par ex. l'anxiété liée à la peur d'avoir une maladie sévère dans l'Hypocondrie). Un diagnostic additionnel de Trouble : anxiété généralisée ne doit être fait que si l'objet des soucis n'est pas lié à un autre Trouble.
des obsessions du Trouble obsessionnel-compulsif	est caractérisée par des pensées intrusives egodystoniques habituellement accompagnées par des compulsions.
de l'État de stress post-traumatique	est caractérisée par une anxiété associée à un événement traumatisant constamment revécu. On ne fait pas le diagnostic de Trouble : anxiété généralisée si l'anxiété survient exclusivement durant l'évolution d'un État de stress post-traumatique.

(suite)

Diagnostic différentiel du Trouble : anxiété généralisée *(suite)*

Le Trouble : anxiété généralisée doit être distingué…	**À la différence du Trouble anxiété généralisée, l'autre affection…**
du Trouble de l'adaptation avec anxiété	ne remplit pas les critères d'un Trouble anxieux spécifique (dont le Trouble : anxiété généralisée) et doit survenir en réponse à un événement stressant.
des Troubles de l'humeur, des Troubles psychotiques	peut être caractérisée par une anxiété comme une manifestation associée, mais présente aussi d'autres symptômes spécifiques. Le Trouble : anxiété généralisée ne doit pas être diagnostiqué de manière séparée s'il survient exclusivement durant l'évolution d'un Trouble de l'humeur ou d'un Trouble psychotique.
de l'anxiété non pathologique	est caractérisée par des soucis qui sont plus contrôlables et réalistes.

Diagnostic différentiel du Trouble : somatisation

Le Trouble : somatisation doit être distingué...	À la différence du Trouble : somatisation, l'autre affection...
d'une affection médicale générale	explique entièrement les plaintes somatiques.
du Trouble somatoforme indifférencié	requiert moins de symptômes et une durée minimale plus courte (6 mois versus plusieurs années). On ne fait pas le diagnostic de Trouble somatoforme indifférencié si les symptômes sont mieux expliqués par le Trouble : somatisation.
du Trouble douloureux, de la Dysfonction sexuelle, du Trouble de conversion, du Trouble dissociatif	ne comporte pas des plaintes multiples affectant des localisations et des organes variés. Aucun de ces troubles n'est diagnostiqué si les symptômes surviennent exclusivement au cours de l'évolution d'un Trouble : somatisation.
du Trouble : anxiété généralisée	est caractérisée par des soucis excessifs non limités aux plaintes somatiques.
du Trouble panique	comporte des plaintes somatiques survenant seulement pendant les attaques de panique.
des Troubles dépressifs	peut comporter des plaintes somatiques qui sont limitées aux épisodes d'humeur dépressive.
de la Schizophrénie ou des autres Troubles psychotiques	peut comporter des préoccupations somatiques de nature délirante.

(suite)

Diagnostic différentiel du Trouble : somatisation *(suite)*

Le Trouble : somatisation doit être distingué…	**À la différence du Trouble : somatisation, l'autre affection…**
du Trouble factice, de la Simulation	est caractérisée par des symptômes qui sont intentionnellement produits ou feints. Les symptômes produits intentionnellement ou feints ne sont pas pris en compte pour faire un diagnostic de Somatisation.

Diagnostic différentiel du Trouble somatoforme indifférencié

Le Trouble somatoforme indifférencié doit être distingué...	**À la différence du Trouble somatoforme indifférencié, l'autre affection...**
du Trouble : somatisation	requiert une plus longue durée (par ex. plusieurs années versus 6 mois) et des symptômes multiples et variés. On ne fait pas le diagnostic de Trouble somatoforme indifférencié si les plaintes physiques inexpliquées sont mieux expliquées par le Trouble : somatisation.
du Trouble factice, de la Simulation	est caractérisée par des symptômes qui sont intentionnellement produits ou feints. On ne fait pas le diagnostic de Trouble somatoforme indifférencié si les plaintes physiques inexpliquées sont intentionnellement produites ou feintes.
du Trouble dépressif majeur, des Troubles anxieux, des Troubles de l'adaptation, des Dysfonctions sexuelles, des Troubles du sommeil	comprend des plaintes physiques comme caractéristiques associées qui ne nécessitent pas d'être diagnostiquées séparément. On ne fait pas le diagnostic de Trouble somatoforme indifférencié si les plaintes physiques sont mieux expliquées par un autre trouble mental.
du Trouble de conversion, du Trouble douloureux, de la Dysfonction sexuelle	est caractérisée par une plainte physique spécifique (par ex. douleur, déficit neurologique, dysfonction sexuelle). On ne fait pas le diagnostic de Trouble somatoforme indifférencié si les critères sont réunis pour l'un de ces trois troubles.

Diagnostic différentiel d'un Trouble de conversion

Le Trouble de conversion doit être distingué…	À la différence du Trouble de conversion, l'autre affection…
des affections neurologiques ou d'autres affections médicales générales non apparentes, des troubles induits par des substances	est totalement compatible avec les déficits touchant la motricité volontaire et les fonctions sensitives. On ne peut faire le diagnostic de Trouble de conversion que si, après investigation appropriée, le symptôme ne peut être complètement expliqué par une affection médicale générale ou par les effets directs d'une substance.
du Trouble douloureux ou de la Dysfonction sexuelle	est restreinte aux symptômes douloureux ou sexuels. On ne fait pas le diagnostic de Trouble de conversion si le symptôme est limité à une douleur ou à une dysfonction sexuelle.
du Trouble : somatisation	comprend au total au moins quatre symptômes douloureux, deux symptômes gastro-intestinaux et un symptôme sexuel. On ne fait pas le diagnostic de Trouble de conversion si le symptôme survient exclusivement durant l'évolution d'un Trouble : somatisation.
de l'Hypocondrie	est caractérisée par une focalisation sur « une maladie grave » à l'origine des symptômes d'allure neurologique.
des Troubles dissociatifs	affecte les fonctions neurologiques (par ex. la mémoire, la conscience) autres que la motricité volontaire ou les fonctions sensitives ou sensorielles.
du Trouble factice, de la Simulation	est caractérisée par des symptômes qui sont intentionnellement produits ou feints. On ne fait pas le diagnostic de Trouble de conversion si les symptômes sont intentionnellement produits ou feints.

Diagnostic différentiel d'un Trouble douloureux

Le Trouble douloureux doit être distingué…	**À la différence du Trouble douloureux, l'autre affection…**
du Trouble douloureux lié à une affection médicale générale	est caractérisée par l'absence de facteurs psychologiques jugés avoir un rôle majeur dans le début, l'exacerbation ou la persistance de la douleur.
du Trouble : somatisation	requiert de multiples symptômes en plus de la douleur et une durée de plusieurs années au moins. On ne fait pas le diagnostic de Trouble douloureux associé à des facteurs psychologiques si les critères d'un Trouble : somatisation sont réunis.
de la Dyspareunie	est limitée à la douleur pendant les relations sexuelles. On ne fait pas le diagnostic de Trouble douloureux si la douleur remplit les critères de la Dyspareunie.
du Trouble de conversion	est caractérisée par des déficits de la motricité volontaire ou des fonctions sensitives ou sensorielles autres que la douleur.
d'autres troubles mentaux (par ex. Troubles anxieux, Troubles psychotiques)	inclut la douleur comme une caractéristique associée qui ne nécessite pas un diagnostic séparé. On ne fait pas le diagnostic de Trouble douloureux si la douleur est mieux expliquée par un Trouble de l'humeur, un Trouble anxieux ou un Trouble psychotique.
d'un Trouble factice, de la Simulation	est caractérisée par des symptômes intentionnellement produits ou feints. On ne fait pas le diagnostic de Trouble douloureux si la douleur est intentionnellement produite ou feinte.

Diagnostic différentiel de l'Hypocondrie

L'Hypocondrie doit être distinguée…	À la différence de l'Hypocondrie, l'autre affection…
d'une affection médicale générale	est entièrement compatible avec les symptômes physiques.
du Trouble : peur d'une dysmorphie corporelle	est caractérisée par une focalisation sur un défaut imaginaire de l'apparence physique. On ne fait pas le diagnostic d'Hypocondrie si la préoccupation est limitée à l'apparence.
du Trouble : somatisation, du Trouble somatoforme indifférencié, du Trouble de conversion, du Trouble douloureux	est caractérisée par des symptômes physiques, mais il n'existe pas de préoccupation concernant l'idée d'être atteint d'une maladie sous-jacente sérieuse.
de la Phobie spécifique de contracter une maladie	est caractérisée par la peur de contracter une maladie plutôt que par la crainte d'en être déjà atteint.
des Troubles psychotiques	est caractérisée par des croyances qui sont d'une intensité délirante. On ne fait pas le diagnostic d'Hypocondrie si la croyance est d'une intensité délirante.
d'autres troubles mentaux	peut inclure les préoccupations concernant la santé comme une caractéristique associée qui ne justifie pas un diagnostic séparé. On ne fait pas le diagnostic d'Hypocondrie si la préoccupation est mieux expliquée par le Trouble : anxiété généralisée, le Trouble obsessionnel-compulsif, le Trouble panique, un Épisode dépressif majeur, un Trouble : anxiété de séparation ou un autre Trouble somatoforme.
des préoccupations habituelles concernant une affection médicale générale	comprend des inquiétudes réalistes compte tenu de la gravité de l'état de santé de l'individu.

Diagnostic différentiel du Trouble : peur d'une dysmorphie corporelle

Le Trouble : peur d'une dysmorphie corporelle doit être distingué…	À la différence du Trouble : peur d'une dysmorphie corporelle, l'autre affection…
des préoccupations normales concernant l'apparence physique	n'implique pas des préoccupations qui occupent un temps très excessif ou qui sont à l'origine d'une souffrance ou d'une altération significatives.
des Troubles des conduites alimentaires	est caractérisée par des préoccupations limitées à la forme corporelle et au poids. On ne fait pas le diagnostic de Trouble : peur d'une dysmorphie corporelle si la préoccupation est mieux expliquée par un Trouble du comportement alimentaire.
du Trouble de l'identité sexuelle	comprend des préoccupations limitées aux caractéristiques sexuelles primaires ou secondaires. On ne fait pas le diagnostic de Trouble : peur d'une dysmorphie corporelle si la préoccupation est mieux expliquée par un Trouble de l'identité sexuelle.
de l'Épisode dépressif majeur, du Trouble de la personnalité évitante, de la Phobie sociale	peut comprendre des préoccupations concernant l'apparence corporelle comme une caractéristique associée qui ne nécessite pas un diagnostic séparé. On ne fait pas le diagnostic de Trouble : peur d'une dysmorphie corporelle si la préoccupation est mieux expliquée par un autre trouble mental.
du Trouble obsessionnel-compulsif	comprend des pensées et des comportements intrusifs non limités à des préoccupations concernant l'apparence physique.
du Trouble délirant, type somatique	est caractérisée par des préoccupations d'une intensité délirante. Le Trouble : peur d'une dysmorphie corporelle peut tout de même être diagnostiqué si la préoccupation est d'une intensité délirante.
du Trouble de la personnalité histrionique, du Trouble de la personnalité narcissique	est caractérisée par une préoccupation concernant l'apparence physique n'impliquant pas des défauts particuliers.

Troubles dissociatifs

Diagnostic différentiel de l'Amnésie dissociative

L'Amnésie dissociative doit être distinguée…	**À la différence de l'Amnésie dissociative, l'autre affection…**
des troubles mnésiques survenant dans le Delirium, la Démence ou du Trouble amnésique (soit induit par une substance ou dû à une affection médicale générale) ; des « trous de mémoire » liés à une Intoxication par une substance	est caractérisée par des déficits mnésiques qui persistent et étiologiquement liés aux effets physiologiques directs d'une affection médicale ou d'une substance.
de la Fugue dissociative	requiert un voyage inattendu et une confusion concernant l'identité personnelle. On ne fait pas le diagnostic d'Amnésie dissociative si les déficits mnésiques surviennent exclusivement durant les états de Fugue dissociative.
du Trouble dissociatif de l'identité	fait référence à des expériences d'identités alternantes « prenant le contrôle » du comportement d'un individu. On ne fait pas le diagnostic d'Amnésie dissociative si les déficits mnésiques surviennent exclusivement durant l'évolution d'un Trouble dissociatif de l'identité.

(suite)

Diagnostic différentiel de l'Amnésie dissociative *(suite)*

L'Amnésie dissociative doit être distinguée...	**À la différence de l'Amnésie dissociative, l'autre affection...**
de l'État de stress post-traumatique, de l'État de stress aigu	requiert la présence d'un facteur de stress extrême et comprend d'autres symptômes caractéristiques (par exemple le fait de revivre l'événement traumatique). On ne fait pas le diagnostic d'Amnésie dissociative si les déficits mnésiques surviennent exclusivement durant l'évolution d'un État de stress post-traumatique ou d'un État de stress aigu.
du Trouble : somatisation	comprend de multiples plaintes physiques. On ne fait pas le diagnostic d'Amnésie dissociative si les déficits mnésiques surviennent exclusivement durant l'évolution d'un Trouble : somatisation.
de la Simulation, du Trouble factice	est caractérisée par une amnésie feinte. On ne fait pas le diagnostic d'Amnésie dissociative si les symptômes sont feints.
du Déclin cognitif lié à l'âge	est lié au vieillissement normal.
des oublis de la vie quotidienne, de l'amnésie des rêves, de l'amnésie des expériences infantiles, de l'amnésie posthypnotique	n'est pas pathologique.

Diagnostic différentiel du Trouble dissociatif de l'identité

Le Trouble dissociatif de l'identité doit être distingué...	**À la différence du Trouble dissociatif de l'identité, l'autre affection...**
du trouble mental dû à une affection médicale générale (par ex. des crises partielles complexes), d'une Intoxication à une substance ou d'un Sevrage	est étiologiquement liée à l'effet physiologique direct d'une affection médicale générale ou d'une substance.
de l'Amnésie dissociative, de la Fugue dissociative, du Trouble de dépersonnalisation	n'est pas caractérisée par l'expérience d'avoir des identités multiples distinctes. On ne fait pas le diagnostic d'Amnésie dissociative ou de Fugue dissociative si les symptômes surviennent exclusivement pendant l'évolution d'un Trouble dissociatif de l'identité.
des états de transe et de possession (Trouble dissociatif non spécifié)	est caractérisée par le fait que des « esprits » extérieurs « prennent le contrôle » du sujet.
de la Schizophrénie et des autres Troubles psychotiques	comprend des particularités caractéristiques (par ex. des idées délirantes, des hallucinations, un comportement bizarre, un discours désorganisé, des symptômes négatifs).
des différents états thymiques dans le Trouble bipolaire	comprend des Épisodes maniaques, hypomaniaques, mixtes ou des Épisodes dépressifs majeurs.
du Trouble de la personnalité borderline	comprend une identité instable mais pas le fait d'avoir différentes personnalités.
de la Simulation ou du Trouble factice	est caractérisée par des symptômes feints. Le Trouble dissociatif de l'identité n'est pas diagnostiqué si les symptômes sont feints.

Troubles sexuels et Troubles de l'identité sexuelle

Diagnostic différentiel d'une Dysfonction sexuelle primaire

(comprenant le Trouble : baisse du désir sexuel, le Trouble : aversion sexuelle, le Trouble de l'excitation sexuelle chez la femme, le Trouble de l'érection chez l'homme, le Trouble de l'orgasme, l'Éjaculation précoce, la Dyspareunie et le Vaginisme)

La Dysfonction sexuelle primaire doit être distinguée…	À la différence de la Dysfonction sexuelle primaire, l'autre affection…
de la Dysfonction sexuelle due à une affection médicale générale	requiert la présence d'une affection médicale générale causale à l'origine de la Dysfonction sexuelle. On ne fait pas le diagnostic de Dysfonction sexuelle primaire si la dysfonction est exclusivement due aux effets physiologiques directs d'une affection médicale générale. Si des facteurs psychologiques et une affection médicale générale sont présents de manière concomitante, le diagnostic de Dysfonction sexuelle primaire due à une combinaison de facteurs est retenu.
de la Dysfonction sexuelle induite par une substance	nécessite une dysfonction sexuelle exclusivement due aux effets secondaires d'un médicament ou d'une substance donnant lieu à un abus. On ne fait pas le diagnostic de Dysfonction sexuelle primaire si la dysfonction est exclusivement due aux effets physiologiques directs d'une substance.

(suite)

Diagnostic différentiel d'une Dysfonction sexuelle primaire *(suite)*

La Dysfonction sexuelle primaire doit être distinguée...	**À la différence de la Dysfonction sexuelle primaire, l'autre affection...**
Des Troubles sexuels associés à un autre Trouble de l'Axe I (par ex. baisse du désir sexuel dans un contexte de Trouble dépressif majeur)	nécessite une Dysfonction sexuelle survenant exclusivement pendant l'évolution d'une affection de l'Axe I, ne justifiant pas en lui-même un examen clinique. On ne fait pas le diagnostic de Dysfonction sexuelle primaire si la dysfonction est mieux expliquée par un autre Trouble de l'axe I.
des problèmes sexuels associés à un problème relationnel	nécessite une Dysfonction sexuelle qui est souvent limitée à un partenaire spécifique (situationnelle) et se caractérise par une exacerbation quand le problème relationnel s'aggrave. Les deux troubles peuvent être diagnostiqués de façon concomitante.

Diagnostic différentiel d'une Paraphilie

(comprenant Exhibitionnisme, Fétichisme, Frotteurisme, Pédophilie, Masochisme sexuel, Sadisme sexuel, Transvestisme fétichiste et Voyeurisme)

La Paraphilie doit être distinguée…	**À la différence de la Paraphilie, l'autre affection…**
de l'utilisation non pathologique de fantaisies, comportements ou objets sexuels	n'implique pas une souffrance ou un handicap cliniquement significatif, n'est typiquement pas obligatoire pour la réalisation de l'acte sexuel et nécessite des partenaires consentants.
du comportement sexuel résultant d'une altération du jugement, des aptitudes sociales ou du contrôle des impulsions lié à un autre trouble mental (par ex. Épisode maniaque, Démence, Schizophrénie)	n'est typiquement pas une préférence personnelle ou un mode obligatoire, survient exclusivement pendant l'évolution du trouble mental, a souvent un âge de début plus tardif et s'accompagne de traits caractéristiques du trouble mental (par ex. perturbations cognitives, idées délirantes).

Diagnostic différentiel du Trouble de l'identité sexuelle

Le Trouble de l'identité sexuelle doit être distingué…	**À la différence du Trouble de l'identité sexuelle, l'autre affection…**
de la non conformité au stéréotype comportemental lié au rôle sexuel	ne nécessite pas une perturbation profonde du sentiment d'identité de l'individu concernant sa masculinité ou sa féminité et n'est pas accompagnée d'une souffrance ou d'un handicap significatif.
du Transvestisme fétichiste	est caractérisée par un travestissement dans un but d'excitation sexuelle et ne requiert pas une perturbation profonde du sentiment d'identité de l'individu concernant sa masculinité ou sa féminité.
de l'affection intersexuelle congénitale (par ex. syndrome d'insensibilité aux androgènes, hyperplasie congénitale des surrénales)	est caractérisée par une ambiguïté des organes génitaux (ou d'autres manifestations intersexuelles). On ne fait pas conjointement le diagnostic de Trouble de l'identité sexuelle et celui d'une affection physique intersexuelle.

Diagnostic différentiel de l'Anorexie mentale

L'Anorexie mentale doit être distinguée…	À la différence de l'Anorexie mentale, l'autre affection…
de la perte de poids des affections médicales générales (par ex. néoplasies, infections, affections métaboliques ou endocriniennes)	ne nécessite ni la présence d'une distorsion de l'image corporelle, ni la peur intense de prendre du poids ou de devenir gros, est souvent accompagnée par une perte d'appétit et comprend les symptômes et les données biologiques caractéristiques de l'affection médicale générale.
de la Boulimie nerveuse	ne nécessite pas un poids faible. On ne peut faire le diagnostic de Boulimie nerveuse que si les critères de l'Anorexie mentale ne sont pas retrouvés. Lorsque les critères des deux affections existent, on fait le diagnostic d'Anorexie mentale type : avec crises de Boulimie nerveuse/vomissements ou prise de purgatifs.
Perte de poids dans les Troubles dépressifs	ne nécessite pas la présence d'une peur intense de prendre du poids et comprend des caractéristiques particulières (par ex. humeur dépressive, diminution des intérêts)
Comportement alimentaire inhabituel dans la Schizophrénie	ne nécessite pas la présence d'une peur intense de prendre du poids, n'est pas caractérisée par un poids faible et comprend des caractéristiques particulières (par ex. idées délirantes, hallucinations, discours désorganisé).

(suite)

Diagnostic différentiel de l'Anorexie mentale *(suite)*

L'Anorexie mentale doit être distinguée…	À la différence de l'Anorexie mentale, l'autre affection…
Obsessions ou compulsions alimentaires du Trouble obsessionnel-compulsif	ne nécessite pas la présence d'une peur intense de grossir, n'est pas caractérisée par un poids faible et comprend des obsessions et des compulsions qui ne sont pas limitées aux cognitions ou comportements concernant le poids, l'alimentation ou la nourriture.
Évitement de manger en public dans la Phobie sociale	ne nécessite pas la présence d'une peur intense de prendre du poids et n'est pas caractérisée par un poids faible.
Distorsion de l'image corporelle dans le Trouble : peur d'une dysmorphie corporelle	ne nécessite pas la présence d'une peur intense de grossir et n'est pas caractérisée par un poids faible.

Diagnostic différentiel de la Boulimie nerveuse

La Boulimie nerveuse doit être distinguée…	À la différence de la Boulimie nerveuse, l'autre affection…
des vomissements ou de la diarrhée des affections médicales générales ou accompagnant l'abus de substances toxiques	est due aux effets physiologiques directs de l'affection médicale générale ou de l'utilisation d'une substance.
des crises de Boulimie nerveuse dans l'Anorexie mentale	nécessite un poids inférieur à 85 % du poids attendu. Si les crises de Boulimie nerveuse surviennent exclusivement au cours de l'évolution d'une Anorexie mentale, le diagnostic d'Anorexie mentale, type : avec crises de Boulimie nerveuse/vomissements ou prise de purgatifs sera retenu plutôt que celui de Boulimie nerveuse.
de l'hyperphagie des Troubles dépressifs	ne nécessite pas la présence de crises boulimiques ou de comportements compensatoires inappropriés et comprend des caractéristiques particulières (par ex. humeur dépressive, diminution des intérêts).
des crises de Boulimie nerveuse du Trouble de la personnalité borderline	ne nécessite pas la présence de comportements inappropriés compensatoires ou de préoccupations excessives concernant la forme corporelle et comprend des caractéristiques particulières (par ex. automutilation, relations instables).
du Trouble des conduites alimentaires non spécifié (catégorie proposée : hyperphagie boulimique)	est caractérisée par des crises boulimiques, en l'absence d'un recours régulier aux comportements compensatoires inappropriés visant à prévenir la prise de poids.

Troubles du sommeil

Diagnostic différentiel de l'Insomnie primaire

L'Insomnie primaire doit être distinguée…	À la différence de l'Insomnie primaire, l'autre affection…
du sommeil des « petits dormeurs »	n'est pas accompagnée de difficultés d'endormissement ou de fatigue, de problèmes de concentration ou d'une irritabilité au cours de la journée.
de la fatigue diurne de l'Hypersomnie primaire	n'est pas accompagnée de difficultés d'endormissement ou de maintien du sommeil. On ne fait pas le diagnostic d'Hypersomnie primaire si l'hypersomnie est mieux expliquée par l'insomnie.
de l'Insomnie liée au rythme circadien	est liée à un modèle de sommeil de type « couche-tard », « décalage horaire ». On ne fait pas le diagnostic d'Insomnie primaire si le trouble du sommeil survient exclusivement pendant l'évolution d'un Trouble du sommeil lié au rythme circadien.
du Trouble du sommeil lié à la respiration	est caractérisée par des symptômes nocturnes (par ex. ronflement bruyant, pauses respiratoires) objectivables par des investigations cliniques et polysomnographiques. On ne fait pas le diagnostic d'Insomnie primaire si les troubles du sommeil surviennent exclusivement pendant l'évolution d'un trouble du sommeil lié à la respiration.

(suite)

Diagnostic différentiel de l'Insomnie primaire *(suite)*

L'Insomnie primaire doit être distinguée…	À la différence de l'Insomnie primaire, l'autre affection…
des interruptions du sommeil associées aux Parasomnies	est caractérisée par des cauchemars, des terreurs nocturnes, ou du noctambulisme. On ne fait pas le diagnostic d'Insomnie primaire si les troubles du sommeil surviennent exclusivement pendant l'évolution d'une Parasomnie.
de l'Insomnie liée à un autre trouble mental (par ex. Trouble dépressif majeur, Schizophrénie)	survient exclusivement pendant l'évolution d'un autre trouble mental. Une Insomnie liée à un autre trouble mental est diagnostiquée à la place d'une Insomnie primaire si l'insomnie survient exclusivement au cours de l'évolution d'un autre trouble mental et si elle est suffisamment sévère pour justifier par elle-même un examen clinique.
de l'insomnie comme caractéristique associée d'un autre trouble et qui ne nécessite pas un diagnostic séparé	survient exclusivement au cours de l'évolution d'un autre trouble mental et ne justifie pas en elle-même un examen clinique.
du trouble du sommeil dû à une affection médicale générale, type insomnie	requiert la présence d'une affection médicale générale causale. On ne fait pas le diagnostic d'Insomnie primaire si le trouble du sommeil est dû aux effets physiologiques directs d'une affection médicale générale.
du trouble du sommeil induit par une substance, type insomnie	est due aux effets physiologiques directs d'une substance. On ne fait pas le diagnostic d'Insomnie primaire si la perturbation du sommeil est le fait d'une substance.

Diagnostic différentiel d'une Hypersomnie primaire

Une Hypersomnie primaire doit être distinguée…	À la différence de l'Hypersomnie primaire, l'autre affection…
du sommeil des « gros dormeurs »	n'a pas une somnolence diurne excessive ou une ivresse du sommeil.
d'une quantité insuffisante de sommeil nocturne	résulte d'une durée de sommeil insuffisante (par ex. moins de 7 heures).
d'une fatigue diurne résultant d'une Insomnie primaire	est la conséquence de difficultés à l'endormissement ou au maintien du sommeil. Lorsque les symptômes d'insomnie et de fatigue nocturne sont présents, le diagnostic sera celui d'Insomnie primaire.
de la Narcolepsie	est caractérisée par des attaques de sommeil irrésistibles et des données polysomnographiques caractéristiques. On ne fait pas le diagnostic d'Hypersomnie primaire si le trouble du sommeil survient exclusivement au cours de l'évolution d'une Narcolepsie.
de la somnolence diurne du Trouble du sommeil lié à la respiration	est caractérisée par des symptômes nocturnes spécifiques (par ex. ronflement bruyant, pauses respiratoires) et des données d'examen clinique et de polysomnographie caractéristiques. On ne fait pas le diagnostic d'Hypersomnie primaire si le trouble du sommeil survient exclusivement au cours de l'évolution d'un Trouble du sommeil lié à la respiration.
de la fatigue diurne liée à un Trouble du sommeil lié au rythme circadien	est lié à un modèle de sommeil de type « couche-tard », « décalage horaire ». On ne fait pas le diagnostic d'Hypersomnie primaire si le trouble du sommeil survient exclusivement au cours de l'évolution d'un Trouble du sommeil lié au rythme circadien.

(suite)

Diagnostic différentiel d'une Hypersomnie primaire *(suite)*

Une Hypersomnie primaire doit être distinguée...	À la différence de l'Hypersomnie primaire, l'autre affection...
de la fatigue diurne associée aux Parasomnies	requiert des cauchemars, des terreurs nocturnes ou du somnambulisme. On ne fait pas le diagnostic d'Hypersomnie primaire si les Troubles du sommeil surviennent exclusivement au cours de l'évolution d'une Parasomnie.
de l'Hypersomnie liée à un autre trouble mental (par ex. Trouble dépressif majeur, Schizophrénie)	survient exclusivement au cours de l'évolution de l'autre trouble mental. On fait le diagnostic d'Hypersomnie liée à un autre trouble mental à la place d'une Hypersomnie primaire si l'hypersomnie survient exclusivement au cours de l'évolution d'un autre trouble mental et si elle est suffisamment sévère pour justifier en elle-même un examen clinique.
de l'Hypersomnie comme caractéristique associée d'un autre trouble mais qui ne nécessite pas un diagnostic séparé	survient exclusivement au cours de l'évolution d'un autre trouble mental et ne justifie pas en elle-même un examen clinique.
du trouble du sommeil lié à une affection médicale générale, type hypersomnie	requiert la présence d'une affection médicale causale. On ne fait pas le diagnostic d'Hypersomnie primaire si le Trouble du sommeil est dû aux effets physiologiques directs d'une affection médicale générale.
du trouble du sommeil induit par une substance, type Hypersomnie	est due aux effets physiologiques directs d'une substance. On ne fait pas le diagnostic d'Hypersomnie primaire si le trouble du sommeil est dû à une substance.

Troubles du contrôle des impulsions

Diagnostic différentiel du Trouble explosif intermittent

Le Trouble explosif intermittent doit être distingué…	**À la différence du Trouble explosif intermittent, l'autre affection…**
d'une Intoxication ou d'un Sevrage à une substance	est due aux effets physiologiques directs d'une substance. On ne fait pas le diagnostic de Trouble explosif intermittent si le comportement agressif est dû à une substance
du Delirium ou de la Démence (induits par une substance ou dus à une affection médicale générale)	comprend des symptômes caractéristiques (par ex. Trouble de mémoire et de l'attention) et requiert la présence d'une affection médicale générale ou l'utilisation d'une substance à l'origine de ces troubles. On ne fait pas le diagnostic de Trouble explosif intermittent si le comportement agressif fait partie d'un Delirium ou d'une Démence.
de la Modification de la personnalité due à une affection médicale générale, de type agressif	requiert la présence d'une affection médicale générale causale. On ne fait pas le diagnostic de Trouble explosif intermittent si le comportement agressif est mieux expliqué par une Modification de la personnalité due à une affection médicale générale, de type agressif.
du Trouble des conduites ou du Trouble de la personnalité antisociale	est caractérisée par un type de comportement antisocial. On ne fait pas le diagnostic de Trouble explosif intermittent si le comportement agressif est mieux expliqué par un Trouble des conduites ou un Trouble de la personnalité antisociale.

(suite)

Diagnostic différentiel du Trouble explosif intermittent *(suite)*

Le Trouble explosif intermittent doit être distingué…	À la différence du Trouble explosif intermittent, l'autre affection…
des autres troubles mentaux (par ex. Schizophrénie, Épisode maniaque, Trouble oppositionnel avec provocation, Trouble de la personnalité borderline)	comprend d'autres symptômes caractéristiques (par ex. idées délirantes, élévation de l'humeur). On ne fait pas le diagnostic de Trouble explosif intermittent si le comportement agressif est mieux expliqué par un autre trouble mental.
du comportement agressif non attribuable à un trouble mental	est motivée par des croyances politiques ou religieuses, une vengeance, un gain d'argent, une recherche de sensations ou d'autres raisons non liées à un trouble mental.

Diagnostic différentiel de la Kleptomanie

La Kleptomanie doit être distinguée…	À la différence de la Kleptomanie, l'autre affection…
des actes de chapardage ou de vol à l'étalage	est motivée par un gain, par la recherche de l'approbation des pairs, ou par la révolte et il n'existe pas de tension/plaisir lié au vol.
de la Simulation	requiert la feinte dans le but d'échapper aux poursuites.
du Trouble des conduites ou du Trouble de la personnalité antisociale	est caractérisée par un mode plus général de comportement antisocial. On ne fait pas le diagnostic de Kleptomanie si le vol est mieux expliqué par un Trouble des conduites ou un Trouble de la personnalité antisociale.
des épisodes de vol liés à d'autres troubles mentaux (par ex. Schizophrénie, Épisode maniaque, Démence, Trouble de la personnalité borderline)	comprend d'autres symptômes caractéristiques (par ex. idées délirantes, élévation de l'humeur). On ne fait pas le diagnostic de Kleptomanie si le vol est mieux expliqué par un Épisode maniaque.

Diagnostic différentiel de la Pyromanie

La Pyromanie doit être distinguée...	À la différence de la Pyromanie, l'autre affection...
des autres motifs de déclenchement d'incendies (par ex. profit, vengeance)	il n'existe pas de tension/plaisir lié au déclenchement de l'incendie.
de l'expérimentation développementale dans l'enfance (par ex. jouer avec des allumettes)	est restreinte à l'enfance ou à l'adolescence et n'est pas associée à une escalade et une décharge de tension.
d'un Trouble des conduites ou du Trouble de la personnalité antisociale	est caractérisée par un mode plus général de comportement antisocial. On ne fait pas le diagnostic de Pyromanie si le déclenchement de l'incendie est mieux expliqué par un Trouble des conduites ou un Trouble de la personnalité antisociale.
du déclenchement d'incendie lié à des symptômes psychotiques ou à des troubles du jugement dans d'autres troubles mentaux (par ex. Schizophrénie, Épisode maniaque, Démence, Trouble de la personnalité borderline, Retard mental, Intoxication par une substance)	comprend d'autres symptômes caractéristiques (par ex. idées délirantes, élévation de l'humeur, déficit cognitif) de l'autre trouble mental. On ne fait pas le diagnostic de Pyromanie si le déclenchement d'incendie survient en réponse à des idées délirantes ou à des hallucinations, s'il résulte des troubles du jugement (par ex. dans la Démence, le Retard mental, ou l'Intoxication par une substance) ou s'il s'explique mieux par un Épisode maniaque.

Diagnostic différentiel du Jeu pathologique

Le Jeu pathologique doit être distingué…	**À la différence du Jeu pathologique, l'autre affection…**
du jeu professionnel	est caractérisée par une organisation et par un risque limité et elle est supposée être une source de revenus.
des conduites de jeu sociales	se produit habituellement dans un cercle d'amis et est caractérisée par une durée de jeu et des risques limités.
de l'Épisode maniaque	nécessite des épisodes de symptômes caractéristiques (par ex. une fuite des idées) qui persistent quand le sujet ne joue pas. On ne fait pas le diagnostic de Jeu pathologique si les conduites de jeu sont mieux expliquées par un Épisode maniaque.

Diagnostic différentiel de la Trichotillomanie

La Trichotillomanie doit être distinguée…	À la différence de la Trichotillomanie, l'autre affection…
d'une affection médicale générale	explique entièrement la perte de cheveux. On ne fait pas le diagnostic de Trichotillomanie si l'arrachage de cheveux est dû à une affection médicale générale.
du Trouble obsessionnel-compulsif	est caractérisée par un comportement survenant en réponse à une obsession ou selon des règles qui doivent être appliquées avec rigidité. On ne fait pas le diagnostic de Trichotillomanie si l'arrachage des cheveux est mieux expliqué par un Trouble obsessionnel-compulsif.
de la Schizophrénie ou d'autres troubles mentaux	est caractérisée par un arrachage de cheveux en réponse à des idées délirantes ou des hallucinations. On ne fait pas le diagnostic de Trichotillomanie si l'arrachage de cheveux est mieux expliqué par un Trouble psychotique.
du Trouble : mouvements stéréotypés	nécessite des comportements répétitifs autres que (ou en plus de) l'arrachage de cheveux.
du Trouble factice	est motivée par le désir d'adopter le rôle de malade.

Trouble de l'adaptation

Diagnostic différentiel d'un Trouble de l'adaptation

Un Trouble de l'adaptation doit être distingué…	À la différence du Trouble de l'adaptation, l'autre affection…
de tous les autres troubles mentaux spécifiques	est caractérisée par une constellation de symptômes spécifiques et ne requiert pas que les symptômes surviennent en réponse à un événement stressant (excepté l'État de stress post-traumatique et l'État de stress aigu). On ne fait pas le diagnostic de Trouble de l'adaptation si les symptômes correspondent à un Trouble spécifique de l'Axe I ou seulement à l'exacerbation d'un Trouble de l'Axe II.
de l'État de stress post-traumatique ou de l'État de stress aigu	requiert un facteur de stress extrême et comprend des symptômes caractéristiques tels pensées intrusives, évitement, dissociation et excitabilité physiologique.
des autres catégories non spécifiées (par ex. Trouble dépressif non spécifié)	est diagnostiquée uniquement lorsque les critères d'un trouble spécifique du DSM-IV ne sont pas réunis (dont le Trouble de l'adaptation).
du Deuil	est caractérisée par une réaction attendue à la perte d'un être cher. Un Trouble de l'adaptation peut être diagnostiqué si les symptômes sont plus marqués que ce qui est habituellement attendu.
des réactions non pathologiques au stress	est caractérisée par des symptômes qui sont dans les limites de ce qui est prévisible compte tenu de la nature de l'événement stressant et n'entraîne pas une souffrance cliniquement significative.

Diagnostic différentiel du Trouble de la personnalité paranoïaque

Le Trouble de la personnalité paranoïaque doit être distingué…	À la différence du Trouble de la personnalité paranoïaque, l'autre affection…
du Trouble délirant de type persécutif, de la Schizophrénie de type paranoïde, du Trouble de l'humeur avec caractéristiques psychotiques	est caractérisée par une période de symptômes psychotiques persistants. On ne peut porter le diagnostic de Trouble de la personnalité paranoïaque que si le Trouble de la personnalité était présent avant le début des symptômes psychotiques et s'il a persisté après leur rémission.
de la Modification de personnalité – type paranoïaque – due à une affection médicale générale	est caractérisée par un changement dans la personnalité résultant des effets directs d'une affection médicale générale.
de la gêne sociale et de l'idéation persécutoire de la Personnalité schizotypique	comporte par ailleurs des symptômes tels qu'une pensée magique, des perceptions inhabituelles, un langage et un comportement bizarres.
du comportement étrange et distant du Trouble de la personnalité schizoïde	n'est pas caractérisée par une idéation persécutoire.
de la réaction aux stimuli mineurs du Trouble de la personnalité borderline ou histrionique	n'est pas nécessairement associée à une méfiance envahissante.
de la réticence à se confier à autrui du Trouble de la personnalité évitante	est due à une crainte d'être dans l'embarras et de ne pas être à la hauteur.
de la méfiance ou du repli sur soi du Trouble de la personnalité narcissique	est caractérisée par la crainte que ses imperfections et défauts ne soient révélés.

Diagnostic différentiel du Trouble de la personnalité schizoïde

Le Trouble de la personnalité schizoïde doit être distingué…	**À la différence du Trouble de la personnalité schizoïde, l'autre affection…**
du Trouble délirant, de la Schizophrénie et du Trouble de l'humeur avec caractéristiques psychotiques	est caractérisée par une période de symptômes psychotiques persistants. On ne peut porter le diagnostic additionnel du Trouble de la personnalité schizoïde que si le Trouble de la personnalité a été présent avant le début des symptômes psychotiques et s'il a persisté après leur rémission.
du Trouble autistique, du Syndrome d'Asperger	est caractérisée par une perturbation plus sévère des interactions sociales et par des stéréotypies des comportements et intérêts.
de la Modification de la personnalité – type apathique – due à une affection médicale générale	est caractérisée par une modification de la personnalité directement liée aux effets d'une affection médicale générale.
du Trouble de la personnalité schizotypique	est caractérisée par des distorsions cognitives et perceptuelles associées à un isolement social.
du Trouble de la personnalité paranoïaque	est caractérisée par une méfiance et une idéation persécutoire.
du Trouble de la personnalité évitante	est caractérisée par un désir actif de relations contrarié par la crainte d'être mal à l'aise ou rejeté
du Trouble de la personnalité obsessionnelle-compulsive	peut être caractérisée par un détachement social dû à une dévotion au travail et par un malaise face aux émotions plutôt que par une incapacité à nouer des relations intimes.

Diagnostic différentiel du Trouble de la personnalité schizotypique

Le Trouble de la personnalité schizotypique doit être distingué...	**À la différence du Trouble de la personnalité schizotypique, l'autre affection...**
du Trouble délirant, de la Schizophrénie, du Trouble de l'humeur avec caractéristiques psychotiques	est caractérisée par une période de symptômes psychotiques persistants. On ne peut porter un diagnostic additionnel de Trouble de la personnalité schizotypique que lorsque le Trouble de la personnalité a été présent avant le début des symptômes psychotiques et lorsqu'il a persisté après leur rémission.
du Trouble autistique, du Syndrome d'Asperger	est caractérisée par des interactions sociales plus déficitaires, des comportements et des intérêts stéréotypés.
des Troubles de la communication	est caractérisée par une perturbation plus sévère du langage, accompagnée d'efforts compensatoires pour communiquer par d'autres moyens (par ex. par les gestes).
de la Modification de la personnalité – type paranoïaque – due à une affection médicale générale	est caractérisée par une modification de la personnalité résultant des effets directs d'une affection médicale générale.
du repli social du Trouble de la personnalité paranoïaque et du Trouble de la personnalité schizoïde	est caractérisée par l'absence de distorsions cognitives et perceptuelles, d'une bizarrerie, ou d'une étrangeté marquées.
du Trouble de la personnalité évitante	est caractérisée par le désir actif d'avoir des relations, entravé par la crainte d'être mal à l'aise ou rejeté.
de la méfiance ou du repli social du Trouble de la personnalité narcissique	résulte d'une crainte que ses imperfections ne soient révélées.

(suite)

Diagnostic différentiel du Trouble de la personnalité schizotypique *(suite)*

Le Trouble de la personnalité schizotypique doit être distingué…	À la différence du Trouble de la personnalité schizotypique, l'autre affection…
du Trouble de la personnalité borderline	est caractérisée par une impulsivité et un comportement manipulateur.
des traits schizotypiques transitoires des adolescents	reflète les bouleversements émotionnels transitoires plutôt qu'un trouble durable de la personnalité.

Diagnostic différentiel du Trouble de la personnalité antisociale

Le Trouble de la personnalité antisociale doit être distingué...	À la différence du Trouble de la personnalité antisociale, l'autre affection...
du comportement antisocial isolé provoqué par l'utilisation d'une substance	est exclusivement liée à l'utilisation de la substance et ne fait pas partie du mode de comportement antisocial ayant débuté dans l'enfance.
du comportement antisocial survenant dans la Schizophrénie ou lors d'un Épisode maniaque	est associée aux symptômes caractéristiques de ces troubles et n'est pas liée à un Trouble des conduites préexistant. Un comportement antisocial qui survient exclusivement au cours de l'évolution d'une Schizophrénie ou d'un Épisode maniaque ne doit pas entraîner le diagnostic du Trouble de la personnalité antisociale.
de la séduction, la tendance à exploiter et le manque d'empathie du Trouble de la personnalité narcissique	n'est pas caractérisée par l'impulsivité, l'agressivité et un antécédent de Trouble des conduites.
du contact superficiel du Trouble de la personnalité histrionique	n'est pas caractérisée par l'impulsivité, l'agressivité ou des antécédents de Trouble des conduites.
du comportement manipulateur du Trouble de la personnalité borderline	n'est pas caractérisée par l'impulsivité, l'agressivité et des antécédents de Trouble des conduites.
du comportement antisocial du Trouble de la personnalité paranoïaque	est davantage motivée par un désir de vengeance que par celui d'un gain.
du comportement antisocial de l'adulte	n'est pas caractérisée par un long passé de comportement antisocial avec un début dans l'enfance ou l'adolescence ni d'autres caractéristiques de la personnalité.

Diagnostic différentiel du Trouble de la personnalité borderline

Le Trouble de la personnalité borderline doit être distingué…	À la différence du Trouble de la personnalité borderline, l'autre affection…
du Trouble de la personnalité histrionique	n'est pas caractérisée par une autodestruction, la rupture violente de relations proches ni des sentiments permanents de vide profond et de solitude.
des idées persécutoires et des illusions du Trouble de la personnalité schizotypique	est caractérisée par des idées persécutoires présentant moins de réactivité interpersonnelle et répondant moins à l'effet structurant de l'environnement.
des idées persécutoires ou réactions coléreuses à des stimuli mineurs des Troubles des personnalités paranoïaque et narcissique	est caractérisée par une relative stabilité de l'image de soi et l'absence relative d'autodestruction, d'impulsivité et de la crainte de l'abandon.
du comportement manipulateur du Trouble de la personnalité antisociale	est caractérisée par un comportement manipulateur davantage motivé par le désir d'obtenir du pouvoir, du profit, un avantage matériel que par le désir de gagner l'attention des personnes qui s'occupent de soi.
de la crainte de l'abandon du Trouble de la personnalité dépendante	comporte une réaction à l'abandon caractérisée par une soumission croissante et par la recherche d'une relation de substitution apportant soutien et soins.
de la Modification de la personnalité – type labile – due à une affection médicale générale	est caractérisée par une modification des traits de la personnalité liée à l'effet direct de l'affection médicale générale.
des problèmes d'identité	est caractérisée par des soucis concernant l'identité, liés à une phase du développement, non considérés comme un trouble mental.

Diagnostic différentiel du Trouble de la personnalité histrionique

Le Trouble de la personnalité histrionique doit être distingué...	À la différence du trouble de la personnalité histrionique, l'autre affection...
du Trouble de la personnalité borderline	est caractérisée par son côté autodestructeur, des ruptures violentes des relations proches et par des sentiments chroniques de vide profond et de perturbation de l'identité.
du comportement manipulateur du Trouble de la personnalité antisociale	est caractérisée par un comportement davantage motivé par le désir d'un profit, d'un pouvoir ou d'un avantage matériel que par un désir de gagner l'attention des personnes qui s'occupent de soi.
de la quête de l'attention d'autrui du Trouble de la personnalité narcissique	est caractérisée par un besoin de louanges et de la reconnaissance de sa supériorité.
du Trouble de la personnalité dépendante	est caractérisée par un besoin excessif des autres pour être félicité ou guidé sans les caractéristiques d'exagération de l'expression émotionnelle du Trouble de la personnalité histrionique.
de la Modification de la personnalité – type désinhibé – due à une affection médicale générale	est caractérisée par une modification de la personnalité directement liée aux effets de l'affection médicale générale.

Diagnostic différentiel du Trouble de la personnalité narcissique

Le Trouble de la personnalité narcissique doit être distingué…	**À la différence du Trouble de la personnalité narcissique, l'autre affection…**
du besoin d'attention du Trouble de la personnalité histrionique	est liée à un besoin d'approbation par opposition à un besoin d'admiration.
du manque d'empathie du Trouble de la personnalité antisociale	est caractérisée par une impulsivité, une agressivité, une attitude superficielle et moins par un besoin d'admiration de la part d'autrui.
du besoin d'attention du Trouble de la personnalité borderline	est caractérisée par l'instabilité de l'image de soi, des comportements autodestructeurs, une impulsivité et une crainte d'être abandonné.
du perfectionnisme du Trouble de la personnalité obsessionnelle-compulsive	est caractérisée par la recherche de la perfection et par la croyance que les autres ne peuvent pas faire les choses aussi bien qu'eux-mêmes ; par opposition, n'ont pas la croyance qu'ils sont réellement arrivés à la perfection.
de la méfiance et du repli social des Troubles des personnalités schizotypique et paranoïaque	est liée aux idées persécutoires par opposition à la crainte que les imperfections et les défauts ne soient découverts.
de la grandiosité des Épisodes maniaques ou hypomaniaques	se produit uniquement lors des épisodes d'élévation de l'humeur.
de la Modification de la personnalité – type labile – due à une affection médicale générale	est caractérisée par une modification de la personnalité liée à l'effet direct de l'affection médicale générale.

Diagnostic différentiel du trouble de la personnalité évitante

Le Trouble de la personnalité évitante doit être distingué...	À la différence du Trouble de la Personnalité évitante, l'autre affection...
de l'évitement du Trouble panique avec Agoraphobie	débute typiquement après le début des attaques de panique et peut varier selon la fréquence et l'intensité de celles-ci.
du sentiment de ne pas être à la hauteur, de la sensibilité excessive à la critique et du besoin d'être rassuré du Trouble de la personnalité dépendante	est caractérisée par le souci d'être pris en charge par opposition à l'évitement de l'humiliation et du rejet.
du repli social des Troubles des personnalités schizoïde et schizotypique	est caractérisée par une satisfaction éprouvée dans l'isolement social ou même une préférence pour l'isolement social.
de la réticence à se confier à autrui du Trouble de la personnalité paranoïaque	est caractérisée par la crainte que l'information personnelle ne soit utilisée dans un but malveillant, par opposition à la crainte d'être mal à l'aise.
de la Modification de la personnalité due à une affection médicale générale	est caractérisée par un changement de la personnalité lié aux effets directs de l'affection médicale générale.

Diagnostic différentiel du Trouble de la personnalité dépendante

Le Trouble de la personnalité dépendante doit être distingué…	À la différence du Trouble de la personnalité dépendante, l'autre affection…
de la dépendance qui résulte d'un trouble coté sur l'axe I ou d'une affection médicale générale	survient exclusivement au cours d'un trouble de l'axe I ou d'une affection médicale générale et son intensité varie en fonction de la sévérité de ces troubles.
de la crainte de l'abandon du Trouble de la personnalité borderline	est caractérisée par une peur d'être abandonné avec des sentiments de vide, de rage et de nombreuses revendications.
du besoin de réassurance et d'approbation du Trouble de la personnalité histrionique	est caractérisée par un côté grégaire, hyperexpressif et une quête active d'attention.
du Trouble de la personnalité évitante	est caractérisée par une telle peur de l'humiliation et du rejet qu'il existe un repli social tant que la certitude d'être accepté n'est pas acquise.
de la Modification de la personnalité due à une affection médicale générale	est caractérisée par un changement de la personnalité lié aux effets directs d'une affection médicale générale.

Diagnostic différentiel du Trouble de la personnalité obsessionnelle-compulsive

Le Trouble de la personnalité obsessionnelle-compulsive doit être distingué...	À la différence du Trouble de la personnalité obsessionnelle-compulsive, l'autre affection...
du Trouble obsessionnel-compulsif	est caractérisée par la présence de réelles obsessions et/ou compulsions.
du perfectionnisme du Trouble de la personnalité narcissique	est caractérisée par la croyance qu'ils ont déjà atteint la perfection.
du manque de générosité du Trouble de la personnalité antisociale	est caractérisée par une indulgence envers elle-même par opposition à une avarice tant à l'égard de soi que vis-à-vis des autres.
du détachement social du Trouble de la personnalité schizoïde	survient dans un contexte d'inaptitude fondamentale à l'intimité, par opposition à la gêne provoquée par les émotions et à la dévotion excessive pour le travail.
de la Modification de la personnalité due à une affection médicale générale	est caractérisée par un changement dans la personnalité lié aux effets directs d'une affection médicale générale.

Chapitre 4

Index des symptômes du DSM-IV

L'index des symptômes fournit une vue d'ensemble simple et rapide, qui peut vous aider à établir les bases du diagnostic différentiel. Son point de départ est très différent de celui des tableaux du diagnostic différentiel du DSM-IV. Les tableaux sont organisés en syndromes comme dans le DSM-IV. Chaque syndrome est défini par une association de symptômes qui coexistent souvent et ont des points communs en termes d'évolution, d'histoire familiale et de réponse thérapeutique. Comme les arbres de décision du chapitre 2, l'index des symptômes vous aide dans la démarche – inverse – du symptôme au syndrome. Certains des symptômes abordés dans ce chapitre ont aussi servi de point de départ pour les arbres de décision présentés dans ce manuel. Cependant, de nombreux autres symptômes sont inclus ici afin de fournir une représentation plus fine du système que n'auraient pas permis les seuls arbres de décision.

Cet index est composé de trois parties. La première est une table des matières indiquant comment trouver chaque symptôme dans cet index. Dans la deuxième partie, l'index des symptômes est présenté dans un ordre alphabétique. Pour chaque symptôme figure une liste des troubles du DSM-IV qui doivent être évoqués quand on établit le diagnostic différentiel. On doit noter que la liste de symptômes se réfère dans certains cas à des syndromes (par exemple Attaque de panique, Épisode dépressif majeur, Démence). Dans de telles situations, on doit aussi se référer à l'index des syndromes en troisième partie de cet index pour obtenir une liste élargie des troubles associés à ce syndrome et en relation avec un symptôme particulier.

Table des matières de l'index des symptômes

Caractéristiques de personnalité

Indifférence aux sentiments d'autrui, 215
Isolement social, 216
Mensonges répétés, 217
Trouble persistant de l'identité, 218
Tendance à l'exploitation
d'autrui, 218

Cognition

Altérations de la mémoire, 207
Altérations de la pensée
abstraite, 208
Altérations du jugement, 208
Distractibilité, 212
Incapacité à maintenir son attention/Difficultés de concentration, 214
Indécision, 215

Comportement

Agitation psychomotrice/nervosité, 207
Augmentation de l'activité sociale, professionnelle, scolaire ou sexuelle, 209
Catatonie, 209
Comportement agressif, 209
Comportement antisocial, 210
Comportement automutilatoire, 210
Comportement désorganisé, 210
Comportement d'évitement, 210
Crises de boulimie, 211
Diminution de l'énergie ou fatigue, 212
Idées ou tentatives de suicide, 214
Interactions sociales anormales ou absentes dans la première ou la deuxième enfance, 215
Limitation des déplacements hors du domicile, 216
Production intentionnelle de symptômes, 217
Ralentissement psychomoteur, 217
Socialisation sans discrimination, 218
Travestissement, 218
Vomissements provoqués, 218

Contenu de la pensée

Délire, 211

Idéation persécutoire, 214
Idées de grandeur, 214
Idées ou tentatives de suicide, 214
Trouble persistant de l'identité, 218

Formulation de la pensée/Discours

Discours désorganisé/Incohérence, 212
Difficultés de langage, 211
Fuite des idées, 213
Langage précipité/contraint, 216

Humeur/Affects

Affect abrasé, émoussé, restreint, 207
Anhédonie, 208
Anxiété, 208
Apathie, 209
Humeur dépressive, 213
Humeur élevée/Euphorie, 213
Irritabilité, 216
Labilité des affects, 216

Perturbation des perceptions

Dépersonnalisation ou déréalisation, 211
Hallucinations, 214

Sommeil/Alimentation/Sexualité

Dysfonction sexuelle, 212
Hypersomnie, 213
Insomnie, 215
Modifications de l'appétit, 217
Perte de l'appétit, 217
Prise de poids, 217
Perte de poids, 217
Vomissements provoqués, 219

Index des symptômes psychiatriques

Affect abrasé, émoussé, restreint

Démence (voir entrée p. 220)
Épisode dépressif majeur (voir entrée p. 220)
État de stress aigu
État de stress post-traumatique
Intoxication ou Sevrage à une substance
Modification de la personnalité due à une Affection médicale générale
Schizophrénie
Trouble de la personnalité schizoïde
Trouble de la personnalité schizotypique
Trouble dysthymique
Trouble obsessionnel-compulsif

Agitation psychomotrice/nervosité

Akathisie induite par un médicament
Delirium (voir entrée p. 220)
Démence (voir entrée p. 220)
Effets indésirables d'un médicament NS
Épisode dépressif majeur (voir entrée p. 220)

Épisode hypomaniaque (voir entrée p. 220)
Épisode maniaque (voir entrée p. 221)
Épisode mixte (voir entrée p. 221)
Intoxication ou Sevrage d'une substance
Schizophrénie
Trouble cyclothymique
Trouble schizo-affectif
Trouble schizophréniforme

Altérations de la mémoire

Amnésie dissociative
Delirium (voir entrée p. 220)
Démence (voir entrée p. 220)
Effets indésirables d'un médicament NS
Épisode dépressif majeur (voir entrée p. 220)
État de stress aigu
État de stress post-traumatique
Fugue dissociative
Intoxication ou Sevrage à une substance
Trouble amnésique (voir entrée p. 221)
Trouble de conversion
Trouble dissociatif de l'identité
Trouble : somatisation

Altérations de la pensée abstraite

Delirium (voir entrée p. 220)
Démence (voir entrée p. 220)
Épisode dépressif majeur (voir entrée p. 220)
Intoxication ou Sevrage à une substance
Retard mental
Schizophrénie
Trouble de la personnalité schizotypique
Trouble schizo-affectif
Trouble schizophréniforme

Altérations du jugement

Déficit de l'attention/hyperactivité
Delirium (voir entrée p. 220)
Démence (voir entrée p. 220)
Épisode dépressif majeur (voir entrée p. 220)
Épisode maniaque (voir entrée p. 220)
Épisode mixte (voir entrée p. 220)
Intoxication ou Sevrage à une substance
Modification de la personnalité due à une affection médicale générale
Retard mental
Trouble de la personnalité antisociale
Trouble de la personnalité borderline
Trouble de la personnalité paranoïaque
Trouble délirant
Trouble des conduites
Trouble psychotique bref

Anhédonie

Deuil
Épisode dépressif majeur (voir entrée p. 220)
Épisode mixte (voir entrée p. 221)
État de stress aigu
État de stress post-traumatique
Intoxication ou Sevrage à une substance
Schizophrénie

Trouble de l'adaptation avec humeur dépressive
Trouble de la personnalité schizoïde
Trouble de la personnalité schizotypique
Trouble dysthymique
Trouble schizophréniforme
Trouble schizo-affectif

Anxiété

Agoraphobie sans antécédent de trouble panique
Anxiété de séparation
Attaques de panique (voir entrée p. 220)
Delirium
Épisode dépressif majeur (voir entrée p. 220)
État de stress aigu
État de stress post-traumatique
Hypocondrie
Intoxication ou Sevrage à une substance
Peur d'une dysmorphie corporelle
Phobie sociale
Phobie spécifique
Schizophrénie
Trouble : anxiété généralisée
Trouble anxieux dû à une affection médicale générale
Trouble anxieux induit par une substance
Trouble de la personnalité dépendante
Trouble de la personnalité évitante
Trouble de la personnalité borderline
Trouble de la personnalité schizotypique
Trouble délirant
Trouble obsessionnel-compulsif
Trouble schizophréniforme
Trouble : somatisation

Apathie

Delirium (voir entrée p. 220)
Démence (voir entrée p. 220)
Deuil
Épisode dépressif majeur (voir entrée p. 220)
État de stress aigu
État de stress post-traumatique
Intoxication ou Sevrage à une substance
Modification de la personnalité due à une Affection médicale générale
Schizophrénie
Trouble cyclothymique
Trouble dysthymique

Augmentation de l'activité sociale, professionnelle ou sexuelle

Épisode hypomaniaque (voir entrée p. 220)
Épisode maniaque (voir entrée p. 221)
Épisode mixte (voir entrée p. 221)
Intoxication par une substance
Modification de la personnalité due à une affection médicale générale
Trouble cyclothymique
Trouble de l'humeur induit par une substance

Catatonie

Dystonie aiguë induite par les neuroleptiques
Épisode dépressif majeur (voir entrée p. 220)

Épisode maniaque (voir entrée p. 221)
Épisode mixte (voir entrée p. 221)
Parkinsonisme induit par les neuroleptiques
Schizophrénie
Syndrome malin des neuroleptiques
Trouble catatonique dû à une affection médicale générale
Trouble psychotique bref
Trouble schizo-affectif
Trouble schizophréniforme

Comportement agressif

Delirium (voir entrée p. 220)
Démence (voir entrée p. 220)
Épisode dépressif majeur (voir entrée p. 220)
Épisode maniaque (voir entrée p. 221)
Épisode mixte (voir entrée p. 221)
État de stress aigu
État de stress post-traumatique
Intoxication ou Sevrage à une substance
Modification de la personnalité due à une affection médicale générale
Schizophrénie
Trouble de la personnalité antisociale
Trouble de la personnalité borderline
Trouble de la personnalité paranoïaque
Trouble délirant
Trouble des conduites
Trouble explosif intermittent
Trouble psychotique bref
Trouble schizo-affectif
Trouble schizophréniforme

Comportement antisocial

Comportement antisocial de l'adulte
Comportement antisocial de l'enfant ou de l'adolescent
Dépendance ou Abus à une substance
Épisode hypomaniaque (voir entrée p. 220)
Épisode maniaque (voir entrée p. 221)
Épisode mixte (voir entrée p. 221)
Intoxication à une substance
Kleptomanie
Modification de la personnalité due à une Affection médicale générale
Pyromanie
Schizophrénie
Trouble de l'adaptation avec perturbation à la fois des émotions et des conduites
Trouble de l'adaptation avec perturbation des conduites
Trouble de la personnalité antisociale
Trouble de la personnalité borderline
Trouble des conduites
Trouble délirant
Trouble explosif intermittent
Trouble schizo-affectif
Trouble schizophréniforme

Comportement automutilatoire

Dépendance ou Abus à une substance
Masochisme sexuel
Mouvements stéréotypés
Retard mental
Simulation
Trichotillomanie

Trouble de la personnalité borderline
Trouble dissociatif de l'identité
Trouble envahissant du développement
Trouble factice avec signes et symptômes physiques prédominants

Comportement désorganisé

Delirium (voir entrée p. 220)
Démence (voir entrée p. 220)
Intoxication ou Sevrage à une substance
Modification de la personnalité due à une affection médicale générale
Schizophrénie
Trouble psychotique bref
Trouble psychotique induit par une substance
Trouble schizo-affectif
Trouble schizophréniforme

Comportement d'évitement

Agoraphobie sans antécédent de trouble panique
Anxiété de séparation
Aversion sexuelle
Épisode dépressif majeur (voir entrée p. 220)
État de stress aigu
État de stress post-traumatique
Phobie sociale
Phobie spécifique
Trouble délirant
Trouble de la personnalité dépendante
Trouble de la personnalité évitante
Trouble de la personnalité paranoïaque
Trouble de la personnalité schizoïde
Trouble de la personnalité schizotypique
Trouble dysthymique
Trouble envahissant du développement
Trouble obsessionnel-compulsif
Trouble panique avec agoraphobie
Trouble schizo-affectif
Trouble schizophréniforme

Crises de boulimie

Anorexie
Boulimie nerveuse
Trouble de la personnalité borderline

Délire

Delirium (voir entrée p. 220)
Démence (voir entrée p. 220)
Épisode dépressif majeur (voir entrée p. 220)
Épisode maniaque (voir entrée p. 221)
Épisode mixte (voir entrée p. 221)
Intoxication ou Sevrage à une substance
Schizophrénie
Trouble délirant
Trouble psychotique bref
Trouble psychotique dû à une affection médicale générale
Trouble psychotique induit par une substance
Trouble psychotique partagé
Trouble schizo-affectif
Trouble schizophréniforme

Dépersonnalisation ou déréalisation

Agoraphobie sans antécédents de trouble panique
Attaques de panique (voir entrée p. 220)
Dépersonnalisation
Intoxication à une substance
Schizophrénie
Trouble de la personnalité borderline
Trouble dissociatif de l'identité
Trouble persistant des perceptions dû aux hallucinogènes
Trouble schizo-affectif
Trouble schizophréniforme

Difficultés de langage

Bégaiement
Delirium (voir entrée p. 220)
Démence (voir entrée p. 220)
Intoxication ou Sevrage d'une substance
Schizophrénie
Syndrome d'Asperger
Syndrome de Rett
Tics
Trouble autistique
Trouble de conversion
Trouble désintégratif de l'enfance
Trouble du langage de type expressif
Trouble du langage de type mixte, réceptif/expressif
Trouble phonologique
Trouble schizo-affectif
Trouble schizophréniforme

Diminution de l'énergie ou fatigue

Anxiété généralisée
Démence (voir entrée p. 220)
Épisode dépressif majeur (voir entrée p. 220)
Hypersomnie primaire
Insomnie primaire
Intoxication ou Sevrage à une substance
Modification de la personnalité due à une affection médicale générale
Narcolepsie
Parasomnies
Schizophrénie
Trouble du sommeil lié à la respiration
Trouble dysthymique
Trouble schizo-affectif
Trouble schizophréniforme
Trouble somatoforme indifférencié

Discours désorganisé/Incohérence

Delirium (voir entrée p. 220)
Démence (voir entrée p. 220)
Épisode maniaque (voir entrée p. 221)
Épisode mixte (voir entrée p. 221)
Intoxication à une substance
Schizophrénie
Trouble du langage de type expressif
Trouble du langage de type mixte : réceptif/expressif
Trouble psychotique bref
Trouble schizo-affectif
Trouble schizophréniforme

Distractibilité

Delirium (voir entrée p. 220)

Épisode hypomaniaque (voir entrée p. 220)
Épisode maniaque (voir entrée p. 221)
Épisode mixte (voir entrée p. 221)
Intoxication à une substance
Schizophrénie
Trouble : Déficit de l'attention/ Hyperactivité
Trouble schizo-affectif
Trouble schizophréniforme

Dysfonction sexuelle

Abus sexuel
Aversion sexuelle
Baisse du désir sexuel
Dysfonction sexuelle due à une affection médicale générale
Dysfonction sexuelle due à une substance
Dyspareunie
Éjaculation précoce
Épisode dépressif majeur (voir entrée p. 220)
Épisode mixte (voir entrée p. 221)
Intoxication ou Abus à une substance
Paraphilies
Problème relationnel
Trouble de l'adaptation
Trouble de l'érection chez l'homme
Trouble de l'excitation sexuelle chez la femme
Trouble de l'orgasme chez l'homme et la femme
Trouble dysthymique
Vaginisme

Fuite des idées

Épisode hypomaniaque (voir entrée p. 220)
Épisode maniaque (voir entrée p. 221)
Épisode mixte (voir entrée p. 221)
Intoxication à une substance
Trouble cyclothymique
Trouble de l'humeur induit par une substance

Hallucinations

Delirium (voir entrée p. 220)
Démence (voir entrée p. 220)
Épisode dépressif majeur (voir entrée p. 220)
Épisode maniaque (voir entrée p. 221)
Épisode mixte (voir entrée p. 221)
Intoxication ou Sevrage à une substance
Schizophrénie
Trouble persistant des perceptions dû aux hallucinogènes
Trouble psychotique bref
Trouble psychotique dû à une affection médicale générale
Trouble psychotique induit par une substance
Trouble schizo-affectif
Trouble schizophréniforme

Humeur dépressive

Démence (voir entrée p. 220)
Deuil
Épisode dépressif majeur (voir entrée p. 220)
Épisode mixte (voir entrée p. 221)
État de stress post-traumatique

Intoxication à une substance
Schizophrénie
Trouble de l'adaptation avec humeur dépressive
Trouble de l'adaptation avec à la fois anxiété et dépression
Trouble cyclothymique
Trouble délirant
Trouble des conduites alimentaires
Trouble dysthymique
Trouble obsessionnel-compulsif
Trouble panique
Trouble psychotique bref
Trouble schizo-affectif
Trouble schizophréniforme

Humeur élevée/Euphorie

Delirium (voir entrée p. 220)
Épisode hypomaniaque (voir entrée p. 220)
Épisode maniaque (voir entrée p. 221)
Épisode mixte (voir entrée p. 221)
Intoxication ou Sevrage à une substance
Trouble cyclothymique
Trouble de l'humeur induit par une substance

Hypersomnie

Delirium (voir entrée p. 220)
Effets indésirables des médicaments NS
Épisode dépressif majeur (voir entrée p. 220)
Hypersomnie liée à un autre trouble mental
Hypersomnie primaire
Insomnie primaire
Intoxication ou Sevrage à une substance
Narcolepsie
Parasomnie
Schizophrénie
Trouble du sommeil dû à une affection médicale générale
Trouble du sommeil induit par une substance
Trouble du sommeil lié à la respiration
Trouble du sommeil lié au rythme circadien
Trouble dysthymique
Trouble schizo-affectif
Trouble schizophréniforme

Idéation persécutoire

Delirium (voir entrée p. 220)
Démence (voir entrée p. 220)
Intoxication ou Sevrage à une substance
Modification de la personnalité due à une affection médicale générale
Schizophrénie
Trouble de la personnalité paranoïaque
Trouble de la personnalité schizotypique
Trouble amnésique
Trouble délirant
Trouble schizo-affectif
Trouble schizophréniforme

Idées de grandeur

Delirium (voir entrée p. 220)
Démence (voir entrée p. 220)
Épisode hypomaniaque (voir entrée p. 220)
Épisode maniaque (voir entrée p. 221)
Épisode mixte (voir entrée p. 221)

Intoxication par une substance
Schizophrénie
Trouble de la personnalité narcissique
Trouble délirant
Trouble psychotique bref
Trouble psychotique dû à une affection médicale générale
Trouble schizo-affectif
Trouble schizophréniforme
Trouble thymique dû à une affection médicale générale
Trouble thymique induit par une substance

Idées ou tentatives de suicide

Épisode dépressif majeur (voir entrée p. 220)
Épisode maniaque (voir entrée p. 221)
Épisode mixte (voir entrée p. 221)
État de stress post-traumatique
Intoxication ou Sevrage à une substance
Schizophrénie
Trouble de l'adaptation
Trouble de la personnalité borderline
Trouble délirant
Trouble des conduites
Trouble douloureux
Trouble psychotique bref
Trouble schizo-affectif
Trouble schizophréniforme

Incapacité à maintenir son attention/Difficultés de concentration

Déficit de l'attention/hyperactivité
Delirium (voir entrée p. 220)
Épisode dépressif majeur (voir entrée p. 220)
État de stress aigu
État de stress post-traumatique
Épisode hypomaniaque (voir entrée p. 220)
Épisode maniaque (voir entrée p. 221)
Épisode mixte (voir entrée p. 221)
Intoxication ou Sevrage à une substance
Schizophrénie
Trouble : anxiété généralisée
Trouble cyclothymique
Trouble dysthymique
Trouble schizo-affectif
Trouble schizophréniforme

Indécision

Démence (voir entrée p. 220)
Épisode dépressif majeur (voir entrée p. 220)
Schizophrénie
Trouble de la personnalité dépendante
Trouble de la personnalité obsessionnelle-compulsive
Trouble dysthymique
Trouble schizo-affectif
Trouble schizophréniforme

Indifférence aux sentiments d'autrui

Dépendance à une substance
Jeu pathologique
Paraphilie
Schizophrénie
Syndrome d'Asperger
Syndrome de Rett
Trouble autistique
Trouble de la personnalité antisociale

Trouble de la personnalité narcissique
Trouble de la personnalité schizoïde
Trouble de la personnalité schizotypique
Trouble des conduites
Trouble désintégratif de l'enfance
Trouble schizo-affectif
Trouble schizophréniforme

Insomnie

Cauchemars
Delirium (voir entrée p. 220)
Épisode dépressif majeur (voir entrée p. 220)
État de stress aigu
État de stress post-traumatique
Épisode hypomaniaque (voir entrée p. 220)
Épisode maniaque (voir entrée p. 221)
Épisode mixte (voir entrée p. 221)
Insomnie due à un autre trouble mental
Insomnie due à une affection médicale générale
Insomnie primaire
Intoxication ou Sevrage à une substance
Schizophrénie
Somnambulisme
Terreurs nocturnes
Trouble : anxiété généralisée
Trouble cyclothymique
Trouble du sommeil induit par une substance
Trouble du sommeil lié à la respiration
Trouble du sommeil lié au rythme circadien
Trouble dysthymique
Trouble schizo-affectif
Trouble schizophréniforme

Interactions sociales anormales ou absentes dans la première ou la deuxième enfance

Syndrome d'Asperger
Syndrome de Rett
Trouble autistique
Trouble désintégratif de l'enfance
Trouble réactionnel de l'attachement de la première ou de la deuxième enfance

Irritabilité

Déficit de l'attention/hyperactivité
Épisode dépressif majeur (voir entrée p. 220)
Épisode maniaque (voir entrée p. 221)
Épisode mixte (voir entrée p. 221)
État de stress aigu
État de stress post-traumatique
Intoxication ou Sevrage à une substance
Jeu pathologique
Schizophrénie
Trouble : anxiété généralisée
Trouble cyclothymique
Trouble de la personnalité antisociale
Trouble de la personnalité borderline
Trouble délirant
Trouble des conduites
Trouble dysthymique
Trouble schizo-affectif
Trouble schizophréniforme

Isolement social

Schizophrénie
Syndrome d'Asperger
Syndrome de Rett
Trouble autistique
Trouble de la personnalité évitante
Trouble de la personnalité schizoïde
Trouble de la personnalité schizotypique
Trouble désintégratif de l'enfance
Trouble schizo-affectif
Trouble schizophréniforme

Labilité des affects

Delirium (voir entrée p. 220)
Démence (voir entrée p. 220)
Épisode hypomaniaque (voir entrée p. 220)
Épisode dépressif majeur (voir entrée p. 220)
Épisode maniaque (voir entrée p. 221)
Épisode mixte (voir entrée p. 221)
Intoxication ou Sevrage à une substance
Modification de la personnalité due à une affection médicale générale
Schizophrénie
Trouble cyclothymique
Trouble de la personnalité borderline
Trouble schizo-affectif
Trouble schizophréniforme

Langage précipité contraint

Épisode hypomaniaque (voir entrée p. 220)
Épisode maniaque (voir entrée p. 221)
Épisode mixte (voir entrée p. 221)
Intoxication à une substance
Schizophrénie
Trouble cyclothymique
Trouble schizo-affectif
Trouble schizophréniforme

Limitation des déplacements hors du domicile

Agoraphobie sans antécédent de Trouble panique
Anxiété de séparation
Épisode dépressif majeur (voir entrée p. 220)
Phobie sociale
Phobie spécifique
Trouble délirant
Trouble de la personnalité évitante
Trouble panique avec Agoraphobie
Trouble psychotique partagé

Mensonges répétés

Dépendance ou Abus d'une substance
Jeu pathologique
Simulation
Trouble de la personnalité antisociale
Trouble des conduites
Trouble factice

Modification de l'appétit

Anorexie
Boulimie nerveuse
Effets indésirables des médicaments NS

Épisode dépressif majeur (voir entrée p. 220)
Intoxication ou Sevrage à une substance

Perte de poids

Anorexie mentale
Épisode dépressif majeur (voir entrée p. 220)
Épisode hypomaniaque (voir entrée p. 220)
Épisode maniaque (voir entrée p. 221)
Épisode mixte (voir entrée p. 221)
Intoxication à une substance
Trouble dysthymique

Plaintes somatiques sans explication médicale

Anxiété de séparation
Attaque de panique (voir entrée p. 220)
Épisode dépressif majeur (voir entrée p. 220)
Épisode mixte (voir entrée p. 221)
Hypocondrie
Peur d'une dysmorphie corporelle
Schizophrénie
Trouble : anxiété généralisée
Trouble de conversion
Trouble délirant
Trouble douloureux
Trouble schizo-affectif
Trouble schizophréniforme
Trouble : somatisation
Trouble somatoforme indifférencié

Prise de poids

Effets indésirables des médicaments NS
Épisode dépressif majeur (voir entrée p. 220)
Épisode mixte (voir entrée p. 221)
Intoxication ou Sevrage à une substance
Schizophrénie
Trouble dysthymique
Trouble schizo-affectif
Trouble schizophréniforme

Production intentionnelle de symptômes

Simulation
Trouble factice

Ralentissement psychomoteur

Delirium (voir entrée p. 220)
Démence (voir entrée p. 220)
Effets indésirables des médicament NS
Épisode dépressif majeur (voir entrée p. 220)
Épisode mixte (voir entrée p. 221)
Intoxication ou Sevrage à une substance
Parkinsonisme induit par les neuroleptiques
Schizophrénie
Trouble catatonique dû à une affection médicale générale
Trouble schizo-affectif
Trouble schizophréniforme

Socialisation sans discrimination

Démence (voir entrée p. 220)

Épisode hypomaniaque (voir entrée p. 220)
Épisode maniaque (voir entrée p. 221)
Épisode mixte (voir entrée p. 221)
Intoxication à une substance
Modification de la personnalité due à une affection médicale générale
Trouble de l'attachement réactionnel de la première ou de la deuxième enfance
Trouble de la personnalité histrionique
Trouble cyclothymique

Tendance à l'exploitation d'autrui

Dépendance ou abus à une substance
Épisode hypomaniaque (voir entrée p. 220)
Épisode maniaque (voir entrée p. 221)
Épisode mixte (voir entrée p. 221)
Intoxication à une substance
Jeu pathologique
Simulation
Trouble cyclothymique
Trouble de la personnalité antisociale
Trouble de la personnalité borderline
Trouble de la personnalité narcissique
Trouble des conduites
Trouble factice

Travestissement

Transvestisme fétichiste
Trouble de l'identité sexuelle

Trouble persistant de l'identité

Fugue dissociative
Problème d'identité
Schizophrénie
Trouble de la personnalité borderline
Trouble dissociatif de l'identité
Trouble schizo-affectif
Trouble schizophréniforme

Vomissements provoqués

Anorexie mentale
Boulimie nerveuse
Simulation
Trouble factice avec signes et symptômes physiques prédominants

Index des syndromes

Le DSM-IV contient les définitions de plusieurs syndromes, présents dans des pathologies différentes. Le diagnostic différentiel dépend des symptômes associés, de l'évolution et des facteurs étiologiques spécifiques (par ex. Abus de substance, Affection médicale générale).

Attaques de panique

Anxiété de séparation
État de stress post-traumatique
Phobie sociale
Phobie spécifique
Trouble anxieux dû à une affection médicale générale
Trouble anxieux induit par une substance
Trouble de l'adaptation avec humeur anxieuse
Trouble obsessionnel-compulsif
Trouble panique avec ou sans agoraphobie

Delirium

Delirium dû à des étiologies multiples
Delirium dû à l'intoxication par une substance
Delirium dû à une Affection médicale générale
Delirium dû au sevrage d'une substance

Démence

Démence de type Alzheimer
Démence due à des étiologies multiples
Démence due à la maladie de Creutzfeldt-Jakob
Démence due à la maladie de Huntington
Démence due à la maladie de Parkinson
Démence due à la maladie de Pick
Démence due à la maladie du VIH
Démence due à un traumatisme crânien
Démence due à une autre affection médicale générale
Démence persistante induite par une substance
Démence vasculaire

Épisode dépressif majeur

Démence avec humeur dépressive
Schizophrénie
Trouble bipolaire I
Trouble bipolaire II
Trouble délirant
Trouble de l'humeur dû à une affection médicale générale
Trouble de l'humeur induit par une substance
Trouble dépressif majeur
Trouble schizo-affectif

Épisode hypomaniaque

Trouble bipolaire II
Trouble cyclothymique
Trouble de l'humeur dû à une affection médicale générale

Trouble de l'humeur induit par une substance

Épisode maniaque

Trouble bipolaire I
Trouble de l'humeur dû à une affection médicale générale
Trouble de l'humeur induit par une substance
Trouble schizo-affectif

Épisode mixte

Trouble bipolaire I
Trouble de l'humeur dû à une affection médicale générale
Trouble de l'humeur induit par une substance
Trouble schizo-affectif

Trouble amnésique

Trouble amnésique dû à une affection médicale générale
Trouble amnésique persistant induit par une substance

Appendice

La classification du DSM-IV

N.S. = Non spécifié.

Un x figurant dans un code diagnostique indique qu'un chiffre spécifique est demandé.

Une parenthèse ( ) figure dans l'intitulé de certains troubles pour indiquer que le nom d'un trouble mental spécifique ou d'une affection médicale générale doit être inséré lorsqu'on enregistre le terme (p. ex., 293.0 Delirium dû à une hypothyroïdie).

Si les critères sont actuellement réunis, une des spécifications suivantes concernant la sévérité peut être notée après le diagnostic :

Léger
Moyen
Sévère

Si les critères ne sont plus réunis, une des spécifications suivantes peut être retenue :

En rémission partielle
En rémission complète
Antécédents

Troubles habituellement diagnostiqués pendant la première enfance, la deuxième enfance ou l'adolescence

RETARD MENTAL

N.B. *À coder sur l'Axe II*
317 Retard mental léger
318.0 Retard mental moyen
318.1 Retard mental grave
318.2 Retard mental profond
319 Retard mental, sévérité non spécifiée

TROUBLES DES APPRENTISSAGES

315 Trouble de la lecture
315.1 Trouble du calcul
315.2 Trouble de l'expression écrite
315.9 Trouble des apprentissages NS

TROUBLE DES HABILETÉS MOTRICES

315.4 Trouble de l'acquisition de la coordination

TROUBLES DE LA COMMUNICATION

315.31 Trouble du langage de type expressif
315.31 Trouble du langage de type mixte, réceptif/expressif
315.39 Trouble phonologique
307.0 Bégaiement
307.9 Trouble de la communication, NS

TROUBLES ENVAHISSANTS DU DÉVELOPPEMENT

299.00 Trouble autistique
299.80 Autisme atypique
299.80 Syndrome de Rett
299.10 Trouble désintégratif de l'enfance
299.00 Syndrome d'Asperger
299.8 Trouble envahissant du développement NS

TROUBLES : DÉFICIT DE L'ATTENTION ET COMPORTEMENT PERTURBATEUR

314.xx Déficit de l'attention/hyperactivité
  01 type mixte
  00 type inattention prédominante
  01 type hyperactivité-impulsivité prédominante
314.9 Déficit de l'attention/hyperactivité NS
312.8 Trouble des conduites
  Spécifier le type : à début pendant l'enfance, à début pendant l'adolescence
313.81 Trouble oppositionnel avec provocation
312.9 Trouble comportement perturbateur NS

TROUBLES DE L'ALIMENTATION ET TROUBLES DES CONDUITES ALIMENTAIRES DE LA PREMIÈRE OU DE LA DEUXIÈME ENFANCE

307.52 Pica
307.53 Mérycisme
307.59 Trouble de l'alimentation de la première ou de la deuxième enfance

TICS

307.23 Syndrome de Gilles de la Tourette
307.22 Tic moteur ou vocal chronique
307.21 Tic transitoire
  Spécifier si : Épisode isolé/Récurrent
307.20 Tic NS

TROUBLES DU CONTRÔLE SPHINCTÉRIEN

787.6 Encoprésie avec constipation et incontinence par débordement
307.7 Encoprésie sans constipation ni incontinence par débordement
307.6 Énurésie (non due à une affection médicale générale)
  Spécifier le type : Exclusivement nocturne/Exclusivement diurne/Nocturne et diurne

AUTRES TROUBLES DE LA PREMIÈRE ENFANCE, DE LA DEUXIÈME ENFANCE OU DE L'ADOLESCENCE

309.21 Anxiété de séparation
Spécifier si : début précoce
313.23 Mutisme sélectif
313.89 Trouble réactionnel de l'attachement de la première ou de la deuxième enfance
Spécifier le type : inhibé/désinhibé
307.3 Mouvements stéréotypés
Spécifier si : Avec comportement d'automutilation
313.9 Trouble de la première enfance, de la deuxième enfance ou de l'adolescence NS

Delirium, Démence, Trouble amnésique et autres Troubles cognitifs

DELIRIUM

293.0 Delirium dû à... [*Indiquer l'affection médicale générale*]
Delirium dû à l'intoxication par une substance (*se référer aux Troubles liés à une substance pour les codes spécifiques de chaque substance*)
291.0 Alcool
292.81 Autres substances
Delirium dû au sevrage d'une substance (*se référer aux Troubles liés à une substance pour les codes spécifiques de chaque substance*)
291.0 Alcool
292.81 Autres substances
Delirium dû à des étiologies multiples (*coder chaque étiologie spécifique*)
780.09 Delirium NS

DÉMENCE

290.xx Démence de type Alzheimer, à début précoce (*Coder aussi la maladie d'Alzheimer 331.0 sur l'Axe III*)
.10 Non compliquée
.11 Avec Delirium
.12 Avec idées délirantes
.13 Avec humeur dépressive
Spécifier si : Avec perturbation du comportement
290.xx Démence de type Alzheimer, à début tardif (*Coder aussi la maladie d'Alzheimer 331.0 sur l'Axe III*)
.0 Non compliquée
.3 Avec Delirium
.20 Avec idées délirantes
.21 Avec humeur dépressive
Spécifier si : Avec perturbation du comportement
290.xx Démence vasculaire
.40 Non compliquée
.41 Avec Delirium
.42 Avec idées délirantes
.43 Avec humeur dépressive
Spécifier si : Avec perturbation du comportement
294.9 Démence due à la maladie du VIH (*coder aussi l'infection du système nerveux central par le VIH 043.1 sur l'Axe III*)
294.1 Démence due à un traumatisme crânien (*coder aussi la lésion cérébrale 854.00 sur l'Axe III*)
294.1 Démence due à la maladie de Parkinson (*coder aussi la maladie de Parkinson 332.0 sur l'Axe III*)
294.1 Démence due à la maladie de Huntington (*coder aussi la maladie de Huntington 333.4 sur l'Axe III*)
290.10 Démence due à la maladie de Pick (*coder aussi la maladie de Pick 331.1 sur l'Axe III*)
290.10 Démence due à la maladie de Creutzfeldt-Jakob (*coder aussi la maladie de Creutzfeldt-Jakob 046.1 sur l'Axe III*)

294.1 Démence due à… [*Indiquer l'affection médicale générale non citée ci-dessus*] (*Coder aussi l'affection médicale générale sur l'Axe III*)

Démence persistante induite par une substance (*se référer aux Troubles liés à une substance pour les codes spécifiques de chaque substance*)

291.2 Alcool

292.82 Autres substances

Démence due à des étiologies multiples (*coder chaque étiologie spécifique*)

294.8 Démence NS

TROUBLES AMNÉSIQUES

294.0 Trouble amnésique dû à… [*Indiquer l'affection médicale générale*]
Spécifier si : transitoire/chronique

Trouble amnésique persistant induit par une substance (*se référer aux Troubles liés à une substance pour les codes spécifiques de chaque substance*)

291.1 Alcool

292.83 Autres substances

294.8 Trouble amnésique NS

AUTRES TROUBLES COGNITIFS

294.9 Trouble cognitif NS

Troubles mentaux dus à une affection médicale générale non classée ailleurs

293.89 Trouble catatonique dû à… [*Indiquer l'affection médicale générale*]

310.1 Modification de la personnalité due à… [*Indiquer l'affection médicale générale*]
Spécifier le type : labile/désinhibé/agressif/apathique/paranoïaque/autre type/type combiné/type non spécifié

293.9 Trouble mental NS dû à… [*Indiquer l'affection médicale générale*]

Troubles liés à une substance

[a]Les spécifications suivantes peuvent s'appliquer à la Dépendance à une substance :

Avec dépendance physique/Sans dépendance physique

0 = Rémission précoce complète/Rémission précoce partielle
1 = Rémission prolongée complète/Rémission prolongée partielle
2 = Traitement par agoniste/En environnement protégé

Les spécifications suivantes s'appliquent aux Troubles induits par une substance comme suit :
[i]Avec début pendant l'intoxication/[s]Avec début pendant le sevrage

TROUBLES LIÉS À L'ALCOOL

Troubles liés à l'utilisation d'alcool

303.90 Dépendance alcoolique[a]

305.00 Abus d'alcool

Troubles induits par l'alcool

303.00 Intoxication alcoolique

291.8 Sevrage alcoolique
Spécifier si : Avec perturbation des perceptions

291.0 Delirium par intoxication alcoolique

291.0 Delirium du sevrage alcoolique

291.2 Démence persistante induite par l'alcool

291.1 Trouble amnésique persistant induit par l'alcool

291.x Trouble psychotique induit par l'alcool

.5 Avec idées délirantes[i, s]

.3 Avec hallucinations[i, s]

291.8 Trouble de l'humeur induit par l'alcool[i, s]

291.8 Trouble anxieux induit par l'alcool[i, s]

291.8 Dysfonction sexuelle induite par l'alcool[i]
291.8 Trouble du sommeil induit par l'alcool[i, s]
291.9 Trouble lié à l'alcool NS

TROUBLES LIÉS À L'AMPHÉTAMINE (OU AUX AMPHÉTAMINIQUES)

Troubles liés à l'utilisation d'amphétamine

304.40 Dépendance à l'amphétamine[a]
305.70 Abus d'amphétamine

Troubles induits par l'amphétamine

292.89 Intoxication à l'amphétamine
Spécifier si : Avec perturbations des perceptions
292.0 Sevrage à l'amphétamine
292.81 Delirium par intoxication à l'amphétamine
292.xx Trouble psychotique induit par l'amphétamine
.11 Avec idées délirantes[i]
.12 Avec hallucinations[i]
292.84 Trouble de l'humeur induit par l'amphétamine[i, s]
292.89 Trouble anxieux induit par l'amphétamine[i]
292.89 Dysfonction sexuelle induite par l'amphétamine[i]
292.89 Trouble du sommeil induit par l'amphétamine[i, s]
292.9 Trouble lié à l'amphétamine NS

TROUBLES LIÉS À LA CAFÉINE

Troubles induits par la caféine

305.90 Intoxication à la caféine
292.89 Trouble anxieux induit par la caféine[i]
292.89 Trouble du sommeil induit par la caféine[i]
292.9 Trouble lié à la caféine NS

TROUBLES LIÉS AU CANNABIS

304.30 Dépendance au cannabis[a]

Troubles liés à l'utilisation de cannabis

305.20 Abus de cannabis
292.89 Intoxication au cannabis
Spécifier si : Avec perturbations des perceptions
292.81 Delirium par intoxication au cannabis
292.xx Trouble psychotique induit par le cannabis
.11 Avec idées délirantes[i]
.12 Avec hallucinations[i]
292.89 Trouble anxieux induit par le cannabis[i]
292.9 Trouble lié au cannabis NS

TROUBLES LIÉS À LA COCAÏNE

Troubles liés à l'utilisation de cocaïne

304.20 Dépendance à la cocaïne[a]
305.60 Abus de cocaïne

Troubles induits par la cocaïne

292.89 Intoxication à la cocaïne
Spécifier si : Avec perturbations des perceptions
292.0 Sevrage à la cocaïne
292.81 Delirium par intoxication à la cocaïne
292.xx Trouble psychotique induit par la cocaïne
.11 Avec idées délirantes[i]
.12 Avec hallucinations[i]
292.84 Trouble de l'humeur induit par la cocaïne[i, s]
292.89 Trouble anxieux induit par la cocaïne[i, s]
292.89 Dysfonction sexuelle induite par la cocaïne[i]
292.89 Trouble du sommeil induit par la cocaïne[i, s]
292.9 Trouble lié à la cocaïne NS

TROUBLES LIÉS AUX HALLUCINOGÈNES

Troubles liés à l'utilisation des hallucinogènes

304.50 Dépendance aux hallucinogènes[a]
305.30 Abus d'hallucinogènes

Troubles induits par les hallucinogènes

292.89 Intoxication aux hallucinogènes
292.89 Trouble persistant des perceptions dû aux hallucinogènes (Flashbacks)
292.81 Delirium par intoxication aux hallucinogènes
292.xx Trouble psychotique induit par les hallucinogènes
.11 Avec idées délirantes[i]
.12 Avec hallucinations[i]
292.84 Trouble de l'humeur induit par les hallucinogènes[i]

292.89 Trouble anxieux induit par les hallucinogènes[i]
292.9 Trouble lié aux hallucinogènes NS

TROUBLES LIÉS AUX SOLVANTS VOLATILS

Troubles liés à l'utilisation de solvants volatifs
304.60 Dépendance à des solvants volatils[a]
305.90 Abus de solvants volatils

Troubles induits par des solvants volatils
292.89 Intoxication par des solvants volatils
292.81 Delirium par intoxication aux solvants volatils
292.82 Démence persistante induite par des solvants volatils
292.xx Trouble psychotique induit par des solvants volatils
.11 Avec idées délirantes[i]
.12 Avec hallucinations[i]
292.84 Trouble de l'humeur induit par des solvants volatils[i]
292.89 Trouble anxieux induit par des solvants volatils[i]
292.9 Trouble lié à des solvants volatils NS

TROUBLES LIÉS À LA NICOTINE

Troubles liés à l'utilisation de nicotine
305.10 Dépendance à la nicotine[a]

Trouble induit par la nicotine
292.0 Sevrage à la nicotine
292.9 Trouble lié à la nicotine NS

TROUBLES LIÉS AUX OPIACÉS

Troubles liés à l'utilisation d'opiacés
304.00 Dépendance aux opiacés[a]
305.50 Abus d'opiacés

Troubles induits par les opiacés
292.89 Intoxication aux opiacés
Spécifier si : Avec perturbations des perceptions
429.00 Sevrage aux opiacés
292.81 Delirium par intoxication aux opiacés
292.xx Trouble psychotique induit par les opiacés
.11 Avec idées délirantes[i]
.12 Avec hallucinations[i]
292.84 Trouble de l'humeur induit par les opiacés[i]
292.89 Dysfonction sexuelle induite par les opiacés[i]
292.89 Trouble de sommeil induit par les opiacés[i, s]
292.9 Trouble lié aux opiacés NS

TROUBLES LIÉS À LA PHENCYCLIDINE (OU AUX SUBSTANCES SIMILAIRES)

Troubles liés à l'utilisation de phencyclidine
304.90 Dépendance à la phencyclidine[a]
305.90 Abus de phencyclidine

Troubles induits par la phencyclidine
292.89 Intoxication à la phencyclidine
Spécifier si : Avec perturbations des perceptions
292.81 Delirium par intoxication à la phencyclidine
292.xx Trouble psychotique induit par la phencyclidine
.11 Avec idées délirantes[i]
.12 Avec hallucinations[i]
292.84 Trouble de l'humeur induit par la phencyclidine[i]
292.89 Trouble anxieux induit par la phencyclidine[i]
292.9 Trouble lié à la phencyclidine NS

TROUBLES LIÉS AUX SÉDATIFS, HYPNOTIQUES OU ANXIOLYTIQUES

Troubles liés à l'utilisation des sédatifs, hypnotiques ou anxiolytiques
304.10 Dépendance aux sédatifs, hypnotiques ou anxiolytiques[a]
305.40 Abus de sédatifs, hypnotiques ou anxiolytiques

Troubles induits par les sédatifs, hypnotiques ou anxiolytiques
292.89 Intoxication aux sédatifs, hypnotiques ou anxiolytiques
292.0 Sevrage aux sédatifs, hypnotiques ou anxiolytiques
Spécifier si : Avec perturbations des perceptions
292.81 Delirium par intoxication aux sédatifs, hypnotiques ou anxiolytiques

292.81 Delirium du sevrage aux sédatifs, hypnotiques ou anxiolytiques
292.82 Démence persistante induite par les sédatifs, hypnotiques ou anxiolytiques
292.83 Trouble amnésique persistant induit par les sédatifs, hypnotiques ou anxiolytiques
292.xx Trouble psychotique induit par les sédatifs, hypnotiques ou anxiolytiques
.11 Avec idées délirantes[i, s]
.12 Avec hallucinations[i, s]
292.84 Trouble de l'humeur induit par les sédatifs, hypnotiques ou anxiolytiques[i, s]
292.89 Trouble anxieux induit par les sédatifs, hypnotiques ou anxiolytiques[s]
292.89 Dysfonction sexuelle induite par les sédatifs, hypnotiques ou anxiolytiques[i]
292.89 Trouble du sommeil induit par les sédatifs, hypnotiques ou anxiolytiques[i, s]
292.9 Trouble lié aux sédatifs, hypnotiques ou anxiolytiques NS

TROUBLE LIÉ À PLUSIEURS SUBSTANCES

304.80 Dépendance à plusieurs substances[a]

TROUBLES LIÉS À UNE SUBSTANCE AUTRE (OU INCONNUE)

Troubles liés à l'utilisation d'une substance autre (ou inconnue)

304.90 Dépendance à une substance autre (ou inconnue)[a]
305.90Abus d'une substance autre (ou inconnue)

Troubles induits par une substance autre (ou inconnue)

292.89 Intoxication par une substance autre (ou inconnue)
Spécifier si : Avec perturbations des perceptions
292.0 Sevrage à une substance autre (ou inconnue)
Spécifier si : Avec perturbations des perceptions
292.81 Delirium par intoxication à une substance autre (ou inconnue)
Delirium du sevrage à une substance autre (ou inconnue)
292.82 Démence persistante induite par une substance autre (ou inconnue)
292.83 Trouble amnésique persistant induit par une substance autre (ou inconnue)
292.xx Trouble psychotique induit par une substance autre (ou inconnue)
.11 Avec idées délirantes[i, s]
.12 Avec hallucinations[i, s]
292.84 Trouble de l'humeur induit par une substance autre (ou inconnue)[i, s]
292.89 Trouble anxieux induit par une substance autre (ou inconnue)[i, s]
292.89 Dysfonction sexuelle induite par une substance autre (ou inconnue)[i]
292.89 Trouble du sommeil induit par une substance autre (ou inconnue)[i, s]
292.9 Trouble lié à une substance autre (ou inconnue) NS

Schizophrénie et autres troubles psychotiques

295.xx Schizophrénie

La classification suivante de l'évolution longitudinale s'applique à tous les sous-types de schizophrénie :

Épisodique avec symptômes résiduels entre les épisodes (*spécifier si :* Avec symptômes négatifs prononcés)
Épisodique sans symptômes résiduels entre les épisodes
Continue (*spécifier si :* Avec symptômes négatifs prononcés)
Épisode isolé en rémission partielle (*spécifier si :* Avec symptômes négatifs prononcés)/ Épisode isolé en rémission complète
Autre cours évolutif ou cours évolutif non spécifié

295.30 type paranoïde
295.10 type désorganisé
295.20 type catatonique
295.90 type indifférencié
295.60 type résiduel
295.40 Trouble schizophréniforme
Spécifier si : Sans caractéristiques de bon pronostic/Avec caractéristiques de bon pronostic
295.70 Trouble schizo-affectif
Spécifier le type : type bipolaire/type dépressif
297.1 Trouble délirant
Spécifier le type : type érotomaniaque/type mégalomaniaque/à type de jalousie/à type de persécution/type somatique/type mixte/type non spécifié
298.8 Trouble psychotique bref
Spécifier si : Avec facteurs de stress marqués/Sans facteurs de stress marqués/Avec début lors du post-partum
297.3 Trouble psychotique partagé
293.xx Trouble psychotique dû à... [*Indiquer l'affection médicale générale*]
.81 Avec idées délirantes
.82 Avec hallucinations
Trouble psychotique induit par une substance (*se référer aux Troubles liés à une substance pour les codes spécifiques de chaque substance*)
Spécifier si : Avec début pendant l'intoxication/Avec début pendant le sevrage
291. Alcool
292. Autres substances
298.9 Trouble psychotique NS

Troubles de l'humeur

Ndt : Pour le codage selon la CIM-9-MC coder l'état actuel du Trouble dépressif majeur ou du Trouble bipolaire I au 5e chiffre : 1 = léger, 2 = moyen, 3 = sévère sans caractéristiques psychotiques, 4 = sévère avec caractéristiques psychotiques, 5 = en rémission partielle, 6 = en rémission complète, 0 = NS.

Les spécifications suivantes s'appliquent aux Troubles de l'humeur (pour l'épisode actuel ou pour l'épisode le plus récent) :
[a]Sévérité/Psychotique/en rémission/[b]chronique/[c]Avec caractéristiques catatoniques/[d]Avec caractéristiques mélancoliques/[e]Avec caractéristiques atypiques/[f]Avec début lors du post-partum

Les spécifications suivantes s'appliquent aux Troubles de l'humeur :
[g]Avec ou sans guérison complète entre les épisodes/[h]Avec caractère saisonnier/[i]Avec cycles rapides

TROUBLES DÉPRESSIFS

296.xx Trouble dépressif majeur
.2x Épisode isolé[a, b, c, d, e, f]
.3x Récurrent[a, b, c, d, e, f, g, h]
300.4 Trouble dysthymique
Spécifier si : Début précoce/Début tardif
Spécifier si : Avec caractéristiques atypiques
311 Trouble dépressif NS

TROUBLES BIPOLAIRES

296.xx Trouble bipolaire I
.x Épisode maniaque isolé[a, c, f]
Spécifier si : mixte
.40 Épisode le plus récent hypomaniaque[g, h, i]
.4x Épisode le plus récent maniaque[a, c, f, g, h, i]
.6x Épisode le plus récent mixte[a, c, f, g, h, i]
.5x Épisode le plus récent dépressif[a, b, c, d, e, f, g, h, i]
.7 Épisode le plus récent non spécifié[g, h, i]
296.89 Trouble bipolaire II[a, b, c, d, e, f, g, h, i]
Spécifier (épisode actuel ou le plu récent) :
Hypomaniaque/Dépressif
301.13 Trouble cyclothymique
296.80 Trouble bipolaire NS

AUTRES TROUBLES DE L'HUMEUR

293.83 Trouble de l'humeur dû à... [*Indiquer l'affection médicale générale*]
Spécifier le type :
Avec caractéristiques dépressives ou épisode d'allure de dépression majeure
Avec caractéristiques maniaques
Avec caractéristiques mixtes

Trouble de l'humeur induit par une substance (*se référer aux Troubles liés à une substance pour les codes spécifiques de chaque substance*)
291.8 Trouble de l'humeur induit par l'alcool
292.84 Trouble de l'humeur induit par d'autres substances
Spécifier le type : Avec caractéristiques dépressives/ Avec caractéristiques maniaques/Avec caractéristiques mixtes
Spécifier si : Avec début pendant l'intoxication/Avec début pendant le sevrage
296.90 Trouble de l'humeur NS

Troubles anxieux

300.01 Trouble panique sans Agoraphobie
300.21 Trouble panique avec Agoraphobie
300.22 Agoraphobie sans antécédent de Trouble panique
300.29 Phobie spécifique
Spécifier le type : Type animal/ Type environnement naturel/ Type sang, injection, accident/ Type situationnel/Autre type
300.23 Phobie sociale
Spécifier si : généralisée
300.3 Trouble obsessionnel-compulsif
Spécifier si : Avec peu de prise de conscience
309.81 État de stress post-traumatique
Spécifier si : Aigu/Chronique
Spécifier si : Avec survenue différée
308.3 État de stress aigu
300.02 Anxiété généralisée
293.89 Trouble anxieux dû à... [*Indiquer l'affection médicale générale*]
Spécifier si : Avec Anxiété généralisée/Avec attaques de panique/Avec symptômes obsessionnels-compulsifs
Trouble anxieux induit par une substance (*se référer aux Troubles liés à une substance pour les codes spécifiques de chaque substance*)
Spécifier si : Avec Anxiété généralisée/Avec attaques de panique/Avec symptômes obsessionnels-compulsifs/ Avec symptômes phobiques
Spécifier si : Avec début pendant l'intoxication/Avec début pendant le sevrage
291.8 Trouble anxieux induit par l'alcool
292.89 Trouble anxieux induit par une autre substance
300.00 Trouble anxieux NS

Troubles somatoformes

300.81 Trouble somatisation
300.81 Trouble somatoforme indifférencié
300.11 Trouble de conversion
Spécifier si : Avec symptôme ou déficit moteur; Avec symptôme ou déficit sensitif ou sensoriel; Avec des crises épileptiques ou des convulsions; Avec une présentation mixte
307.xx Trouble douloureux
.80 Associé à des facteurs psychologiques
.89 Associé à la fois à des facteurs psychologiques et à une affection médicale générale
Spécifier si : Aigu/Chronique
300.7 Hypocondrie
Spécifier si : Avec peu de prise de conscience
300.7 Peur d'une dysmorphie corporelle
300.81 Trouble somatoforme NS

Troubles factices

300.xx Trouble factice
.16 Avec signes et symptômes psychologiques prédominants
.19 Avec signes et symptômes physiques prédominants

.19 Avec une association de signes et de symptômes psychologiques et physiques
300.19 Trouble factice NS

Troubles dissociatifs

300.12 Amnésie dissociative
300.13 Fugue dissociative
300.14 Trouble dissociatif de l'identité
300.6 Trouble de dépersonnalisation
300.15 Trouble dissociatif NS

Troubles sexuels et Troubles de l'identité sexuelle

DYSFONCTIONS SEXUELLES

Les spécifications suivantes s'appliquent à toutes les Dysfonctions sexuelles primaires :
type de tout temps/type acquis
type généralisé/type situationnel
Due à des facteurs psychologiques/due à une combinaison de facteurs

Troubles du désir sexuel
302.71 Trouble : baisse du désir sexuel
302.79 Trouble : aversion sexuelle

Troubles de l'excitation sexuelle
302.72 Trouble de l'excitation sexuelle chez la femme
302.72 Trouble de l'érection chez l'homme

Troubles de l'orgasme
302.73 Trouble de l'orgasme chez la femme
302.74 Trouble de l'orgasme chez l'homme
302.75 Éjaculation précoce

Troubles sexuels avec douleur
302.76 Dyspareunie (Non due à une affection médicale générale)
306.51 Vaginisme (Non dû à une affection médicale générale)

Dysfonction sexuelle due à une affection médicale générale
625.8 Trouble : baisse du désir sexuel chez la femme due à... [*Indiquer l'affection médicale générale*]
608.89 Trouble : baisse du désir sexuel chez l'homme due à... [*Indiquer l'affection médicale générale*]
607.84 Trouble de l'érection chez l'homme dû à... [*Indiquer l'affection médicale générale*]
625.0 Dyspareunie chez la femme due à... [*Indiquer l'affection médicale générale*]
608.89 Dyspareunie chez l'homme due à... [*Indiquer l'affection médicale générale*]
625.8 Autre dysfonction sexuelle chez la femme due à... [*Indiquer l'affection médicale générale*]
608.89 Autre dysfonction sexuelle chez l'homme due à... [*Indiquer l'affection médicale générale*]
Dysfonction sexuelle induite par une substance (*se référer aux Troubles liés à une substance pour les codes spécifiques de chaque substance*)
Spécifier si : avec altération du désir sexuel/avec altération de l'excitation sexuelle/avec altération de l'orgasme/avec douleur sexuelle
Spécifier si : Avec début pendant l'intoxication
302.70 Dysfonction sexuelle NS

PARAPHILIES

302.4 Exhibitionnisme
302.81 Fétichisme
302.89 Frotteurisme
302.2 Pédophilie
Spécifier si : Attiré sexuellement par les garçons, Attiré sexuellement par les filles/Attiré sexuellement par les filles et par les garçons
Spécifier si : Limité à l'inceste
Spécifier le type : Exclusif/Non exclusif

302.83 Masochisme sexuel
302.84 Sadisme sexuel
302.3 Transvestisme fétichiste
Spécifier si : Avec dysphorie concernant l'identité sexuelle
302.82 Voyeurisme
302.9 Paraphilie NS

TROUBLES DE L'IDENTITÉ SEXUELLE

302.xx Trouble de l'identité sexuelle
.6 chez les enfants
.85 chez les adolescents ou les adultes
Spécifier si : Attiré sexuellement par les hommes/ Attiré sexuellement par les femmes/Attiré sexuellement par les deux sexes/Attiré sexuellement ni par un sexe, ni par l'autre
302.6 Trouble de l'identité sexuelle NS
302.9 Trouble sexuel NS

Troubles des conduites alimentaires

307.1 Anorexie mentale (Anorexia Nervosa)
Spécifier le type : Type restrictif/Type avec crises de boulimie/ vomissements ou prise de purgatifs
307.51 Boulimie nerveuse (Bulimia Nervosa)
Spécifier le type : Type avec vomissements ou prise de purgatifs/Type sans vomissements ou prise de purgatifs
307.50 Trouble des conduites alimentaires NS

Troubles du sommeil

TROUBLES PRIMAIRES DU SOMMEIL

Dyssomnies
307.42 Insomnie primaire
307.44 Hypersomnie primaire
Spécifier si : Récurrente
347 Narcolepsie
780.59 Trouble du sommeil lié à la respiration
307.45 Trouble du sommeil lié au rythme circadien
Spécifier le type : Type avec retard de phase/Type changement de fuseaux horaires/Type travail posté/ Type non spécifié
307.47 Dyssomnie NS

Parasomnies
307.47 Cauchemars
307.46 Terreurs nocturnes
307.46 Somnambulisme
307.47 Parasomnie NS

TROUBLES DU SOMMEIL LIÉS À UN AUTRE TROUBLE MENTAL

307.42 Insomnie liée à... [*Indiquer le Trouble de l'Axe I ou de l'Axe II*]
307.44 Hypersomnie liée à... [*Indiquer le Trouble de l'Axe I ou de l'Axe II*]

AUTRES TROUBLES DU SOMMEIL

780.xx Trouble du sommeil dû à... [*Indiquer l'affection médicale générale*]
.52 Type insomnie
.54 Type hypersomnie
.58 Type parasomnie
.58 Type mixte
Trouble du sommeil induit par une substance (*se référer aux Troubles liés à une substance pour les codes spécifiques de chaque substance*)
Spécifier le type : Type insomnie/Type hypersomnie/ Type parasomnie/Type mixte
Spécifier si : Avec début pendant l'intoxication/Avec début pendant le sevrage
291.8 Alcool
292.89 Autres substances

Troubles du contrôle des impulsions non classés ailleurs

312.34 Trouble explosif intermittent
312.32 Kleptomanie
312.33 Pyromanie
312.31 Jeu pathologique

312.39 Trichotillomanie
312.30 Trouble du contrôle des impulsions NS

Troubles de l'adaptation

309.xx Trouble de l'adaptation
.0 Avec humeur dépressive
.24 Avec anxiété
.28 Avec à la fois anxiété et humeur dépressive
.3 Avec perturbation des conduites
.4 Avec perturbation à la fois des émotions et des conduites
.9 Non spécifié
Spécifier si : Aigu/Chronique

Troubles de la personnalité

N.B. *À coder sur l'Axe II*
301.0 Personnalité paranoïaque
301.20 Personnalité schizoïde
301.22 Personnalité schizotypique
301.7 Personnalité antisociale
301.83 Personnalité borderline
301.50 Personnalité histrionique
301.81 Personnalité narcissique
301.82 Personnalité évitante
301.6 Personnalité dépendante
301.4 Personnalité obsessionnelle-compulsive
301.9 Trouble de la personnalité NS

Autres situations qui peuvent faire l'objet d'un examen clinique

FACTEURS PSYCHOLOGIQUES INFLUENÇANT UNE AFFECTION MÉDICALE

316 … [*Spécifier le facteur psychologique*] influençant… [*Indiquer l'affection médicale générale*]

Choisir en fonction de la nature des facteurs :
Trouble mental influençant une affection médicale
Symptômes psychologiques influençant une affection médicale
Traits de personnalité ou style de coping influençant une affection médicale
Comportements inadaptés en matière de santé influençant une affection médicale
Réponse physiologique, liée au stress influençant une affection médicale
Facteurs psychologiques autres ou non spécifiés influençant une affection médicale

TROUBLES DES MOUVEMENTS INDUITS PAR UN MÉDICAMENT

332.1 Parkinsonisme induit par les neuroleptiques
333.92 Syndrome malin des neuroleptiques
333.7 Dystonie aiguë induite par les neuroleptiques
333.99 Akathisie aiguë induite par les neuroleptiques
333.82 Dyskinésie tardive induite par les neuroleptiques
333.1 Tremblement d'attitude induit par un médicament
333.90 Trouble des mouvements induits par un médicament, NS

AUTRE TROUBLE INDUIT PAR UN MÉDICAMENT

995.2 Effets secondaires d'un médicament NS

PROBLÈMES RELATIONNELS

V61.9 Problème relationnel lié à un trouble mental ou à une affection médicale générale
V61.20 Problème relationnel parent-enfant
V61.1 Problème relationnel avec le partenaire
V61.8 Problème relationnel dans la fratrie
V62.81 Problème relationnel NS

PROBLÈMES LIÉS À L'ABUS OU LA NÉGLIGENCE

V61.21 Abus physique d'un enfant (*Coder 995.5 si le motif d'examen concerne la victime*)
V61.21 Abus sexuel d'un enfant (*Coder 995.5 si le motif d'examen concerne la victime*)
V61.21 Négligence envers un enfant (*Coder 995.5 si le motif d'examen concerne la victime*)
V61.1 Abus physique d'un adulte (*Coder 995.81 si le motif d'examen concerne la victime*)
V61.1 Abus sexuel d'un adulte (*Coder 995.81 si le motif d'examen concerne la victime*)

SITUATIONS SUPPLÉMENTAIRES QUI PEUVENT FAIRE L'OBJET D'UN EXAMEN CLINIQUE

V15.81 Non-observance du traitement médical
V65.2 Simulation
V71.01 Comportement antisocial de l'adulte
V71.02 Comportement antisocial de l'enfant ou de l'adolescent
V62.89 Fonctionnement intellectuel limite **N.B.** *À coder sur l'Axe II*
780.9 Déclin cognitif lié à l'âge
V62.82 Deuil
V62.3 Problème scolaire ou universitaire
V62.2 Problème professionnel
313.82 Problème d'identité
V62.89 Problème religieux ou spirituel
V62.4 Problème lié à l'acculturation
V62.89 Problème en rapport avec une étape de la vie

Codes additionnels

300.9 Trouble mental non spécifié (non psychotique)
V71.09 Absence de diagnostic ou d'affection sur l'Axe I
799.9 Affection ou diagnostic différé sur l'Axe I
V71.09 Absence de diagnostic ou d'affection sur l'Axe II
799.9 Diagnostic différé sur l'Axe II

Système multiaxial

Axe I Troubles cliniques
Autres situations qui peuvent faire l'objet d'un examen clinique
Axe II Troubles de la personnalité
Retard mental
Axe III Affections médicales générales
Axe IV Problèmes psychosociaux et environnementaux
Axe V Évaluation globale du fonctionnement

Index

Arbres de décision

Anxiété, 17
Attaques de panique, 21
Automutilations, 25
Catatonie, 29
Comportement agressif, 32
Comportement évitant, 35
Discours désorganisé ou inhabituel, 38
Distractibilité, 42
Douleurs, 45
Dysfonction sexuelle, 47
Hallucinations, 51
Humeur dépressive, 55
Humeur élevée ou irritable, 61
Hypersomnie, 65
Idées délirantes, 68
Idées ou tentatives de suicide, 73
Impulsivité, 77
Insomnie, 82
Mauvais résultats scolaires, 85
Modifications de l'appétit ou comportement alimentaire inhabituel, 88
Plaintes somatiques ou anxiété irrationnelle concernant l'apparence physique, 93
Problèmes de comportement chez l'enfant et de l'adolescent, 97
Ralentissement psychomoteur, 100
Troubles mentaux dus à une affection médicale générale, 107
Troubles mentaux dus au stress, 111
Troubles mentaux induits par une substance, 113
Troubles de la mémoire, 103

Tableaux de diagnostic différentiel

Agoraphobie sans trouble panique, 154
Amnésie dissociative, 172
Anorexie mentale, 179
Anxiété de séparation, 128
Boulimie nerveuse, 181
Delirium, 130
Démence, 132
Dysfonction sexuelle primaire, 175
État de stress aigu, 161
État de stress post-traumatique, 160
Hypersomnie primaire, 184
Hypocondrie, 170
Insomnie primaire, 182
Jeu pathologique, 190
Kleptomanie, 188
Modification de la personnalité due à une affection médicale générale, 137
Paraphilie, 177
Phobie sociale, 157
Phobie spécifique, 156
Pyromanie, 189
Retard mental, 119
Schizophrénie, 138
Tics, 127
Trichotillomanie, 191
Trouble amnésique, 134
Trouble : anxiété généralisée, 163
Trouble autistique, 122
Trouble bipolaire I, 148
Trouble bipolaire II, 150
Trouble catatonique dû à une affection médicale générale, 136
Trouble cyclothymique, 152
Trouble : déficit de l'attention/hyperactivité, 124
Trouble de l'adaptation, 192
Trouble de la communication, 121

Trouble de la personnalité antisociale, 197
Trouble de la personnalité borderline, 198
Trouble de la personnalité dépendante, 202
Trouble de la personnalité évitante, 201
Trouble de la personnalité histrionique, 199
Trouble de la personnalité narcissique, 200
Trouble de la personnalité obsessionnelle-compulsive, 203
Trouble de la personnalité paranoïaque, 193
Trouble de la personnalité schizoïde, 194
Trouble de la personnalité schizotypique, 195
Trouble dépressif majeur, 144
Trouble des apprentissages, 120
Trouble des conduites, 125
Trouble de conversion, 168
Trouble de l'identité sexuelle, 178
Trouble délirant, 141
Trouble dissociatif de l'identité, 174
Trouble douloureux, 169
Trouble dysthymique, 146
Trouble explosif intermittent, 186
Trouble obsessionnel-compulsif, 158
Trouble oppositionnel avec provocation, 126
Trouble panique avec agoraphobie, 153
Trouble : peur d'une dysmorphie corporelle, 171
Trouble psychotique bref, 143
Trouble schizo-affectif, 140
Trouble somatisation, 165
Trouble somatoforme indifférencié, 167

Formaté typographiquement par DESK,
Laval – Tél. 02 43 01 22 11

1er tirage

583321-(I)-(3)-OSB-A-80-DES

MASSON Éditeur
120, bd Saint-Germain
75280 Paris Cedex 06
Dépôt légal : mars 1999

Achevé d'imprimer sur les presse de la
SNEL S.A.
rue Saint-Vincent 12 — B-4020 Liège
tél. 32(0)4 344 65 60 - fax 32(0)4 343 77 50
février 1999 - 11414